Michelle Shocklee

Ich gebe dir *eine Stimme*

Francke

Über die Autorin:

Michelle Shocklee ist als Autorin in mehreren Genres unterwegs, brennt jedoch vor allem für historische Romane. Sie hat ihre Jugendliebe geheiratet und ist Mutter von zwei erwachsenen Söhnen. Aufgewachsen in New Mexico lebt sie heute in Tennessee, nicht weit von den Schauplätzen ihrer Bücher. www.michelleshocklee.com

FSC www.fsc.org
MIX
Papier aus verantwortungsvollen Quellen
FSC® C014138

Bibliografische Information der Deutschen Nationalbibliothek
Die Deutsche Nationalbibliothek verzeichnet diese Publikation in der Deutschen Nationalbibliografie; detaillierte bibliografische Daten sind im Internet über http://dnb.dnb.de abrufbar.

ISBN 978-3-96362-283-0

Originally published in English in the U.S.A. under the title:
Under the Tulip Tree, by Michelle Shocklee

Deutsch von Silvia Lutz
Umschlagbilder: © iStockphoto / Dmytro Buianskyi
Umschlaggestaltung: Francke-Buch GmbH / Marion Schramm
Satz: Francke-Buchhandlung GmbH
Printed in Czech Republic

www.francke-buch.de

In liebevoller Erinnerung an meine Eltern,

Albert und Annabelle Chaparro.

Danke, Daddy und Mom. Für alles.

Offenbarung 21,4

»Ich spüre nun, dass die Zeit gekommen ist, in der sogar eine Frau oder ein Kind, die ein Wort für die Freiheit und Menschlichkeit sprechen können, verpflichtet sind, es zu sprechen …
Ich hoffe, dass jede Frau, die schreiben kann, sich gegen das Schweigen entscheidet.«

HARRIET BEECHER STOWE, 1851

Prolog

WNYC Rundfunkstudio
New York City
Dienstag, 29. Oktober 1929
15 Uhr

»Auf den Straßen von New York City sind Tumulte ausgebrochen. Wütende Menschenmassen versammeln sich schon den ganzen Tag über und verlangen von den Verantwortlichen der New Yorker Börse Antworten. In derselben Straße hat die *National City Bank* ihre Türen frühzeitig geschlossen und damit einen Aufruhr ausgelöst. Schwer bewaffnete Polizisten bewachen die Bank und sind auf das Schlimmste vorbereitet.

Die Börse ist jetzt geschlossen. Wir erwarten jeden Moment endgültige Zahlen. Es gibt Berichte, dass es vor Banken sowie Spar- und Kreditanstalten im ganzen Land zu Aufruhr kommt. Kunden wollen ihr Geld – und dieser Wunsch ist berechtigt. Es scheint … Was ist das? Schüsse? Wir hören Schüsse in der Wall Street!

Meine lieben amerikanischen Mitbürger, ich fürchte, der Tag der Wahrheit ist gekommen. Trotz Präsident Hoovers Verlautbarung letzten Freitag, in der er versicherte, dass die Wirtschaft des Landes auf einer stabilen und gewinnbringenden Basis stehe, sagen die heutigen Geschehnisse etwas anderes. Zu viele Männer in Machtpositionen haben ohne tragfähiges finanzielles Fundament Imperien aufgebaut, die auf Krediten und Darlehen basieren und nicht auf einer soliden Kapitalgrundlage. Habgier und der ständige Wunsch nach mehr haben die Wirtschaft irreversibel geschwächt und diesen traurigen Tag herbeigeführt. Wir können nur beten, dass sich der Markt morgen genauso erholen wird wie letzten Donnerstag, aber das werden die Zahlen zeigen.

Ich bekomme soeben den offiziellen Bericht …

Es ist schlimmer, als wir befürchtet haben. Die Ticker laufen zwar noch und versuchen, das Rekordgeschehen festzuhalten, aber ich kann Ihnen jetzt schon sagen, dass heute über 16 Millionen Aktien gehandelt wurden. Der *Dow Jones Industrial Average* schloss mit 230 Dollar, das sind 23 Prozent weniger als bei Handelsbeginn.

Liebe Mitbürger, es ist meine traurige Pflicht, Ihnen mitzuteilen, … dass wir einen Börsencrash haben.«

Kapitel 1

Nashville, Tennessee
Dienstag, 29. Oktober 1929
Acht Stunden früher

Einen perfekteren Tag konnte es nicht geben.

Ich machte es mir auf meinem Lieblingsstuhl auf der Veranda bequem und bestaunte den rosavioletten Sonnenaufgang am Himmel von Tennessee. Bei dem schwachen Geruch von Holzrauch in der kühlen Morgenluft und dem Zwitschern der Vögel von den fast kahlen Bäumen war es, als habe selbst die Natur beschlossen, meinen besonderen Tag mit mir zu feiern.

Sechzehn!

Ich schrieb das Wort auf eine leere Seite in das Tagebuch mit Ledereinband, das mir Grandma Lorena zu Weihnachten geschenkt hatte.

Das perfekte Geschenk für eine angehende Schriftstellerin, hatte sie erklärt. Und wie immer hatte sie recht gehabt. Mein letzter Eintrag, eine lange Tirade, in der ich beklagte, dass ich die Wahl zur Klassensprecherin an Sally Wortham verloren hatte, war kaum zu entziffern. Meine jugendliche Wut sprach aus jedem Wort, das ich zu Papier gebracht hatte. Wer hätte geahnt, dass die Bestechung mit selbst gemachten Karamellbonbons so erfolgreich sein könnte?

Mit ordentlicherer Handschrift hielt ich meine Geburtstagsgedanken fest:

Endlich habe ich dieses wunderbare Alter erreicht. Wenigstens hielt ich es für wunderbar, als Mary und ihre Freundinnen sechzehn wurden. Plötzlich wurden sie wie Erwachsene behandelt und durften Dinge tun, die mir, der zwei Jahre jüngeren Schwester, verwehrt blieben. Heute stehe ich am Tor zu einem neuen und viel interessanteren Leben. Der Debütantinnenball im nächsten Monat wird mich offiziell in die Gesellschaft von Nashville einführen, und auch wenn ich mir nicht viel aus Tratsch und den Menschen, die ihn in Umlauf bringen, mache, habe ich vor, meinen Platz in den besten Kreisen der Stadt einzunehmen und jeden Vorteil, den diese Position mit sich bringt, zu genießen.

Ich las den Eintrag noch einmal und grinste.

So viel Glück verlangt nach einem Freudenschrei. Vielleicht sogar nach zwei Freudenschreien.

Mit einem befriedigten Gefühl klappte ich das kleine Buch zu und dachte an den Tag, der vor mir lag. Ich musste heute nicht zur Schule gehen. Mama erlaubte mir zu schwänzen, damit ich ihr und Mary helfen konnte, den Saal zu dekorieren, den wir für meine Feier heute Abend gemietet hatten. Gut hundert Leute waren eingeladen. Da Daddys Bank eine der größten in ganz Tennessee war, befanden sich auf der Gästeliste sehr viele seiner Stammkunden. Ihre Frauen waren Mamas Freundinnen, die sich in Clubs und wohltätigen Organisationen engagierten, obwohl sie sich meiner Einschätzung nach mehr für ihre gesellschaftliche Stellung interessierten, als dass ihr Antrieb wirklich altruistische Motive gewesen wären.

Ich stand auf, streckte mich und schlenderte ins Haus. Mama war in der Küche damit beschäftigt, das Frühstück zuzubereiten. Ihr Haar war perfekt frisiert und eine Perlenkette glitzerte über dem Kragen ihres zweiteiligen Tageskostüms. Die gepunktete

Rüschenschürze, die sie sich umgebunden hatte, betonte ihre ein wenig rundliche Taille, aber darauf würde ich sie bestimmt nicht hinweisen.

»Wo ist Dovie? Sie macht zu meinem Geburtstag doch immer ihre Spezialpfannkuchen.« Es war zwar nicht ungewöhnlich, dass Mama an den Wochenenden das Frühstück übernahm, aber dienstagmorgens stand normalerweise Dovie, unsere Haushälterin und Köchin, am Herd, besonders an einem Tag wie heute.

Eine Schüssel mit frisch gewaschenen Brombeeren stand auf der Arbeitsplatte. Ich steckte mir eine in den Mund, bevor ich den neuen Kühlschrank aufmachte, der letzte Woche geliefert worden war. Der Werbeslogan des Herstellers *General Electric* – »In Ihrer Küche ist immer Sommer« – hatte Mama Angst um unsere Lebensmittel eingejagt und sowohl dem Werbeteam als auch dem Katalog von *Sears, Roebuck und Co.* Erfolg beschert. Wie versprochen war die Glaskaraffe mit Orangensaft schön kalt und gut vor den Bakterien der warmen Küche geschützt.

Mama gab mir keine Antwort.

Ich drehte mich um, um zu sehen, ob sie meine Frage überhaupt gehört hatte, und bemerkte den sonderbaren Ausdruck auf ihrem Gesicht. »Mama? Wo ist Dovie?«

Sie lächelte knapp. »Ich habe ihr den Tag freigegeben. Ich wusste, dass es wegen deiner Feier und der ganzen Vorbereitungen heute im Haus rundgehen würde. Da hielt ich es für besser, sie nicht im Weg zu haben.«

Meine Kinnlade fiel herunter.

Dovie war schon unsere Haushälterin gewesen, als ich noch nicht geboren war. Sie kannte jeden Zentimeter unseres Zuhauses und kam jedem von Mamas Sonderwünschen nach, ohne mit der Wimper zu zucken. An einem so hektischen Tag wie heute könnten wir Dovies Hilfe dringend brauchen.

»Wann stand sie dir je im Weg? Außerdem weißt du, dass sie und Gus das Geld brauchen. Ich hoffe, du bezahlst sie wenigstens.«

Mama kniff die Lippen zusammen, ein untrügliches Zeichen, dass ich zu weit gegangen war. »Lorena Ann, nur weil du jetzt sechzehn bist, bedeutet das nicht, dass du deiner Mutter vorschreiben könntest, wie sie mit den Dienstboten umzugehen hat.«

Ich zuckte entschuldigend die Achseln. Mir konnte es egal sein, ob Dovie arbeitete oder nicht. Eine Cateringfirma war beauftragt, das Essen zu liefern und nach dem Fest aufzuräumen. Tische und Stühle wurden am Vormittag gestellt. Mama, Mary und ich würden nach dem Mittagessen hinüberfahren, um den Saal mit rosafarbenen und weißen Bändern, Rosen, Nelken und sogar Ballons zu schmücken.

Ein Blick aus dem Fenster verriet, dass die Auffahrt leer war. Dabei hätte dort eigentlich Daddys »dollargrüne« Cadillac-Stadtlimousine Baujahr 1929 stehen müssen.

»Daddy wollte heute doch zu Hause bleiben. Wir essen zusammen im *Maxwell House Hotel* zu Mittag.« Das kindische Schmollen in meiner Stimme war eine schlechte Angewohnheit, die ich jetzt, da ich sechzehn war, würde ablegen müssen, aber Daddy hatte nun mal versprochen, den Tag mit der Familie zu verbringen.

»Er muss sich um dringende geschäftliche Angelegenheiten kümmern. Er hat bestimmt später Zeit, uns Gesellschaft zu leisten.« Sie klang nicht besonders überzeugend.

Wir wussten schon lange, dass für Daddy die Bank an erster Stelle kam. Er würde sich entschuldigen und Mama oder Mary und mir Geschenke kaufen, um unsere Enttäuschung zu besänftigen, aber manchmal wollten wir einfach ihn und keine Geschenke.

Ich steckte mir noch eine Brombeere in den Mund und verzog bei dem sauren Geschmack das Gesicht. Vermutlich spiegelte diese Miene meine Gefühle wider, weil Daddy zu meinem Geburtstagsfrühstück fehlte. Ich hoffte, das, was in der Bank so wichtig war, würde unsere Pläne für den Rest des Tages nicht verderben. Gestern Abend war er erst lange nach dem Abendessen nach Hause gekommen und dann sofort in seinem Arbeitszimmer verschwunden. Mama sagte, er sei nach einem anstrengenden Arbeitstag müde gewesen und wir sollten uns keine Sorgen machen, aber ich konnte nicht anders. Seit Präsident Hoover letzte Woche im Radio irgendetwas im Zusammenhang mit der New Yorker Börse gesagt hatte, wirkte Daddy nervös und geistesabwesend.

Mary kam gähnend in die Küche. »Morgen. Alles Gute zum Geburtstag, Lulu.«

Ich schmunzelte. »Danke, Schwesterherz.«

»Deine Schwester ist jetzt eine junge Dame, Mary«, erklärte Mama in missbilligendem Ton. »Du hast sie Lulu genannt, als sie ein Baby war, weil du ihren Namen nicht aussprechen konntest. Vielleicht ist es an der Zeit, diesen kindischen Spitznamen abzulegen.«

Sobald uns Mama den Rücken zukehrte, verdrehte Mary die Augen. Ich hielt mir den Mund zu, um nicht laut zu lachen, und ging mit meinem Saft zum Frühstückstisch. Hatte Mama vergessen, dass die meisten, sogar sie selbst, Rena zu mir sagten? Besonders dann, wenn ihre Mutter, Grandma Lorena, und ich im selben Raum waren?

»Um wie viel Uhr fahren wir zum Saal?« Mary schenkte sich eine Tasse Kaffee ein und setzte sich zu mir an den Tisch. »Roy hat angeboten, beim Dekorieren zu helfen.«

Jetzt verdrehte ich die Augen. Roy Staton, der Sohn von Daddys wichtigstem Geschäftskunden, war meiner Meinung nach unerträglich langweilig. Mary studierte das erste Jahr am Ward-Belmont College und hatte grenzenlose Möglichkeiten. Warum sie sich auf eine Beziehung zu Roy eingelassen hatte, war mir unbegreiflich.

»Wir dürften spätestens um zwei Uhr dort sein.« Mama warf einen Blick auf die Wanduhr. »Wir müssen früh genug fertig werden, um noch genügend Zeit zum Baden und Ankleiden zu haben. Die Gäste kommen um sieben.«

Sie stellte eine Schüssel mit klumpig aussehendem Haferbrei und einen Teller mit leicht angebranntem Toast auf den Tisch. Als sie sich wieder in Richtung Küche wandte, rümpfte ich die Nase. Meine Geschmacksknospen hatten sich auf Dovies berühmte Brombeerpfannkuchen und ihren kross angebratenen Speck eingestellt, das traditionelle Frühstück an meinem Geburtstag, solange ich zurückdenken konnte.

Mama hielt inne und schaute aus dem Fenster über der Spüle. Sie wirkte geistesabwesend. Sogar besorgt. Das war ungewöhnlich, da sich Mama selten den Luxus erlaubte, ihre wahren Gefühle zu zeigen. Manchmal fragte ich mich, was sie wirklich dachte, zum Beispiel in dem Moment, als Daddy sie letzten Sonntag nach dem Gottesdienst in Verlegenheit gebracht hatte. Eine Gruppe von Gemeindegliedern hatte sich im Sonnenschein versammelt und über das Bauprojekt gesprochen, das der wachsenden Gemeinde mehr Raum geben würde. Daddy hatte damit geprahlt, wie viel Geld er gespendet hatte, damit der neue Unterrichtsflügel *Leland Hall* genannt wurde. Mamas Gesicht war knallrot angelaufen, aber sie hatte ein Lächeln aufgesetzt und gescherzt, Daddy wolle sich den Weg in den Himmel erkaufen.

»Roy hat gesagt, sein Freund Homer will dich nach dem Debütantinnenball besuchen.« Mary sah mich erwartungsvoll an.

Mama brachte einen Teller mit Rührei zum Tisch, das von allem, was sie gekocht hatte, am essbarsten aussah, und setzte sich zu uns. »Homer? Wie heißt er weiter? Kenne ich seine Eltern?«

Ich stöhnte. »Das ist egal. Meinetwegen könnte er ein Rockefeller sein. Ich würde trotzdem nicht mit ihm ausgehen wollen.«

»Du bist so ein Snob, Lulu.«

»Was ist falsch an dem Jungen?«, wollte Mama wissen.

»Nichts«, antworteten Mary und ich gleichzeitig.

Mama zog die Brauen hoch und ihre blauen Augen musterten mich forschend.

Ich zuckte mit einer Schulter. »Ich kann mir einfach nicht vorstellen, mit jemandem verheiratet zu sein, der Homer heißt. Es hat also keinen Sinn, ihn zu ermutigen.«

Mary schüttelte verständnislos den Kopf und begann zu essen.

Mama widmete diesem Thema mehr Aufmerksamkeit, als meiner Meinung nach nötig war. Ich war noch Jahre davon entfernt, zu heiraten und eine Familie zu gründen, und sie sollte eigentlich erleichtert sein, dass ich nicht so verrückt nach Jungs war wie meine Schwester.

»Wenn ich nicht mit Roy zusammen wäre, fände ich Homer sehr interessant«, verkündete Mary, als würden Mama oder ich uns etwas aus ihren Schwärmereien machen. »Er ist attraktiv, klug und kommt aus einer sehr guten Familie in Memphis. Roy sagt, Homers Mutter stamme von altem Geldadel ab.«

Ich gab ein spöttisches Schnauben von mir. »Vielleicht haben sie an den Ufern des Mississippi einen vergrabenen Schatz aus Piratenzeiten gefunden.«

Mary bedachte mich mit einem finsteren Blick und öffnete den Mund, um etwas zu erwidern, aber Mama war mit ihrer Geduld am Ende.

»Mädchen«, sagte sie in dem strengen Tonfall, den sie anschlug, wenn sie sauer auf uns war. »Man macht keine Witze über einen Mann, der aus einer guten Familie kommt. Ihr seid beide alt genug, um mögliche Heiratskandidaten zu prüfen.« Sie richtete ihren Blick auf mich. »Ich erwarte von dir, dass du dich beim Ball von deiner besten Seite zeigst, und du …« – sie wandte sich Mary zu – »… solltest Roy gegenüber nicht vortäuschen, du würdest dir mehr aus ihm machen, als du es anscheinend tust.«

Ihre ernste Zurechtweisung erzielte genau die gegenteilige Wirkung der von ihr beabsichtigten und ich hätte am liebsten laut losgekichert. Ich konnte Mary nicht ansehen, sonst wäre es sofort aus mir herausgeplatzt.

Wir frühstückten zu Ende und dann schickte mich Mama weg, da ich an meinem Geburtstag nicht beim Geschirrspülen helfen musste. Mary streckte mir die Zunge heraus, als sie ein Geschirrtuch nahm, doch dann zwinkerte sie mir zu. Ich ging nach oben in mein Zimmer. Das Kleid, das Mamas Lieblingsschneiderin für den Ball entworfen hatte, hing an einer Schneiderpuppe neben dem Fenster. Zugegeben, ich liebte den weißen Seidenstoff und die Spitze über dem Rock. Mama hatte darauf bestanden, dass der Saum bis zu meinen Knöcheln reichen sollte statt des zurzeit modernen kürzeren Stils, aber das störte mich nicht. Bei der letzten Anprobe hatte ich kaum glauben können, wie elegant und erwachsen ich in dem Kleid aussah.

Ein kurzer Blick in den Spiegel über der Kommode auf mein zerzaustes Haar und meinen zerknautschten rosafarbenen Bademantel holte mich in die Wirklichkeit zurück.

Ich hatte Mary schon immer für die Schönere von uns beiden gehalten. Mit ihren blauen Augen und blonden Locken war sie durch und durch Mamas Tochter. Ich hingegen hatte Daddys langweiliges braunes Haar und seine braunen Augen geerbt, die im richtigen Licht zwar auch ganz hübsch waren, aber bei den Jungen nicht so viel Aufmerksamkeit erregten wie Marys. Vielleicht war es mir deshalb noch nie besonders wichtig gewesen, von ihnen beachtet zu werden. Der Mann, den ich eines Tages heiratete, würde mich so lieben, wie ich war.

Ein einzelnes gedrucktes Blatt Papier lag auf meinem Schreibtisch. Ich nahm es und streckte mich grinsend auf dem Bett aus. Mein Beitrag in der Schülerzeitung freute mich immer noch. Mr Snyder, mein Englischlehrer und der Redakteur besagter Zeitung, meinte, ich hätte ein Talent dafür, Geschichten zu erzählen. Er hatte mich in meinem zweiten Schuljahr an der Highschool ermutigt, mich der kleinen *Reportergruppe* anzuschließen, und hatte mich in diesem Jahr zur Redaktionsassistentin befördert. Ich träumte davon, nach dem Studium fürs *Life, Collier's* oder eine der anderen großen Zeitschriften in New York City zu schreiben, aber für den Moment musste mein Artikel über den Diebstahl des ausgestopften Adlermaskottchens der Schule genügen.

Zu meiner großen Enttäuschung kam Daddy auch zum Mittagessen nicht nach Hause. Mama wollte nicht in die Stadt fahren, deshalb gab es Wurstbrote zu Hause statt Shrimps und Hummer im *Maxwell House Hotel.* Wie Mary angekündigt hatte, kam Roy später zu uns in den Saal. Er war so damit beschäftigt, sie zu begrüßen, dass er vollkommen vergaß, mir zum Geburtstag zu gratulieren.

Wir kamen mit dem Dekorieren schnell voran und waren fast fertig, als der Lieferwagen des Cateringservices vorfuhr. Mama passte den rundlichen Mann – seinen Namen hatte ich vergessen – ab und erteilte seinen beiden Helfern Anweisungen, wohin sie die Essensplatten und eine hübsche fünfstöckige Torte, die mit frischen Blumen geschmückt war, bringen sollten. Irgendwann später wanderte mein Blick durch den Saal und ich bemerkte, dass Mama in ein eindringliches, geflüstertes Gespräch mit dem Mann vertieft war. Das war irgendwie sonderbar. Mama war nicht der Typ Frau, der mit fremden Männern flirtete, und obwohl ich ihr heimliches Gespräch nicht unbedingt so gedeutet hätte, weckte es in mir ein starkes Unbehagen.

Ich trat ins Freie und beobachtete, dass die zwei Helfer ebenfalls aufgeregt miteinander tuschelten. Als sie mich bemerkten, machten sie sich wieder an die Arbeit, aber ich bekam eine Gänsehaut und hatte die Ahnung, da war irgendetwas, was ich wissen sollte.

Auf der Heimfahrt schwieg Mama. Das bemerkte selbst Mary, die nicht immer sensibel für die Gefühle und das entsprechende Verhalten anderer war, und sah mich fragend an. Ich gab ihr mit einem Schulterzucken zu verstehen, dass ich keine Ahnung hatte, was los war, und beließ es dabei.

Zu Hause badete ich und zog mich für den Abend an. Bei den winzigen Perlenknöpfen am Rücken meines apricotfarbenen Partykleids hätte ich Dovies Hilfe wirklich gut gebrauchen können. Ich seufzte dankbar auf, als Mary in einem grünen Seidenkleid, in dem ihre Haut cremefarben wirkte, an der Tür erschien.

»Roy hat mir etwas im Vertrauen gesagt«, flüsterte sie, während sie hinter mich trat, um die Knöpfe zuzumachen.

»Das heißt normalerweise, dass du das, was du von ihm erfahren hast, nicht weitersagen sollst.«

Sie kniff mich in den Arm und ich schrie empört auf. »Das weiß ich, aber ich muss mit jemandem darüber sprechen. Mama kommt nicht infrage.«

Mein Interesse war sofort geweckt. »Schieß los.«

Sie war jetzt mit meinen Knöpfen fertig und setzte sich auf die Bettkante. So ernst wie in diesem Moment hatte ich sie noch nie zuvor gesehen.

Ich runzelte die Stirn. »Hat Roy dir einen Heiratsantrag gemacht?« Falls er das getan hatte, wäre ich ziemlich sauer, denn schließlich war heute mein Geburtstag. Ich wollte nicht, dass mir irgendjemand die Show stahl, die mir nur einmal im Jahr vergönnt war.

Mary schüttelte den Kopf und ihre goldenen Locken hüpften. »Er hat mir etwas Beängstigendes erzählt.«

Ich wartete, obwohl meine Fantasie bereits mit mir durchging.

Sie stand auf und schob die Tür so weit zu, dass sie nur noch einen Spaltbreit offen stand. »Roys Vater hat seiner Mutter erzählt, dass Daddys Bank in Schwierigkeiten steckt. Es geht irgendwie um die Börse in New York.« Sie zuckte mit ihren schmalen Schultern. »Er hat gesagt, sein Vater sei sehr aufgebracht.«

»Was für Schwierigkeiten?« Aber ich wusste schon, dass diese Frage dumm war, als ich sie stellte. Wir hatten beide keine Ahnung von der Finanzwelt, in der unser Vater arbeitete, um nicht zu sagen: lebte.

»Roy behauptet, Daddy könnte alles verlieren.«

Marys Flüstern und ihre weit aufgerissenen Augen jagten mir einen Schauder über den Rücken. War das gemeint gewesen, als letzten Donnerstag im Radio von einer Rezession gesprochen worden war?

»Und da Roys Vater so viel in Daddys Bank investiert hat, könnte seine Familie auch Probleme bekommen.«

Ich stand wie angewurzelt in meinem Zimmer und starrte

in Marys blasses Gesicht. »Das ist nicht möglich.« Ich versuchte, mich zu erinnern, was ich im Wirtschaftsunterricht über die Börse gelernt hatte, aber mir fiel nichts ein. »Daddys Bankfilialen sind hier in Tennessee. Sie haben mit dem, was in New York passiert, nichts zu tun.«

»Warum macht sich Roys Vater dann Sorgen?«

Darauf wusste ich keine Antwort.

Kurze Zeit später klingelte unten das Telefon. Ich warf einen Blick auf die Uhr auf meiner Kommode. Es war halb vier.

Ich hielt den Atem an und hörte zu, wie Mama das Gespräch eilig annahm. Ihre Worte waren nicht zu verstehen, aber ich konnte mich nicht überwinden, zur Tür zu schleichen und zu lauschen. Ich betete, dass am Telefon nur Grandma Lorena war und fragte, ob sie mit uns zur Feier fahren könne, oder Dovie, die mir zum Geburtstag gratulieren wollte.

Der durchdringende Schrei, der einen Moment später die Luft zerriss, sagte mir, dass es keine der beiden war.

Kapitel 2

Nashville, Tennessee
14. September 1936

Das alte Tagebuch war auf der Seite mit dem Eintrag aufgeschlagen, den ich nie vollendet hatte.

Niemand ist zur Feier meines sechzehnten Geburtstags gekommen.
Es ist egoistisch, deshalb traurig zu sein, weil so viele Menschen, einschließlich meiner eigenen Familie, von den Ereignissen betroffen sind. Aber ich frage mich trotzdem, ob mein ganzes Leben unwichtig geworden ist, als sich die Welt an diesem Tag verändert hat. Als spiele angesichts von so schweren Verlusten und so viel Kummer meine Anwesenheit auf diesem Planeten keine Rolle mehr. Die Erkenntnis, dass Geld, Status und Privilegien den Platz eingenommen haben, den ich sechzehn Jahre lang in meiner Familie innehatte, hat in mir einen Schmerz ausgelöst, der womöglich nie verheilen wird. Wie auch, wenn ich in jeder wachen Minute damit konfrontiert werde?

»Gehst du heute zu Mr Armistead?«

Mamas Stimme riss mich aus meinen Gedanken. Von meinem Platz auf den Stufen der hinteren Veranda drehte ich mich um und entdeckte sie. Sie war im Haus und sprach durch die Mückengittertür. Angesichts ihres Stirnrunzelns fragte ich mich, wie lange sie schon da stand und mich beobachtete. Ich hätte das Tagebuch verstecken können, aber was hätte das gebracht? Sie hatte es bereits gesehen.

Ich zuckte die Achseln. »Wahrscheinlich, aber ich weiß, wie seine Antwort lauten wird.«

George Armistead, Redakteur des *Nashville Banner*. Vor einem halben Jahr war er noch mein Chef gewesen. Ich konnte immer noch nicht verstehen, warum man mir gekündigt hatte – »auf mich verzichten musste«, wie es Mr Armistead gern formulierte. Obwohl ich seit meinem Highschool-Abschluss eine zuverlässige Angestellte gewesen war, die in der Poststelle angefangen und später in der Nachrichtenredaktion als Lokalreporterin gearbeitet hatte, war ich eines Montags entlassen worden. Deshalb marschierte ich nun schon seit einem halben Jahr jeden Montag in Mr Armisteads verrauchtes Büro und bat ihn, mich wieder einzustellen. Und jeden Montag antwortete er, dass er das nicht könne.

»Ich verstehe nicht, warum du dich jede Woche dieser Demütigung aussetzt. Wenn der Mann dich bis jetzt nicht wieder eingestellt hat, wird er es auch in Zukunft nicht tun. Es wird sich etwas anderes ergeben. Etwas, was besser zu dir passt.«

Ihre Worte, die als Ermutigung gedacht waren, ärgerten mich. Ich wünschte, Mama würde wenigstens einmal genauso toben und schreien und jammern wie alle anderen. Ich wusste nicht, was schlimmer war: dass meine Mutter ständig so tat, als wäre alles in Ordnung, oder dass sich mein Vater mit Whiskey betäubte.

Ich klemmte mir das Buch unter den Arm und stand auf. »Mrs Davis hat mich gebeten, ihr nächste Woche beim Tapezieren zu helfen. Sie will mir dafür zehn Dollar zahlen.«

Mamas Augen weiteten sich. »Sissy Davis? Oh, Rena, ich hoffe, du hast ihr gesagt, dass du das Geld nicht brauchst.«

»Warum sollte ich das tun? Ich brauche es. *Wir* brauchen es. Viele sind arbeitslos, Mama. Es ist keine Schande, Hilfe anzunehmen, wenn sie einem angeboten wird.« Mein Tonfall war alles andere als respektvoll, wenn man bedenkt, mit wem ich hier sprach, aber das war mir egal. Ich hatte es satt, die Augen davor zu verschließen, dass unsere Familie pleite und gebrochen war. Mama fand, Mr Armistead um Arbeit zu bitten, wäre demütigend? Hatte sie vergessen, wie demütigend es gewesen war, erfahren zu müssen, dass mein eigener Vater zigtausend Dollar, die seinen Bankkunden gehört hatten, veruntreut hatte? Als er am Tag des Börsencrashs nicht zur gewohnten Zeit nach Hause gekommen war, hatten wir das Schlimmste befürchtet. Es war das einzige Mal gewesen, dass Mama sich der Verzweiflung hingegeben hatte. Schließlich hatte er um drei Uhr morgens an die Haustür gehämmert. Mama, Mary und ich hatten schweigend zugesehen, wie er ins Haus getorkelt war, ohne ein Wort über den Crash, das Schicksal der Bank oder darüber, wo er den ganzen Abend gewesen war, zu verlieren – obwohl der Geruch nach Alkohol und Zigarettenrauch uns diese Frage beantwortet hatte. Er hatte sich mit einer Flasche Bourbon in seinem Arbeitszimmer eingesperrt und dort hatte er dann auch den größten Teil der letzten sieben Jahre verbracht.

»Sissy Davis ist eine meiner besten Freundinnen. Ich lasse nicht zu, dass meine Tochter für sie arbeitet.«

Mir lagen einige scharfe Worte auf der Zunge, doch ich schluckte sie alle hinunter. Ich war vor einiger Zeit zu dem Schluss gekommen, dass Mamas psychische Gesundheit von ihrer Entschlossenheit abhing, so zu tun, als wäre im Hause Leland alles gut. Natürlich wussten die meisten in Nashville, dass dem nicht so war. Leute, die wir früher für Freunde gehalten hatten, kehrten uns den Rücken zu und steckten die Köpfe zusammen, sobald wir uns aus dem Haus wagten. Damit wir über die Runden kamen, hatte Mama eine Stelle in einer Näherei in einem Stadtteil angenommen, in dem ihre Freundinnen sie bestimmt nie sehen würden. Falls man die Frauen, mit denen sie früher verkehrt hatte, immer noch als ihre Freundinnen bezeichnen konnte. Die Männer der meisten dieser Frauen hatten beim Konkurs der Bank meines Vaters Geld verloren, und auch wenn sie Mama keine Schuld daran gaben, begegneten sie ihr trotzdem nachtragend.

»Mrs Davis braucht einfach Hilfe, Mama. Sie gestaltet die Inneneinrichtung ihres Hauses gern selbst.« Ich stapfte die restlichen Stufen hinauf und schaute sie durch das Mückengitter an. »Ich bin auf eine solche Arbeit auch nicht besonders erpicht, aber mir bleibt kaum eine andere Wahl, oder?«

»Vermutlich schadet es dir nicht, einer Freundin bei der Gestaltung ihres Hauses zu helfen«, gab sie einen Augenblick später nach. »Sissy hat einen ausgezeichneten Geschmack. Du kannst von ihr einiges über die neuesten Wohntrends lernen.«

Es war wieder einmal typisch für meine Mutter, dass sie dem Tapezieren etwas Positives abzugewinnen versuchte.

Ich ging zu ihr ins Haus. Ein Blick zum Büro – die Tür war zu. Ich hatte Dad seit drei Tagen nicht mehr gesehen. Wenn Mama abends von der Arbeit nach Hause kam, brachte sie ihm Essen, aber obwohl er und ich fast den ganzen Tag zu Hause waren, sprachen wir kaum ein Wort miteinander. Nicht, weil ich ihm nicht viel zu sagen gehabt hätte, sondern weil ich bald nach meinem sechzehnten Geburtstag erkannt hatte, dass er mich irgendwie mit dem Börsencrash in Verbindung brachte. Als wäre das Datum auf meiner Geburtsurkunde eine schmerzliche Erinnerung an den Tag, an dem er alles verloren hatte. Er zog sich aus meiner Welt zurück, sperrte mich aus seiner aus und zwischen uns stand eine Whiskeyflasche.

»Wenn ich mit Mr Armistead gesprochen habe, gehe ich zur Bibliothek. Vielleicht sind übers Wochenende ein paar neue Stellenangebote hereingekommen.« Das war zwar unwahrscheinlich, aber ich ging gern in das kühle, stille Gebäude, um in Ruhe nachzudenken, ohne von der Neugier meiner Mutter oder der Gleichgültigkeit meines Vaters erdrückt zu werden.

Mama öffnete einen Hängeschrank und holte eine Suppendose heraus. Sie drehte sie um und entfernte den falschen Boden. In der Dose steckte ein zusammengeknülltes Taschentuch. Sie faltete es auseinander und brachte eine Handvoll Münzen und einige Dollarscheine zum Vorschein. Dabei hatte ich sie in den letzten sieben Jahren hundertmal oder öfter beobachtet, trotzdem machte mich dieser Anblick immer noch zutiefst traurig. Eine Bankiersfrau, die in einer Suppendose Geld vor ihrem Mann verstecken musste.

Sie reichte mir zwei Fünfcentmünzen für die Straßenbahn. »Ich werde erst spät nach Hause kommen. Mrs Watkins braucht bei der Inventur meine Hilfe.«

Ich nickte, wenn auch nur, um das Unbehagen zu überspielen, das jedes Mal im Raum hing, wenn sie ihre Arbeit erwähnte. Mir fiel es immer noch schwer zu akzeptieren, dass meine Mutter in einer Näherei arbeitete. Vor dem Börsencrash – daran maß ich die Zeit: vor und nach dem Börsencrash – hatte ich meine Mutter nie nähen gesehen. Sie hatte nicht einmal einen Knopf angenäht. Ich wusste nicht, wie es ihr gelungen war, diese Stelle zu bekommen, aber sie arbeitete nun bereits seit über vier Jahren dort. Ihr mageres Gehalt sorgte dafür, dass wir Essen auf dem Tisch hatten, auch wenn sie das Geld verstecken musste, damit Dad es nicht für Schnaps ausgab. Irgendwie gelang es ihm aber trotzdem, sich Alkohol zu beschaffen. Selbst während der Prohibition war er an illegale Schnapsflaschen herangekommen.

Der Morgen war sonnig und kühl, was den Fußweg zur Straßenbahn drei Straßen weiter angenehm machte. Die Zeiten, in denen meine Eltern die neuesten Autos gefahren hatten, waren lange vorbei. Ein alter Ford Baujahr 1925 stand in der Garage hinter dem Haus, von einer dicken Staubschicht bedeckt und ohne Luft in den Reifen. Benzin war zu teuer, genauso wie Reparaturen und Instandhaltung. Ich war nicht sicher, ob das Ding überhaupt noch fuhr. Grandma Lorena hatte einen Wagen und fuhr hin und wieder damit, aber ich wollte ihr keine Umstände bereiten, solange ich die Straßenbahn nehmen konnte.

Die Redaktion des *Nashville Banner* befand sich in der Printers Alley, einer Straße mit vielen Verlagen und den Redaktionsräumen der zwei größten Zeitungen der Stadt. Ich vermisste es, jeden Tag in die Innenstadt zu kommen und mich als Teil des pulsierenden Lebens Nashvilles zu fühlen.

Im Geschäftsviertel herrschte viel Betrieb, wobei mir auffiel, dass die Anzüge der Männer abgetragener waren als in früheren Zeiten und auch die meisten Autos auf den Straßen ihre besten Tage hinter sich hatten. Unsere Stadt spürte genauso wie der Rest des Landes die Folgen der Weltwirtschaftskrise. Trotzdem packten die Leute jeden Tag beherzt an, fest entschlossen, alles zu tun, um *zur Normalität zurückzukehren.*

Jedes Mal, wenn ich diese Formulierung hörte, fragte ich mich im Stillen, ob wir das je erleben würden. Was war überhaupt normal? Seit dem Börsencrash waren sieben Jahre vergangen, aber das Leben, das ich davor geführt hatte, schien das einer Fremden zu sein.

Mr Armisteads Büro befand sich im hinteren Teil eines lauten Großraumbüros voller Schreibtische. Mehrere Reporter blickten von ihren Schreibmaschinen auf, als ich eintrat, grüßten mich mit einem Nicken und wandten sich wieder ihrer Arbeit zu. Sie ahnten zweifellos schon die ganze Zeit den Grund für meine wöchentlichen Besuche, aber ich vertraute darauf, dass Mr Armistead die Details meiner Bittgesuche, wie ich sie inzwischen insgeheim nannte, nicht preisgab. Er war zwar vielleicht nicht der mitfühlendste Mensch der Stadt, aber er tratschte nicht.

Durch die Glasscheibe, die sein Büro vom größeren Redaktionsraum trennte, sah er mich kommen. Seine dichten, grau gesprenkelten Brauen zogen sich über seinem schwarzen Brillenrand zusammen.

»Leland.« Seine knappe Begrüßung änderte sich nie. Rauch stieg von einem Aschenbecher auf seinem chaotischen Schreibtisch auf, in dem ein Zigarrenstummel lag.

»Guten Morgen, Mr Armistead. Wie geht es Ihnen?« Ich setzte mein strahlendstes Lächeln auf, auch wenn ich wusste, dass ich ihm nichts vormachen konnte. Er war zwar so alt wie die meisten Großväter, aber niemand, den man so schnell einwickeln konnte.

»Genauso wie jeden Montag. Ich stehe unter Termindruck und bin auf der Suche nach einer Titelstory.« Er kramte weiterhin in seinen Papieren, wohl auch, um fürchterlich beschäftigt zu wirken.

Ich trat ein. »Sie wissen, dass ich Ihnen dabei gern helfen würde.«

Er nickte, jedoch ohne aufzublicken. »Und Sie wissen, warum das nicht geht.«

Mein Lächeln verschwand. Ja, das wusste ich. Der Börsencrash. Die Wirtschaftskrise. Geld. Geld. Geld. Die Fehler anderer Leute diktierten meine Zukunft schon viel zu lange, aber blieb mir eine andere Wahl?

Nach einem langen Moment kam mir die Frage, die ich in den letzten sechs Monaten verdrängt hatte, wieder in den Sinn. Ich hatte Angst vor Mr Armisteads Antwort, deshalb hatte ich sie bisher nie ausgesprochen, aber vielleicht war es an der Zeit, mich der Wahrheit zu stellen und möglicherweise dieses Kapitel meines Lebens abzuschließen.

Ich holte tief Luft und wagte es: »Mr Armistead, wenn die Dinge anders wären und Sie wieder Mitarbeiter einstellen könnten, würden Sie mich dann zurückkommen lassen?«

Seine Hände hielten auf seinem chaotischen Schreibtisch inne.

Mein Magen zog sich zusammen. Jetzt hatte ich es getan und ihm die perfekte Vorlage geliefert, mich ein für alle Mal loszuwerden.

Als er endlich aufblickte, tat er dies mit einer Miene, die ich noch nie zuvor an ihm gesehen hatte. Mitfühlend, würde ich sagen, ein Ausdruck, den man bei einem Mann wie ihm niemals erwarten würde.

»Das würde ich, Mädchen.«

Vier knappe Worte, aber mir wurde plötzlich viel leichter ums Herz.

Ich lächelte zufrieden. »Danke, Mr Armistead.« Ich wandte mich zum Gehen.

»Warten Sie.«

Neue Hoffnung keimte in meinem Herzen auf. Hatte ihn meine Kühnheit vielleicht umgestimmt?

Er kramte in einem seiner Papierstapel, bis er fand, wonach er gesucht hatte, und reichte es mir. »Das ist neulich gekommen. Vielleicht interessiert es Sie.«

Ein schneller Blick verriet mir, dass es der Briefkopf einer staatlichen Behörde war, die sich *Works Progress Administration* nannte. Ich schaute Mr Armistead fragend an. »Was ist das?«

Er deutete mit seinem dicken Zeigefinger auf das Papier in meiner Hand. »Lesen Sie es, Leland. Es ist ein Job. Ein Reporterjob.«

Ein Reporterjob? Meine Neugier war sofort geweckt. Aber je mehr ich las, umso verwirrter wurde ich. Als ich das Ende des kurzen Briefes erreichte, schaute ich ihn an. »Ich verstehe nicht, was das heißen soll.«

Er schnaubte. »Die *WPA* ist Roosevelts Baby. Er will damit für Leute, die keine Arbeit haben, Stellen schaffen. Reporter und Schriftsteller sind, wie Sie selbst genau wissen, ebenfalls arbeitslos. Unter dem Schirm der *WPA* wurde etwas geschaffen, das sich *Federal Writers' Project* nennt. In diesem Brief steht, dass sie hier in Nashville Leute suchen, die Interviews durchführen. Sie sind Reporterin mit Berufserfahrung. Ich sehe keinen Grund, warum Sie nicht geeignet sein sollten.«

Ich warf einen zweiten Blick auf die mit Schreibmaschine getippten Worte. »Aber hier steht etwas von früheren Sklaven.«

»Ja, die sollen interviewt werden. Um ihre Geschichte zu bewahren oder etwas in der Art.«

Offenbar verriet mich mein Gesichtsausdruck, denn Mr Armistead lehnte sich auf seinem Stuhl zurück und blickte mich mit zusammengekniffenen Augen an. »Ich hätte Sie nie für jemanden gehalten, der Menschen nach ihrer Hautfarbe beurteilt, Leland.«

»Das tue ich auch nicht.« Dovie hatte zu den liebsten Menschen in meiner Welt gehört, bevor diese auseinandergebrochen war.

»Warum wollen Sie sich dann nicht bewerben?« Er deutete wieder auf den Brief. »Sie zahlen zwanzig Dollar die Woche.

Dafür brauchen Sie nur eine oder zwei Stunden mit jedem Interviewpartner sprechen, Ihre Notizen abtippen und sie beim *WPA*-Büro einreichen. Das klingt für mich nach leicht verdientem Geld.«

Es klang tatsächlich nach leicht verdientem Geld, und doch …

»Ich werde es mir überlegen«, sagte ich schließlich.

Mr Armistead zuckte die Achseln und richtete seine Aufmerksamkeit wieder auf das Chaos auf seinem Schreibtisch. »Wie Sie wollen, aber lassen Sie sich nicht zu viel Zeit. Wenn Sie diese Arbeit nicht machen wollen, gibt es genug andere Journalisten, die diese Chance liebend gern nutzen.«

Mit dem Brief in meiner Handtasche verließ ich frustriert sein Büro. Ich brauchte einen Job – aber frühere Sklaven interviewen? Meine Vorfahren hatten Sklaven besessen. Disqualifizierte mich das nicht für diese Aufgabe?

Am Schwarzen Brett mit den Stellenanzeigen in der Bibliothek hingen einige neue handgeschriebene Zettel, aber für alle offenen Stellen waren Kenntnisse erforderlich, die ich nicht hatte. Bei meiner inneren Unruhe reizte es mich heute nicht, mich in die angenehme Stille des großen Gebäudes zu setzen. Ich musste mich bewegen. Und nachdenken. Ich verließ die Bibliothek und machte mich zu Fuß auf den Heimweg.

Viele Fragen gingen mir durch den Kopf: Warum wollte die Regierung die Geschichten von früheren Sklaven bewahren? Hatte nicht sie selbst die Gesetze erlassen, die Menschen über zweihundert Jahre lang versklavt hatten? Es gab doch bestimmt wichtigere Themen, über die man schreiben konnte. Da heutzutage so viele Menschen litten, machte sich niemand mehr Gedanken über die Sklaverei. Der Sezessionskrieg hatte stattgefunden, als Grandma Lorena ein kleines Kind gewesen war, vor über siebzig Jahren.

Aber zwanzig Dollar in der Woche waren mehr Geld, als ich bei den Aushilfsjobs, die ich im letzten Jahr übernommen hatte, verdient hatte. Selbst mit gelegentlicher Hilfe von Grandma Lorena, die den Börsencrash überraschend gut überstanden hatte, wusste ich, dass unsere finanzielle Situation wirklich alles andere als rosig aussah. Mama sprach nie aus, wie arm wir tatsächlich waren, aber ich hatte die Konkurspapiere kurz nach dem Crash gesehen, die sie in ihrer Schlafzimmerkommode versteckt hatte. Ich hatte Wäsche aufgeräumt und sie dabei unabsichtlich entdeckt.

Meine Füße wurden in den hohen Schuhen müde, deshalb setzte ich mich bei der nächsten Straßenbahnhaltestelle auf eine Bank und wartete. Nach einer Weile näherte sich ein älterer, gut gekleideter Schwarzer. Als sich unsere Blicke trafen, nickte er höflich, blieb aber stehen, während er ebenfalls auf die Straßenbahn wartete. Obwohl wir die einzigen zwei Personen an der Haltestelle waren und auf der Bank viel Platz war, kannte ich die unausgesprochene Regel genauso gut wie er.

Ein farbiger Mann konnte sich nicht neben eine weiße Frau setzen.

Da kam mir ein unerwarteter Gedanke: Was würde dieser Mann vom *Federal Writers' Project* und den geplanten Interviews halten? Interessierten ihn die Geschichten früherer Sklaven? Das konnte ich mir nicht vorstellen, wo sie doch an ein so unerfreuliches Kapitel in der Geschichte unseres Landes erinnerten. Die Problematik der Sklaverei war vorbei und diese hässliche Zeit gehörte der Vergangenheit an.

Das Bild von neun jugendlichen Schwarzen auf der Titelseite einer Zeitung fiel mir ein – die Scottsboro Boys. Sie waren dafür verurteilt worden, zwei weiße Frauen in Alabama vergewaltigt zu haben, obwohl es erdrückende Beweise für ihre Unschuld gegeben hatte.

Als die Straßenbahn kam, nutzte ich die Tür vorn, während der Mann hinten einstieg. Ich setzte mich neben eine junge weiße Frau, die ein Kleinkind auf dem Schoß hatte. Die beiden waren zu sehr mit sich beschäftigt, um mich zu beachten.

Als die Bahn anfuhr, warf ich einen Blick nach hinten.

Von seinem Platz im hinteren Teil schaute mich der ältere Mann, der mit mir eingestiegen war, direkt an.

Kapitel 3

»Du willst *was* machen?« Die schrille Stimme meiner Schwester übertönte das laute Streiten ihrer zwei ältesten Kinder. Wir saßen am Esszimmertisch und versuchten, das Abendessen zu genießen, was uns dank eines verkochten Hähnchens und unleidlicher Kinder nicht wirklich gelang. Marys Jüngster, ein zweijähriger, pummeliger Junge, saß mit dem Daumen im Mund auf ihrem Schoß und ihm fielen trotz des Lärms die Augen zu.

»Ich bewerbe mich für eine Stelle beim *Federal Writers' Project!*«, schrie ich zurück.

Mama bedachte mich mit einem missbilligenden Blick, ob wegen meines Lautwerdens am Esstisch oder wegen dieser Arbeit, wusste ich nicht genau. Roosevelts *New Deal*, seine Maßnahmen gegen die große Arbeitslosigkeit, war nicht bei allen beliebt.

»Holly, James! Es reicht.« Mary schlug ihren ältesten Sohn auf den Arm, da er ihr am nächsten saß.

»Sie hat angefangen!«, jammerte er und rieb sich die Stelle.

»Habe ich nicht.«

Die vierjährige Holly hatte das Aussehen eines Engels mit goldblonden Locken und himmelblauen Augen, aber hier endeten die Ähnlichkeiten auch schon. Sie schob ständig die Unterlippe schmollend vor, so auch jetzt, und ihr Blick, wenn sie wütend war – und das war sie fast immer –, war so finster, dass darunter ein Kamel in der Wüste hätte einfrieren können.

»Esst auf und geht dann spielen! Alle beide!« Mary klang erschöpft.

Ich betrachtete sie über den Tisch hinweg genauer und bemerkte erst jetzt, wie furchtbar sie aussah. Dunkle Augenringe betonten, wie blass sie war, und ihr Haar, das normalerweise perfekt gelockt und frisiert war, war auf einer Seite platt gedrückt.

Ich war zu sehr mit meiner großen Entscheidung beschäftigt gewesen, um das wahrzunehmen, als sie unangemeldet mit ihrem alten Hudson und den Kindern hier aufgetaucht war.

Tiefes Mitleid mit meiner Schwester regte sich in mir. Auch ihr Leben hatte sich durch den Börsencrash von Grund auf verändert. Roy hatte sie einen Tag nach dem Konkurs der Bank unseres Vaters fallen gelassen. Fünf Monate später hatte Mary unter Tränen gestanden, dass sie schwanger sei. Mama hatte sich zwei Stunden lang in ihr Schlafzimmer eingesperrt und es mir überlassen, meine Schwester zu trösten, die ich ehrlich gesagt für dumm gehalten hatte, weil sie sich in eine solche Situation hineinmanövriert hatte. Sie hatte nicht sagen wollen, wer der Vater war, bis Mama wieder herausgekommen war und eine Erklärung verlangt hatte. Als Mary schließlich schluchzend den Namen preisgegeben hatte, war meine Kinnlade heruntergefallen.

Homer Whitby. Derselbe Homer, der sich vor dem Börsencrash angeblich um *mich* hatte bemühen wollen.

Die Geschichte war weder schön noch romantisch. Er war kein Märchenprinz, der angeritten gekommen wäre, um Mary zu Hilfe zu eilen, nachdem Roy so abrupt mit ihr Schluss gemacht hatte. Sie hatten sich zufällig auf dem Campus der Vanderbilt University getroffen, wo Homer und Roy weiterhin studiert hatten. Mary hatte ihr Studium am Ward-Belmont College abbrechen müssen, nachdem wir alles verloren hatten, und sie war an jenem Tag in der Hoffnung, Roy zu finden und ihre Beziehung zu retten, zur Uni gegangen. Stattdessen war ihr dort Homer über den Weg gelaufen. Er hatte ihr sein Mitgefühl gezeigt, sie sich an seiner Schulter ausweinen lassen und sie dann zum Essen eingeladen, was rückblickend ziemlich unpassend gewesen war, da sie schließlich noch kurz zuvor Roys Freundin gewesen war. Was danach passiert war, ging mich nichts an, aber acht Wochen nach diesem ungeplanten Date war Mary mit ihrer Neuigkeit herausgerückt. Dad war aus seinem betrunkenen Selbstmitleid aufgetaucht und hatte das Richtige getan: Er hatte meine Schwester nach Memphis zu Homers Eltern gefahren. Eine Woche später hatte eine eilig geplante Hochzeitsfeier stattgefunden.

»Was für ein Projekt ist das?«, fragte Mama, sobald die Kinder hinausgelaufen waren und die Mückengittertür hinter ihnen zuschlug.

Ich hatte mich auf diese Frage eingestellt, aber die Antwort, die ich mir zurechtgelegt hatte und die im Grunde eine Lüge war, wollte mir nicht über die Lippen kommen. Mir gefiel der Gedanke nicht, Mama anzulügen, aber die Wahrheit würde *ihr* nicht gefallen. Ihr würde weder das Thema der Interviews behagen noch die Tatsache, dass ich dazu ins ärmste Stadtviertel von Nashville fahren müsste, in das ich noch nie einen Fuß gesetzt hatte.

Ich begnügte mich mit einer Halbwahrheit und hoffte das Beste: »Mr Armistead hat mich auf diese Stelle aufmerksam gemacht. Dabei werden verschiedene Leute für ein Regierungsprojekt interviewt. Der Lohn beträgt zwanzig Dollar in der Woche.«

Ich wusste, dass sie das mehr interessieren würde als die Arbeit selbst.

»Nun, wenn Mr Armistead findet, dass du dich dafür bewerben könntest, solltest du das machen. Der Himmel weiß, dass uns etwas mehr Geld guttäte.«

»Es ist nicht sicher, ob ich den Job bekomme«, schob ich nach, um keine zu großen Hoffnungen zu wecken. Mr Armisteads Warnung, dass es mehr als genug arbeitslose Journalisten gab, ging mir durch den Kopf. Obwohl ich das Ganze anfangs nur sehr widerstrebend in Erwägung gezogen hatte, als er mir den Brief gegeben hatte, zog sich jetzt, da ich mich davon überzeugt hatte, wie lohnenswert diese Arbeit war, mein Magen nervös zusammen. Und wenn ich die Stelle *nicht* bekam?

»Vielleicht sollst du berühmte Persönlichkeiten wie Greta Garbo interviewen.« Marys Gesicht nahm eine verträumte Miene an. »Oder Clark Gable.«

Auch wenn es mir schwerfiel, gelang es mir, über diese lächerliche Aussage nicht die Augen zu verdrehen. Stattdessen lächelte ich sie an und hoffte, es war kein hämisches Grinsen. »Ich bezweifle, dass die Regierung für die Art von Interviews bezahlt, die man im *Film Fun Magazine* lesen kann.«

Mama keuchte. »So einen Müll liest du doch hoffentlich nicht, oder?«

»Nein, Mama«, antwortete ich, was größtenteils der Wahrheit entsprach. Einige Reporterinnen, mit denen ich beim *Banner* zusammengearbeitet hatte, brachten diese Klatschzeitschriften mit anzüglichen Titelbildern und Geschichten aus dem Leben von Filmstars mit ins Redaktionsbüro. Ich hatte meinen Kolleginnen hin und wieder über die Schulter geblickt, wenn sie darin geblättert hatten, aber das würde ich Mama bestimmt nicht verraten.

»Wen sollst du dann interviewen?«, fragte sie. »Hat Mr Armistead dir das gesagt?«

Ich war nicht bereit, mich gegen das Missfallen zu verteidigen, das ich ernten würde, wenn sie erfuhr, wer die Interviewpartner waren, deshalb hielt ich es für ratsam, ihr eine weitere vage Antwort zu geben. Mama war seit jeher davon überzeugt, dass sie in Bezug auf gesellschaftlichen Status und Hautfarbe nicht engstirnig war, aber ich hatte in den vielen Jahren, in denen Dovie für unsere Familie gearbeitet hatte, mit eigenen Augen gesehen, wie sie die alte Frau behandelt hatte. Wenn Dovie krank gewesen war und einen Tag gefehlt hatte, hatte Mama das als persönliche Beleidigung verstanden und Dovie als faul beschimpft. Wenn Dovie auch nur den unbedeutendsten Gegenstand zerbrochen hatte, hatte Mama ihr den Lohn gekürzt und ich hatte mehr als einmal erlebt, dass Mama sie herablassend behandelt hatte, einfach nur, weil sie es gekonnt hatte.

»Die Namen der Leute, die interviewt werden sollen, stehen nicht in dem Brief.« Ich schob meinen Stuhl vom Tisch weg, um weiteren Fragen zu entfliehen, und nahm meinen Teller, obwohl ich die Hälfte meines Essens noch nicht angerührt hatte. »Ich spüle ab«, bot ich mit einem breiten Lächeln an. »Du und Mary könnt euch unterhalten und auf die Kinder aufpassen.«

Mary sah mich argwöhnisch an, aber keine der beiden protestierte, als ich den Tisch abräumte. Während ich heißes Wasser ins Spülbecken laufen ließ, hörte ich Mama Mary nach Homers neuer Arbeit in einer Fabrikationsfirma in East Nashville fragen. Ich stellte den Wasserhahn ab, um Marys Antwort zu hören.

»Die Stelle ist nicht so gut bezahlt wie seine letzte«, erklärte sie mit gesenkter Stimme, aber trotzdem laut genug, dass ich sie verstehen konnte. »Sein Vater kennt den Eigentümer und hat Homer gezwungen, die Stelle anzunehmen. Papa Whitby hat Homer ein Ultimatum gestellt: Wenn Homer keine der guten Stellen, die er ihm vermittelt, behalten kann, unterstützt er uns nicht mehr.«

Ich drehte das Wasser wieder auf, das übertönte, was Mary sonst noch über ihren nichtsnutzigen Mann zu sagen hatte. Homer Whitby hatte sich als große Enttäuschung entpuppt. Hinter seinem attraktiven Gesicht und seinem einnehmenden Lächeln verbarg sich ein fauler Scharlatan und Glücksspieler, der arbeitsscheu war und Beziehungen zu anderen Frauen hatte, obwohl er verheiratet war und drei Kinder hatte. Homers Vater drohte nach jedem Skandal, ihm den Geldhahn zuzudrehen, und Homer versprach jedes Mal, sich zu bessern. Aber dieses Szenario wiederholte sich so oft, dass niemand – nicht einmal meine arme Schwester – ihm noch glaubte.

Als das Geschirr gespült und weggeräumt war, hätte ich zu Mama und Mary auf die hintere Veranda gehen können, wo sie inzwischen auf die Kinder aufpassten, die unter den Zweigen derselben Magnolie spielten, unter der meine Schwester und ich früher gespielt hatten. Aber ich tat es nicht. Ich wollte weder noch mehr Erklärungen zu der Stelle beim *FWP* abgeben müssen noch wollte ich so tun, als wäre das Leben meiner Schwester keine Katastrophe.

Ich verließ das Haus vorn durch die Haustür und achtete darauf, die Tür geräuschlos zu schließen. Dann eilte ich die Straße hinab zu Grandma Lorena und genoss die kühle Abendluft auf meinen Wangen. Der September in Tennessee konnte launisch sein. Einige Tage waren so heiß wie im Hochsommer und andere so kühl, als breche der Herbst an. An diesem Abend bewegte sich das Wetter irgendwo dazwischen und das war sehr angenehm.

Grandmas Cottage stand am Ende unserer Straße hinter einer Lorbeerhecke. Sie fühlte sich in dieser Wohngegend wohl und hatte nicht wegziehen wollen, nachdem sie ihr großes Haus – das, in dem wir jetzt wohnten – nach Grandpas Tod an Dad verkauft hatte. Mama und Grandma standen sich nicht so nahe, wie man angesichts dessen, dass Mama Grandmas einziges Kind war, hätte vermuten können, aber andererseits hatte auch ich keine enge Beziehung zu Mama. Mit ihr konnte ich nie so sprechen wie mit meiner Großmutter.

Durch die Spitzenvorhänge im Wohnzimmer fiel Licht. Ich klopfte leise an die Tür und rief ihren Namen, um sie wissen zu lassen, dass ich ins Haus kam.

Grandma saß mit einem aufgeschlagenen Buch auf dem Schoß in ihrem Lieblingssessel. »Rena, was führt dich so spät zu mir?« Sie warf einen Blick auf die alte Uhr über dem Kamin. »Ich hoffe, bei euch zu Hause ist alles in Ordnung?«

Ich musste schmunzeln. Es war erst kurz nach sieben. »Ich habe gute Neuigkeiten. Wenigstens hoffe ich, dass sie gut sind.«

»Erzähl.« Grandma legte ihr Buch weg.

Ich setzte mich aufs Sofa, zog den *FWP*-Brief aus meiner Rocktasche und reichte ihn ihr. »Den hat mir Mr Armistead heute gegeben.«

Grandma nahm den Brief und las ihn schweigend. Eine Minute später blickte sie auf. »Was für ein wunderbares Projekt! Und du hast vor, dich dafür zu bewerben?«

»Ja.« Meine Schultern hoben sich wie von selbst zu einem Achselzucken. »Glaube ich.«

»Wie meinst du das? Warum bist du dir nicht sicher? Das klingt doch nach einer Stelle, die genau deinen Fähigkeiten entspricht! Bei deiner Arbeit für die Zeitung hast du alle möglichen interessanten Leute interviewt. Das ist eindeutig eine Gebetserhörung!«

Ich nickte halbherzig. Im Grunde wusste ich, dass sie recht hatte, aber trotzdem hatte ich Zweifel.

»Nenn mir einen einzigen Grund, warum du dich nicht bewerben solltest.« Sie schaute mich ernst an.

Ich biss mir auf die Lippe. War ich nicht genau deshalb zu ihr gekommen? Um endlich die Antwort auf eine Frage in Worte zu fassen, die sich mir in den bisherigen zweiundzwanzig Jahren meines Lebens nie gestellt hatte?

»Weil ich nicht einfach in das Haus eines früheren Sklaven marschieren und ihm alle möglichen persönlichen Fragen stellen kann. Warum sollten mir diese Leute etwas aus ihrem Leben erzählen? Unsere Familie hat Sklaven besessen. Und wenn das jemand herausfindet? Was soll ich dann sagen?«

So! Ich hatte den Gedanken ausgesprochen, der mich beunruhigte, seit ich den Brief in Mr Armisteads Büro gelesen hatte. Meine Vorfahren – Grandmas Großeltern und Urgroßeltern – hatten früher Sklaven besessen. Ziemlich viele sogar, wenn ich richtig informiert war. Das allein sollte mich für eine Arbeit disqualifizieren, bei der ich im Privatleben von Menschen herumschnüffeln müsste, die früher einmal das *Eigentum* von anderen gewesen waren.

Grandmas Blick wurde nachdenklich. Nach einem langen Moment nickte sie. »Ja, du hast recht. Unsere Familie hat Sklaven besessen. Ich war ziemlich jung, als der Krieg ausbrach, kaum ein Jahr alt. Papa hatte Verwandte in Kentucky, und als Nashville an die Unionstruppen fiel, brachte er uns bis zum Ende des Krieges dorthin. Aber ich erinnere mich, dass ich Grandma Helen auf der Plantage besucht habe. Sie haben damals Tabak und Mais angebaut. Ich weiß nicht, wie viele Sklaven sie hatten, aber ich schätze, dass es fast hundert gewesen sein könnten. Grandpas Familie kam aus Ohio und hatte die Sklaverei nie befürwortet, aber er hatte eingesehen, dass diese Menschen nötig waren, um die Plantage zu betreiben. Wenigstens hat das Grandmas Familie damals so interpretiert.«

»Du verstehst, warum ich mich nicht für geeignet halte, frühere Sklaven zu interviewen?« Ich lehnte mich an die Rückenlehne des Sofas zurück.

Sie runzelte die Stirn. »Nein, das verstehe ich nicht. *Du* hast nie Sklaven besessen. Seit dem Ende des Krieges sind einundsiebzig Jahre vergangen. Niemand macht deine Generation für die Sklaverei verantwortlich, Liebes.«

Das mochte stimmen, aber mich quälten trotzdem starke Schuldgefühle. »Kanntest du irgendwelche Sklaven deiner Großmutter?«

Bei ihrem leichten Lächeln gruben sich die Falten tiefer in ihr Gesicht. »Nach dem Krieg stellte Mama Cornelia als Haushaltshilfe in unserer Stadtvilla ein. Sie war eine sogenannte *Mammy*, eine ältere Frau, die sich um die Kinder kümmerte, während deren Mütter arbeiteten. Cornelia lebte bis zu ihrem Tod ungefähr zehn Jahre später bei uns. Grandma Helen war immer ein wenig beleidigt, weil sie nicht wie einige andere frühere Sklaven auf der Plantage geblieben war, um dort gegen Bezahlung zu arbeiten, aber Cornelia hat mir einmal erzählt, dass dieser Ort für sie mit düsteren Erinnerungen verbunden war.«

Wir schwiegen eine Weile und man hörte nur das Ticken der Uhr, während wir beide in Gedanken an die Vergangenheit versunken waren. Die Plantage meiner Ururgroßmutter war schon vor vielen Jahren aufgeteilt und verkauft worden. Deshalb hatte ich das große weiße Plantagenhaus, an das Grandma sich erinnerte, nie gesehen. Es war im Krieg teilweise abgebrannt und sie sagte, das wiederaufgebaute Gebäude sei weitaus weniger imposant als das frühere Herrenhaus.

»Ich vermisse Dovie«, sagte ich mit einem Seufzen und dachte an die einzige Schwarze, die ich wirklich gekannt hatte. Die alte Frau war sechzehn Jahre lang Teil meines Lebens gewesen. Dass sie nicht mehr bei uns war, tat mir immer noch weh. »Ich wünschte, wir hätten eine Möglichkeit finden können, sie nach dem Konkurs der Bank zu behalten.«

»Soweit ich gehört habe, geht es ihr unten in Franklin bei den Warrens ganz gut. Ich habe Betty vor einiger Zeit getroffen und sie hatte nur Gutes über Dovie zu berichten. Auch über Gus, den sie ja auch eingestellt haben.«

Obwohl ich wusste, dass ich mich für Dovie und Gus freuen sollte, wurmte es mich, dass die Warrens den Börsencrash unbeschadet überstanden und unsere Haushälterin abgeworben hatten, als die Veränderungen für unsere Familie noch ganz frisch gewesen waren. Mama hatte sich von Dovie verraten gefühlt und eine große Szene gemacht, als sie gekommen war, um sich zu verabschieden, aber ich hatte immer den Eindruck gehabt, dass es bei ihren Tränen mehr um den Verlust einer Haushälterin und den Status, Dienstboten zu haben, gegangen war als um Dovie persönlich.

»Was würde sie von dieser Chance, die du beim *Federal Writers' Project* bekommst, halten?« Grandmas Frage war von einem leichten Grinsen begleitet, als kenne sie die Antwort auf diese Frage ganz genau.

Ich sah im Geiste Dovie vor mir stehen: die Hände in die Seiten gestemmt und den Kopf schief gelegt. Ich grinste. »Sie würde sagen: ›Geh dorthin und sprich mit diesen Leuten. Sie werden dich schon nicht beißen.‹«

Grandma schmunzelte über meine Imitation von Dovies Südstaatenakzent und ihrer kecken Art. »Ich glaube, du hast recht.« Mein Lächeln verblasste ein wenig. »Glaubst du wirklich, dass ich es tun sollte?«, flüsterte ich. Allein schon bei dem Gedanken hatte ich ein flaues Gefühl im Bauch. »Was ist …? Was ist, wenn …?« Ich konnte die Frage nicht beenden, weil ich nicht genau wusste, wovor ich eigentlich Angst hatte. Ich wusste nur, dass meine Angst mit jedem Atemzug größer wurde.

»Ich denke, das wird dir guttun.« Grandma fixierte mich mit ihren graublauen Augen. »Du musst das Leben mal aus einer anderen Perspektive sehen, um weiterzukommen. Ich glaube, diese Arbeit könnte genau das sein, was du brauchst, um deinen Platz in der Welt zu finden.«

Die Musik der Grillen und Laubfrösche erfüllte die Nacht, als ich kurze Zeit später den Heimweg antrat, während Grandmas Worte in mir nachhallten. In den letzten sieben Jahren hatte ich ihr gegenüber mehr als einmal geäußert, dass ich das Gefühl hatte, irgendwie festzustecken.

Wie könnten mir Interviews mit Menschen, die vor Jahrzehnten in Sklaverei gelebt hatten, dabei helfen, einen klareren Blick für meine Zukunft zu bekommen?

Es gab nur einen Weg, das herauszufinden.

Kapitel 4

Am Donnerstagmorgen drei Wochen später hupte um Punkt neun Uhr ein Auto vor unserem Haus.

»Meine Güte, er ist wirklich pünktlich.« Mama warf einen Blick durchs Fenster auf den verbeulten grauen Chevrolet Coupé, der in unserer Einfahrt stand. Sie drehte sich zu mir um, während ich in meine Weste schlüpfte, und verzog ihre dünnen Lippen zu einer schmalen Linie. »Ein Gentleman kommt zur Tür und bleibt nicht im Wagen sitzen, wenn er eine Dame abholt.«

»Das ist kein Date, Mama.« Ich schob mir den Riemen meiner Handtasche über den Arm. »Mr Norwood nimmt mich nur in die Innenstadt mit. Wir arbeiten beide beim *FWP* mit und sind Kollegen. Wenn er einen männlichen Kollegen abholen würde, käme er auch nicht zur Tür.«

Mit mehr Selbstvertrauen, als ich empfand, nahm ich die zwei Stenohefte, die ich mir auf Anweisung des *FWP*-Leiters von Nashville gekauft hatte, nachdem ich letzte Woche von ihm eingestellt worden war. Ein Bündel frisch gespitzter Bleistifte lag bereits in meiner Handtasche, außerdem das Blatt mit der Adresse meiner ersten Interviewpartnerin und die gefaltete Liste mit den Fragen, die ich stellen sollte.

Ich ignorierte den Stein in meinem Magen und drehte mich zu Mama um. »Wünsch mir Glück«, sagte ich ein wenig zu aufgeregt.

Mama runzelte die Stirn. »Ich kann mich nicht erinnern, dass du früher je nervös warst, wenn du Leute für die Zeitung interviewt hast.«

Sie waren auch keine früheren Sklaven gewesen, die in Hell's Half Acre, dem verrufenen Armenviertel der Stadt, wohnten. Aber das konnte ich Mama nicht sagen. »Ich bin einfach eingerostet, schätze ich. Sicher werde ich bald wieder ganz die Alte sein.«

Ich ging zur Haustür. Ein ermutigendes Wort von Mama hätte mir in diesem Moment wirklich gutgetan, doch sie blickte mir nur stumm nach, als ich das Haus verließ und die Verandastufen hinabstieg. Noch bevor ich Mr Norwoods Auto erreicht hatte, hörte ich, wie die Tür hinter mir ins Schloss fiel.

Mit einem tiefen Atemzug legte ich die Hand auf den Türgriff der Beifahrerseite. Ein junger Mann erwartete mich auf dem Fahrersitz. Sein brauner Filzhut saß schief auf seinem Kopf und erinnerte mich an Errol Flynn.

»Hallo.« Er begrüßte mich mit einem kurzen Nicken.

»Hallo.« Ich stieg ins Auto und bemühte mich, nicht auf die abgenutzten Stellen auf dem Sitz zu starren, während ich daraufrutschte.

Er hielt mir die Hand hin, ohne jedoch zu lächeln. »Alden Norwood.«

»Lorena Leland«, antwortete ich und berührte mit meiner schwitzigen Hand kurz seine kühle. Ich war dankbar, dass er nicht das Taschentuch, das aus seiner Jackentasche lugte, herauszog, um sich die Finger abzuwischen.

Sein Blick wanderte zu unserem Haus. Er betrachtete es einen gefühlt endlosen Moment lang und fragte dann: »Sie wohnen hier?«

Die sonderbare Frage verwirrte mich. »Ja.« Warum sonst sollte ich so früh am Morgen hier sein und darauf warten, eine neue Stelle anzutreten, zu der er mich mit seinem Auto brachte?

»Hm.«

Das war alles. Mehr sagte er nicht, bevor er den Rückwärtsgang einlegte und aus der Einfahrt bog. Mit einem letzten Blick auf das Haus und dann auf mich legte er den Gang ein und fuhr los.

Ich zerbrach mir eine ganze Minute lang den Kopf über sein *Hm*, bevor ich verstohlen von der Seite sein Profil musterte.

Er war viel jünger, als ich erwartet hatte. Aus irgendeinem

Grund hatte ich mir Alden Norwood älter vorgestellt, als mir Mr Carlson, der Leiter des *FWP*-Büros in Nashville, erklärt hatte, dass mich ein Kollege abholen und nach Hell's Half Acre bringen würde. Mr Carlson hatte Mr Norwood in den höchsten Tönen gelobt und ihn als einen wahren Anwalt der Benachteiligten und als sehr erfahrenen Reporter beschrieben. Falls ich irgendwelche Fragen zu meiner Arbeit hätte, könnte ich mich an ihn wenden. Er würde mir gerne weiterhelfen, hatte Mr Carlson gemeint.

Aber Mr Norwood konnte nicht viel älter sein als ich. Dunkles Haar, das dringend geschnitten werden musste, schaute unter dem Errol-Flynn-Hut hervor, der auch schon bessere Tage gesehen hatte, wie ich jetzt feststellte. Der dunkelgraue Anzug, den er trug, kam möglicherweise aus der Kleidersammlung einer Kirche, so abgetragen, wie er wirkte. Ich fragte mich unwillkürlich, wie seine finanzielle Situation aussah und wie lange er schon arbeitssuchend gewesen war, bevor er die Stelle beim *FWP* bekommen hatte.

Das wiederum holte mich zu seinem *Hm* zurück. Was genau meinte er damit? War es ein gutes *Hm* oder ein schlechtes *Hm?* Ich dachte so intensiv über diese Frage nach, dass ich erst merkte, wie unhöflich ich ihn anstarrte, als seine fragenden braunen Augen meinen Blick erwiderten, während wir an einer Kreuzung warteten.

»Entschuldigung.« Hitze stieg in meine Wangen, als ich schnell wegschaute. »Ich habe ...« Was konnte ich sagen? Vor Verlegenheit konnte ich nicht richtig denken und mir fiel keine rettende logische Erklärung ein.

Er schmunzelte. »Sie haben mich mit einem ziemlich tiefen Stirnrunzeln begutachtet. Darf ich fragen, was der Grund für diesen finsteren Blick ist?«

Wir setzten die Fahrt fort und die Verspannung in meinen Schultern löste sich ein wenig, nun, wo seine Augen wieder nach vorn gerichtet waren. Vielleicht war seine Belustigung über meine schlechten Manieren ja ein gutes Zeichen. Ich hoffte es wenigstens.

»Ich habe mich einfach gefragt, was Sie mit Ihrem *Hm* meinten.«

Er warf mir einen verwirrten Blick zu, bevor er seine Aufmerksamkeit wieder den anderen Fahrzeugen auf der Straße zuwandte. Nashvilles Bevölkerung war trotz der Wirtschaftskrise in den letzten Jahren gewachsen. Autos, Lieferwagen und Straßenbahnen stauten sich auf den Straßen, die für so viel Verkehr nicht gut genug ausgebaut waren, doch die Stadt hatte kein Geld, um dieses Problem zu beheben.

»Als Sie fragten, ob ich in meinem Haus wohne«, erklärte ich, »habe ich Ihnen geantwortet, dass ich tatsächlich dort wohne. Darauf reagierten Sie mit einem *Hm*. Ich habe mich gefragt, was Sie damit gemeint haben.«

Seine Miene verriet, dass er jetzt verstand. Er sah kurz zu mir, bevor er mir eine Antwort gab. »Ich war wahrscheinlich einfach überrascht, dass jemand, der eine Arbeit beim *FWP* annimmt, in einem so schönen Haus wohnt.«

Das hatte ich nicht erwartet. »Warum?«

»Weil die Programme der WPA für Leute gedacht sind, die bestimmte Kriterien erfüllen. Wir mussten alle einen sogenannten Offenbarungseid leisten, um zu beweisen, dass wir kein Geld, kein eigenes Vermögen, keine Arbeit und keine Aussicht auf eine andere Stelle haben.« Er schaute mich erneut an. Dieses Mal nahm er mein Kleid, meine Weste und meinen Hut in Augenschein. »Ich will ehrlich sein, Miss Leland. Sie sehen nicht aus, als würden Sie diese Kriterien erfüllen.«

Ich war mir nicht sicher, ob ich seine Bemerkung als Kompliment oder als Beleidigung verstehen sollte. Ich hatte mir ein altes Kleid meiner Mutter ausgeliehen, das sie früher zu ihren Clubtreffen getragen hatte, da ich seriös und reif wirken wollte. Auch wenn es nicht neu war, sah das hellblaue Kleid nicht so abgetragen aus wie meine eigenen Sachen. Und nun besaß dieser Mann die Frechheit, mich und meine Lebensumstände nach dem Haus, in dem ich wohnte, und der Kleidung, die ich trug, zu beurteilen. Mir kochte das Blut in den Adern.

»Ich hätte den Offenbarungseid nicht geleistet, wenn er nicht der Wahrheit entspräche. Wie sollte denn jemand, der die Kriterien erfüllt, Ihrer geschätzten Ansicht nach aussehen?« Ich verschränkte die Arme vor meinem Bauch, fixierte ihn von der Seite und wartete auf seine Antwort.

»Die *WPA* ist Teil des *New Deal* der Regierung. Sie wurde gegründet, um den finanziell Schwachen durch diese schweren wirtschaftlichen Zeiten zu helfen.« Er sprach, als erkläre er das einem Kind, und meine Empörung wuchs. Einen Moment später schaute er mich an. »Es ist nicht zu übersehen, dass Ihre Familie von der Wirtschaftskrise nicht so schwer getroffen wurde wie die anderen, die für die *WPA* arbeiten. Leute – Reporterkollegen und Freunde von mir –, die ihr Zuhause verloren haben und Kinder versorgen müssen. Sie leiden wirklich und könnten eine Arbeit beim *Federal Writers' Project* dringend brauchen. Entschuldigen Sie, wenn ich das so sage, aber Sie gehören nicht zu diesen Leuten.«

Ich fühlte mich, als hätte er mir eine Ohrfeige verpasst. Wie konnte er es wagen, mir ins Gesicht zu sagen, wir wären weniger hart getroffen worden als andere! Und wir würden nicht leiden!

Ich dachte an meinen Vater, den früheren Bankpräsidenten, der mit dem Gouverneur gespeist und in allen möglichen Gremien gesessen hatte und der sich jetzt Tag und Nacht mit seinen Bourbonflaschen in einem dunklen Zimmer verkroch. Mama tat alles, damit er sich wusch und etwas aß, aber es gab Tage, an denen er mit seinem ungekämmten Haar und ungepflegten Bart kaum wiederzuerkennen war.

Ich dachte an meine Mutter, die in der Näherei viele Stunden schuftete, um Essen auf den Tisch zu bringen, und an meine Schwester, deren Leben von Windeln und Verzweiflung wegen eines faulen, untreuen Ehemanns geprägt war.

Nein, wir waren nicht obdachlos wie Tausende andere und, Gott sei Dank, litten wir auch keinen Hunger. Aber dieser Mann, dieser Fremde, hatte kein Recht, mein Leben nach einem kurzen

Blick auf unser früher einmal stattliches Haus und ein geborgtes altes Kleid festzulegen.

In meiner Kehle bildete sich ein Kloß und mein Kinn zitterte. »Sie wissen nichts über mich oder meine Familie, Mr Norwood. Ich wäre Ihnen dankbar, wenn Sie Ihre Meinung für sich behalten würden.«

Ich drehte das Gesicht zum Seitenfenster, damit er die Tränen, die mir ungewollt in die Augen schossen, nicht sehen konnte. Seine vorschnelle falsche Einschätzung sollte mich nicht stören, aber ich war es so satt, dass sich sowohl Fremde als auch Bekannte anmaßten, ein Urteil über uns fällen zu können. Niemand wusste, was wir die letzten sieben Jahre durchgemacht hatten. Niemand wusste, in welcher Angst wir jeden Tag lebten. Wenn uns Grandma Lorena nicht bei der Bezahlung der Rechnungen helfen würde, hätte ich nicht gewusst, wie wir überleben sollten.

Ich kramte in meiner Handtasche nach einem Taschentuch und putzte mir die Nase. Fest entschlossen blinzelte ich die Tränen weg, da ich Mr Norwood auf keinen Fall die Genugtuung geben wollte, mich so aufgewühlt zu sehen. Seine Meinung zählte nicht im Geringsten. Er war nur mein Fahrer und ich würde ihn als solchen behandeln.

Kurze Zeit später tauchte das imposante *Tennessee State Capitol* in Sichtweite auf. Die leuchtend weißen Kalksteinmauern und der leuchtturmförmige Gebäudeteil auf dem Dachfirst thronten würdevoll und majestätisch über der Stadt. Irgendwie bildete dieses Gebäude einen starken Kontrast zu den Slums, die praktisch im Schatten des Regierungssitzes von Tennessee lagen, in dem Gesetze verabschiedet und die Rechte der Bürger unseres Bundesstaats diskutiert wurden. Waren die Männer, deren Bürofenster auf Hell's Half Acre hinabblickten, blind für das Stadtviertel, das seit den 1870er-Jahren für Armut, Gewalt und Verbrechen bekannt war? Oder interessierte es sie einfach nicht?

»Wie lautet die Adresse Ihres ersten Interviewpartners?«

Mr Norwoods Stimme riss mich aus meinen Gedanken. Ich

reichte ihm den Zettel, auf dem die Adresse von Mrs Frances Washington stand.

Als er den Straßennamen las, nickte er. »Ich weiß, wo das ist.«

Er bog an der nächsten Ecke ab, steuerte das Auto am Capitol Building vorbei und dann in einen Teil von Nashville, den ich noch nie aus der Nähe gesehen hatte. Verwahrloste Häuser und von Unkraut überwucherte Grundstücke säumten die Straßen. Einige Gebäude waren früher sicher einmal schön gewesen, aber aufgrund ihres Alters und fehlender Pflege waren die Mauern abgebröckelt; bei vielen war die Veranda baufällig und voller müllreifem Gerümpel. Auf Leinen, die in den verwilderten Gärten mehrerer Häuser zwischen den Bäumen gespannt waren, hing Wäsche. Mein Herz litt mit den Frauen, die versuchten, die Kleidung ihrer Familien inmitten dieser armseligen Gegend sauber zu halten.

Eine Gruppe hemd- und huttragender Männer stand auf dem Gehweg zusammen. Sie unterbrachen ihr Gespräch, um uns zu beobachten. Mr Norwood nickte ihnen höflich zu, aber ich wandte den Blick ab und ein unangenehmes Gefühl machte sich in meinem Magen breit.

War es ein furchtbarer Fehler gewesen, eine Arbeit anzunehmen, die mich zwang, mich in diesem Teil von Nashville aufzuhalten? Könnte mir etwas zustoßen, wenn Mr Norwood wegfuhr und mich mit einer Frau, die ich nie zuvor gesehen hatte, in dieser Gegend allein ließ? Er hatte mich mit seiner arroganten Haltung und seinen Unterstellungen zwar wirklich verärgert, aber seine Anwesenheit gab mir ein gewisses Maß an Sicherheit, obwohl ich vorher keine Ahnung gehabt hatte, dass ich diese Sicherheit brauchte.

»Wir sind da.«

Wir hielten vor einem kleinen Haus mit abblätternder gelber Farbe. Ein niedriger Zaun führte um einen Garten herum, der nicht größer war als das Auto, in dem wir saßen, aber ich staunte über die vielen Blumen in unterschiedlichen Größen und Farben. Ich hatte noch nie zuvor so viele verschiedene auf einmal gesehen. Ein schmaler Pfad führte zu einer Veranda, auf der zwei

Stühle warteten, die beide abgenutzt, aber noch stabil aussahen. Daneben standen einige Blumentöpfe.

Ich atmete erleichtert auf. Das wirkte deutlich einladender, als ich befürchtet hatte. Obwohl ich nicht wollte, dass mich Menschen wie Mr Norwood nach dem Haus, in dem ich wohnte, beurteilten, fiel es mir schwer, das bei den Bewohnern von Hell's Half Acre nicht selbst zu tun. Dass Mrs Washington ihr kleines Haus pflegte, beruhigte mich ein wenig.

»Um vier hole ich Sie hier wieder ab.« Mr Norwood schien es eilig zu haben, mich loszuwerden, und warf einen Blick auf seine Armbanduhr. »Wenn Sie mit dem Interview hier fertig sind und zu Ihrem nächsten wollen, können Sie von hier aus zu Fuß dorthin gelangen.«

Bei der Vorstellung, an diesem fremden Ort unter fremden Menschen allein gelassen zu werden, bekam ich Panik. Ich hatte gehofft, Mr Norwood während unserer Fahrt nach Hell's Half Acre alle möglichen Fragen über die Vorgehensweise bei den Interviews stellen zu können, aber sein Urteil über die finanzielle Situation meiner Familie hatte jedes weitere Gespräch im Kcim erstickt. Ich bereute mein Schmollen – nun hatte ich keine Ahnung, wie ich mich verhalten sollte.

Doch dafür war es jetzt zu spät. »Danke«, murmelte ich und ärgerte mich über ihn und über mich selbst. Ich nahm meine Sachen in eine Hand und öffnete mit der anderen die Beifahrertür, da Mr Norwood keine Anstalten machte, mir zu helfen. Fast hätte ich gelacht, als ich daran dachte, dass Mama sitzen geblieben wäre, bis der Mann um das Auto herumging, um ihr die Tür zu öffnen.

Obwohl meine erste Begegnung mit Mr Norwood nicht gerade gut gelaufen war, verließ mich der Mut, sobald er davongefahren war. Als ich Mr Armistead in seinem Büro aufgesucht hatte, um ihm mitzuteilen, dass ich die Stelle bekommen hatte und ihn eine Weile nicht mehr besuchen würde, hatte er beeindruckt gewirkt.

»Ich war nicht sicher, ob Sie das Zeug dazu haben, Leland. Es freut mich, dass ich mich getäuscht habe.«

Die Erinnerung an diese ermutigenden Worte stärkte meine Entschlossenheit, während ich zwischen den hübschen, süß duftenden Blumen hindurchging und auf die Veranda hinaufstieg. Zwei Fenster flankierten die Tür, aber hinter beiden waren die Vorhänge zugezogen, sodass ich keinen Blick hineinwerfen konnte, um mir ein Bild davon zu machen, was mich drinnen erwartete. Ich schluckte schwer, holte tief Luft und klopfte an die Tür. Mehrere lange Momente vergingen, bevor ich auf der anderen Seite Schritte hörte.

Die Frau, die mir öffnete, war anders, als ich sie mir vorgestellt hatte.

»Mrs Washington?«

Fragende dunkle Augen musterten mich, bevor sie antwortete. »Ja, die bin ich.«

»Ich bin Lorena Leland von der *Works Progress Administration*. Ich glaube, Sie erwarten mich.«

Sie betrachtete mein Gesicht, mein Kleid und sogar meine Schuhe, bevor sie mir erneut forschend ins Gesicht blickte. Ich betrachtete sie ebenfalls. Sie war groß und schien trotz ihres fortgeschrittenen Alters erstaunlich fit zu sein. Ihr kurz geschnittenes Haar war schneeweiß, aber ihre Wangen waren so glatt und faltenfrei wie die einer jungen Frau.

Schließlich nickte sie. »Ich habe Sie in der Tat erwartet. Der Herr hat mir gesagt, dass ich erst heimgehen kann, wenn Sie hier waren.«

Diese sonderbare Antwort überraschte mich. Ich starrte sie an und fragte mich, ob sie noch bei klarem Verstand war. War dieser Besuch reine Zeitverschwendung? Die Geschichten, die eine geistig leicht verwirrte Frau erzählte, würden dem *FWP* und seinem Auftrag, die mündlich überlieferte Geschichte früherer Sklaven zu bewahren, nicht weiterhelfen.

»Jetzt haben wir einander lange genug angeglotzt. Kommen

Sie herein, mein Kind. Kommen Sie herein.« Sie drehte sich um und verschwand in ihrem kleinen Haus.

Mit einem letzten sehnsüchtigen Blick auf die leere Straße folgte ich ihr und ließ die Mückengittertür mit einem dumpfen Schlag, der klang wie ein Gewehrschuss, hinter mir zufallen. Mrs Washington ging zu einem Sessel mit ausgebleichtem Blumenmuster, in dessen Reichweite sich ein kleines Regal befand, das mit Büchern vollgestellt war.

»Suchen Sie sich den bequemsten Platz aus und setzen Sie sich.«

Die Auswahlmöglichkeiten waren begrenzt. Ein tiefes Sofa, bei dem ich nicht sicher war, ob ich davon wieder hochkäme, oder ein steif aussehender Stuhl vor dem Fenster. Ich entschied mich für Letzteren und stellte meine Handtasche daneben auf den Holzboden. Mrs Washington setzte sich schweigend und beobachtete mich, während ich einen Bleistift herausnahm, eines meiner Stenohefte aufschlug und die Liste mit den Fragen auseinanderfaltete, die mir Mr Carlson gegeben hatte, nachdem ich den Vertrag unterschrieben hatte.

Ich holte tief Luft, um meine Aufregung wegzuatmen, und schaute sie dann an. »Ich glaube, Sie wissen, warum ich hier bin.«

Sie nickte langsam. »Hm. Ich weiß, warum Sie hier sind. Aber, Kind, *Sie* haben keine Ahnung, warum Sie hier sind.«

Kapitel 5

Mr Carlsons Anweisungen waren einfach: die Fragen vom Blatt stellen und die ehemaligen Sklaven ihre Geschichte auf ihre Art erzählen lassen. Sie sollten frei über die Sklaverei und all das Schlimme, das sie erlitten hatten, sprechen können, ohne dass ich zu irgendeinem Thema einen Kommentar abgab. Aber jetzt, da es so weit war, war ich das reinste Nervenbündel.

Unter Mrs Washingtons wachsamen Augen versuchte ich, den Stenoblock und die Liste mit den Fragen möglichst geschickt auf meinem Schoß zurechtzulegen. Dabei rutschte mir mein Bleistift aus der Hand und die gespitzte Mine brach ab, als er zu Boden fiel.

Mit einem entschuldigenden Blick zu Mrs Washington hob ich ihn auf und holte dann einen anderen aus meiner Handtasche. Nach einer gefühlten Ewigkeit war ich endlich startbereit.

Ich schaute wieder zu meiner Gesprächspartnerin, die mich weiterhin mit steinerner Miene ansah, und zwang mich zu einem Lächeln. Doch bevor ich die erste Frage über meine trockenen Lippen bringen konnte, stand Mrs Washington auf.

»Möchten Sie eine Tasse Tee? Tee hilft, die Nerven zu beruhigen.«

Meine steifen Schultern entspannten sich ein wenig. Also war nicht nur ich aufgeregt wegen des Interviews. »Das wäre nett, aber ich versichere Ihnen, dass es keinen Grund gibt, nervös zu sein.«

Sie schmunzelte. »Ich bin nicht nervös, Kind, aber *Sie* wirken völlig angespannt. Kommen Sie mit in die Küche und ich koche Ihnen eine gute Tasse Kamillentee.«

Ohne auf meine Antwort zu warten, verließ sie das Zimmer, während ich, beschämt, weil sie mich so leicht durchschaut hatte, sitzen blieb. Warum machte mich diese Situation so kribbelig? Bei meinen Interviews für den *Banner* war das, wie Mama richtig festgestellt hatte, nie so gewesen.

Ich legte meine Sachen auf den Boden und folgte Mrs Washington in die winzige Küche. Ein tiefes Porzellanspülbecken stand unter einem Fenster, das auf die Rückseite einer heruntergekommenen Mietskaserne hinauszeigte. Ein kleiner Kühlschrank nahm eine Ecke des Raumes ein, während ein noch kleinerer Tisch und zwei Stühle in der anderen Ecke standen. Am meisten überraschte mich der altmodische Holzofen, an dem Mrs Wa- shington arbeitete. Unser Herd zu Hause wurde mit Gas betrieben. Mir wäre nie in den Sinn gekommen, dass jemand noch mit Holz oder Kohle kochte. War das hier in Hell's Half Acre üblich? Oder war nur Mrs Washington noch nicht in der heutigen Zeit angekommen?

Beim Anblick ihres alten Ofens drängte sich mir jedoch die Frage auf, auf welche anderen Dinge, die ich als selbstverständlich hinnahm, diese Frau vielleicht auch noch verzichten musste.

»Jael – sie kümmert sich um mich, wenn sie nicht gerade an der Universität studiert – mag Kamillentee, aber ich muss zugeben, dass ich eine Tasse starken Kaffee vorziehe.«

Während sie meinen Tee vorbereitete, fiel mir auf, dass eine ihrer Hände ziemlich entstellt war. Dort, wo Fingerknöchel sein sollten, hatte sie große Knoten und zwei ihrer Finger zeigten in die falsche Richtung. Das bremste sie jedoch keineswegs aus. Sie goss heißes Wasser aus einem Kessel, der auf der Herdplatte stand, in eine schlichte weiße Tasse mit einem Tee-Ei. Dann nahm sie eine hellblaue Untertasse aus dem offenen Regal, in dem sie kleine Stapel bunt zusammengewürfelter Teller stehen hatte, stellte die Tasse darauf und reichte sie mir. »Möchten Sie Zucker?«

Ich schüttelte den Kopf, da ich ihr nicht noch mehr Umstände machen wollte, besonders, als ich merkte, dass sie nicht mittrank. »Vielen Dank.«

Sie nickte und ging ins Wohnzimmer zurück, wo sie sich wieder in ihren Sessel setzte. »Ich nehme an, Sie waren noch nie hier unten in den Acres.« In ihrem ruhigen Blick lag weder eine Anklage noch Neugier. Es war einfach eine Feststellung.

»Nein, Ma'am.« Ich setzte mich vorsichtig, um meinen Tee nicht zu verschütten. Im Moment hatte ich keine Möglichkeit, mein Notizbuch und meinen Bleistift aufzuheben, und hoffte, dass sie nicht sofort anfangen würde, ihre Lebensgeschichte zu erzählen.

»Sie haben nicht viel verpasst. Ich wohne seit fast sechzig Jahren hier. In dieser Zeit habe ich alles Mögliche gesehen. Hier in den Acres leben gute Leute, aber es gibt auch einige, die nur darauf aus sind, allen anderen das Leben schwer zu machen.«

Mir fiel auf, dass sie dieses Viertel nicht als Hell's Half Acre bezeichnete, wie es in ganz Nashville genannt wurde. Wenn ich hier wohnen müsste, würde ich das wahrscheinlich auch nicht tun. Warum sollte jemand, der unter solchen Bedingungen leben musste, seine entmutigende Situation noch verschlimmern und seinen Wohnort nach der Hölle benennen?

»Ich will ehrlich sein, Miss Leland.« Sie lehnte sich in ihrem Sessel zurück. »Ich war ziemlich überrascht, als ich von der Regierung einen Brief bekam, in dem stand, dass man meine Geschichten aus der Zeit der Sklaverei hören will.«

Ich lächelte. »Wir sind Ihnen sehr dankbar, dass Sie bereit sind, über Ihr Leben zu sprechen.« Natürlich wusste ich nicht, wen ich mit *wir* genau meinte, aber als Angestellte einer Bundesbehörde musste ich den Eindruck vermitteln, Teil einer größeren Gemeinschaft zu sein. Das ganze Projekt war Präsident Roosevelts Idee, also war anzunehmen, dass sein Interesse an den Geschichten früherer Sklaven der Grund für meinen heutigen Besuch bei dieser Frau war.

»Ich habe meine Geschichte noch nie jemandem erzählt, seit die Freiheit gekommen ist. Es hat keinen Sinn, sich an diese Tage zu erinnern, finde ich.« Sie verschränkte die Arme vor ihrer Brust.

Ich verschluckte mich fast an meinem Tee. Wollte sie damit

sagen, dass sie mir gar nichts erzählen wollte? Würde mein erstes Interview für das *FWP* ein totaler Reinfall werden? Mr Carlson wäre davon nicht begeistert.

Mein Magen rebellierte, als mir bewusst wurde, dass ich vielleicht schon am Ende des Tages wieder ohne Arbeit dastehen würde. Ich stellte meine Teetasse auf den kleinen Tisch links neben meinem Stuhl, wobei ich sorgfältig darauf achtete, die darauf verteilten dekorativen Gegenstände und das gerahmte Bild eines jungen Mannes nicht zu berühren, während mein Verstand auf Hochtouren arbeitete. Mr Armistead hatte mich schon früh in meiner Laufbahn als Reporterin gelehrt, bei schwierigen Gesprächspartnern viel Überzeugungskraft einzusetzen. Ich hoffte, seine Methoden würden auch jetzt funktionieren.

»Mrs Washington, ich bin natürlich nicht qualifiziert, Ihnen zu raten, ob Sie meine Fragen beantworten wollen oder nicht, aber ich halte dieses Projekt für sehr wichtig.« Erst jetzt, wo ich das gesagt hatte, begriff ich, dass es der Wahrheit entsprach. Ich wollte die Geschichte dieser Frau wirklich hören. Ich wollte wissen, wie ihr Leben als Sklavin ausgesehen hatte. Mrs Frances Washington war gestern noch ein gesichtsloser Name für mich gewesen. Heute war sie eine ältere Frau, die in einem winzigen gelben Haus mit Blumen im Vorgarten in einem Stadtviertel wohnte, dessen Ruf genauso besudelt war wie die Rinnsteine seiner Straßen.

Lange Sekunden verstrichen, in denen nur das Ticken einer Uhr zu hören war und wir uns ansahen.

»Jael hat gesagt, dass ich mit Ihnen sprechen soll. Sie ist jung und weiß nicht viel über die Zeit der Sklaverei. Sie sagt, es wäre für Leute aus ihrer Generation gut, etwas über die Vergangenheit zu erfahren.«

Ich dankte Jael im Stillen und nahm mein Notizbuch.

»Aber ich habe ihr erklärt, dass man die Vergangenheit am besten vergessen sollte. Wir können die Zeit nicht zurückdrehen und das, was passiert ist, lässt sich nicht mehr ändern. Wozu diese ganzen bitteren Erinnerungen wieder hervorkramen?«

Meine Schultern sackten nach unten. »Sie wollen meine Fragen also nicht beantworten?«

Sie sah mich mit zu Schlitzen verengten Augen an. »Ich hatte es nicht vor, aber heute Morgen hat mir der Herr gesagt, dass ich erst heimgehen kann, wenn ich mit Ihnen gesprochen habe.«

Da war sie wieder, die gleiche sonderbare Aussage, mit der sie mich begrüßt hatte. Ich konnte nur annehmen, dass sie von Gott sprach, aber erwartete sie tatsächlich, ich würde glauben, Gott ließe sie erst sterben, wenn ich sie interviewt hatte?

Erneut fragte ich mich, ob sie noch bei klarem Verstand war. Vielleicht sollte ich meine Notizbücher einpacken und gehen, solange ich auf jeden Fall noch ausreichend Zeit hatte, meinen nächsten Interviewpartner aufzusuchen. Wenigstens könnte ich Mr Carlson dann einen Teil von der mir zugeteilten Arbeit für diesen Tag vorlegen.

»Ich sage Ihnen das Gleiche, was ich ihm geantwortet habe«, sprach sie weiter, ohne etwas von meinem Gedankengang zu ahnen. »Ich erzähle Ihnen von der Zeit der Sklaverei, wenn Sie das hören wollen. Sie können mich alles fragen und ich versuche mich, so gut ich kann, zu erinnern. Es ist allerdings keine schöne Geschichte. Wenn ich Ihnen alles erzählt habe, bereuen Sie vielleicht, dass Sie gekommen sind.«

Ich zögerte nur einen Moment, dann nickte ich. Immerhin saß ich nun hier in ihrem Haus und wollte vorankommen. Deshalb würde ich versuchen, das Interview wie geplant durchzuführen. Aber falls sich der Eindruck bestätigen sollte, dass sie nicht mehr ganz richtig im Kopf war, und ihre Antworten zu verrückt klangen, würde ich mich schnell verabschieden.

»Das verstehe ich, Mrs Washington. Danke für Ihre Bereitschaft, Ihre Erinnerungen mit mir zu teilen.« Ich hielt die Liste hoch, obwohl ich die meisten Fragen auf den zwei Seiten auswendig gelernt hatte. »Wir beginnen mit einigen grundlegenden Informationen. Wann und wo wurden Sie geboren?« Ich hielt meinen Bleistift über die erste Seite des Notizbuchs, auf die ich in

Großbuchstaben ihren Namen geschrieben hatte, bevor ich am Morgen das Haus verlassen hatte.

»Ich wurde auf der Plantage der Halls geboren.« Ihre Stirn legte sich in Falten. »Ich weiß nicht genau, wo genau sie lag, aber sie war ungefähr einen Tagesritt von Nashville entfernt, glaube ich. Mammy hat immer gesagt, ich sei 1835 auf die Welt gekommen, als die Blätter anfingen, bunt zu werden.«

Während ich schnell rechnete, weiteten sich meine Augen.

Sie grinste. »Jawohl. Ich bin 101 Jahre alt. Gütiger Gott, ich bin schon sehr lange hier.«

Ich notierte jedes Wort, das sie sagte. Die Anweisung des *FWP*-Büros in Washington, D. C., lautete, alles Wort für Wort festzuhalten, ohne das gesammelte Material irgendwie zu überarbeiten, egal, was die Interviewpartner erzählten. Wenn sie im Dialekt sprachen, sollte ich versuchen, die Worte so zu schreiben, dass die Leser auch ohne die korrekte Rechtschreibung verstehen konnten, was sie bedeuteten. Gott sei Dank war Mrs Washingtons Aussprache sehr deutlich, mit einem kleinen Einschlag des mir vertrauten Südstaatenakzents.

Als ich ihre Antwort fertig notiert hatte, ging ich zur nächsten Frage über: »Wie hießen Ihre Eltern? Woher kamen sie?«

Ein leichtes Lächeln umspielte ihre Lippen. »Mammy hieß Lucindia. Ist das nicht ein schöner Name? Meinen Pappy habe ich nie gekannt. Mammys Mama kam aus Afrika. Sie hieß Frances, wie ich. Deshalb sagten alle Frankie zu mir.«

Ich blickte von meinen Notizen auf. »Ich wurde auch nach meiner Großmutter benannt: Lorena. Aber alle sagen Rena zu mir.«

Sie nickte. »Mammy hatte noch drei andere Kinder, soweit ich weiß, aber nur eines war älter als ich: ein Junge, er hieß Saul.«

Diese Worte verwirrten mich. Sollte sie nicht mit Sicherheit wissen, ob ihre Mutter noch mehr Kinder hatte? So etwas vergaß man doch nicht, auch nicht, wenn man 101 Jahre alt war.

»Ich sehe Ihnen an, dass Sie mich etwas fragen wollen, was nicht auf diesem Zettel steht.«

Ich blickte von meinen Notizen auf und meine Wangen begannen zu glühen. Natürlich hatte ich nicht neugierig wirken wollen. Sie lag mit ihrer Vermutung, dass keine persönlicheren Fragen auf der Liste von der Regierung standen, richtig. Die nächste, die ich stellen sollte, lautete: *Wie sah Ihre Arbeit in den Tagen der Sklaverei aus?* Nachzufragen, warum diese Frau nicht wusste, ob ihre eigene Mutter mehr Kinder geboren hatte, als sie in Erinnerung hatte, oder warum sie Saul nicht als ihren Bruder bezeichnete, stand mir als Interviewerin wahrscheinlich nicht zu.

»Haben Sie keine Scheu«, forderte sie mich auf und deutete auf das Notizbuch auf meinem Schoß. »Ich habe gesagt, dass Sie mich alles fragen können. Ich bin inzwischen zu alt für Geheimnisse oder falsche Scham. Außer dem Herrn kann mich niemand verurteilen und er weiß schon alles über mich.«

Ich befeuchtete meine Lippen. Wagte ich es? »Warum ... warum wissen Sie nicht, ob Ihre Mutter noch mehr Kinder hatte? Sie waren doch Ihre Geschwister.«

Das Schweigen, das auf meine Frage folgte, zog sich lange hin. Sie schloss die Augen und ein schmerzlicher Ausdruck verdunkelte ihr Gesicht. Ich ließ die Schultern hängen und bedauerte, dass ich meiner Neugier nachgegeben hatte, auch wenn sie mich dazu aufgefordert hatte. Sie war eine alte Frau, die versuchte, sich Dinge zu vergegenwärtigen, die viele Jahrzehnte zurücklagen. Das war bestimmt schwer.

Ich wollte meine Frage schon zurücknehmen, als sie mich wieder anschaute.

»Sie wollen wissen, warum ich die Antwort auf diese Fragen nicht weiß? Das liegt nicht daran, dass ich mich nicht erinnern könnte, falls Sie das glauben.« Sie schüttelte den Kopf. »Der wahre Grund ist viel trauriger als Vergesslichkeit. Ich weiß nicht, ob Mammy noch mehr Kinder bekam, weil ich nicht da war. Ich wurde mit sieben Jahren von ihr getrennt und verkauft.«

Ich keuchte. »Verkauft? Aber Sie waren doch noch ein Kind!«

Ihr Blick wurde hart. »Kindern wurde während der Zeit der

Sklaverei viel angetan, was einfach nur böse war. Sind Sie sicher, dass Sie das alles hören wollen?«

Nein, das war ich nicht.

Trotzdem wusste ich, dass ich jetzt nicht kneifen konnte.

Mit mehr Mut, als ich eigentlich besaß, nickte ich. »Erzählen Sie es mir.«

HALL-PLANTAGE, TENNESSEE
FRÜHLING 1842

»Frankie? Frankie!«

Ich hörte Mammy rufen, aber ich achtete nicht darauf und jagte das kleine schwarzweiße Kätzchen weiter durch die leere Pferdebox. Ich sollte nicht hier sein und ich wusste, dass mich Mammy mit einer Rute auf die Beine schlagen würde, wenn sie mich erwischte, weil ich ihr nicht gehorcht hatte. Sie hatte mir eingeschärft, dass ich die Babykätzchen in Ruhe lassen sollte, da sie noch ganz jung waren und bei ihrer Mama bleiben mussten. Aber ich wollte mit ihnen spielen. Deshalb hatte ich mich in den großen Stall geschlichen und eines der kleinen Tierchen in die hinterste Box geschmuggelt, wo uns niemand finden würde. Das kleine Tier miaute süß und wollte mich nicht in die Finger beißen wie die älteren Katzen. Als jemand an die Stalltür hämmerte, erschrak das Kätzchen und versteckte sich schnell hinter einem Heuhaufen. Ich hatte es gerade wieder eingefangen, als ich Mammy kommen hörte.

»Frankie! Hörst du mich denn nicht rufen?« Sie warf einen Blick auf das Tier in meinen Armen. »Ich habe dir gesagt, dass du die Katzen in Ruhe lassen sollst, Mädchen! Warum tust du ständig das Gegenteil von dem, was ich dir sage?« Sie marschierte herüber und nahm mir das Kätzchen ab. »Geh in die Hütte und mach dich sauber. Ich habe gute Neuigkeiten.«

»Ja.« Mit einem letzten Blick auf das Kätzchen, das bei Weitem kein so guter Spielkamerad war, wie ich gedacht hatte, hüpfte ich aus dem Stall und in die Nachmittagssonne hinaus und war froh, dass Mammy so sehr mit dem Kätzchen und ihren Neuigkeiten beschäftigt war, dass sie vergessen hatte, mich zu bestrafen.

Das Sklavendorf, in dem unsere Hütte stand, befand sich gleich oberhalb des Karrenwegs, der zum Stall führte. Dort wohnten mehr Sklaven, als ich zählen konnte. Schwarze in jedem Alter, von weinenden Babys bis hin zu alten sabbernden Männern. Mammy, meine drei Geschwister und ich teilten unsere beengte Behausung mit fünf anderen Leuten, darunter zwei weitere Kinder. Mein Bruder Saul, der zwei Jahre älter war als ich, wurde bereits zur Arbeit auf die Tabakfelder geschickt, wo er und zig andere Jungen den ganzen Tag widerwärtige Würmer von Pflanzen pflücken mussten, die aus Saatbeeten umgepflanzt worden waren. Wenn man diese großen giftgrünen Viecher nicht entfernte, würden sie in wenigen Tagen die ganze Ernte fressen, sagte der alte Mann, der uns Kindern abends gern Geschichten erzählte.

Saul und die anderen Jungen mussten jede einzelne Pflanze unter den Blättern und an den Stielen absuchen, um diese Würmer zu finden. Wenn sie einen übersahen und der Aufseher das merkte, bekamen sie für jeden Wurm, den er fand, einen Peitschenhieb auf den Rücken. Mammy war sehr stolz auf Saul, weil er diesem gemeinen alten weißen Mann noch keinen Grund gegeben hatte, ihn auszupeitschen.

Als ich in unserer Hütte ankam, war sie leer, da alle noch auf den Feldern waren. Aber ich sah, dass eine Waschschüssel und ein Handtuch bereitlagen. Warum Mammy wollte, dass ich mich mitten am Tag wusch, verstand ich nicht. Aber ich war schon wegen der Katze ungehorsam gewesen, deshalb spritzte ich mir schnell Wasser ins Gesicht und auf die Arme, um den Schmutz vom Spielen auf der Plantage abzuwaschen.

Mammy sagte immer, dass ich Glück hätte, weil ich erst sechs Jahre alt war. Deshalb konnte ich frei herumlaufen und spielen, so viel ich wollte, statt früh am Morgen auf die Tabak- und Maisfelder geschickt zu werden wie die meisten anderen Sklaven auf der Plantage. Mammy hatte auch Glück, weil sie in der Küche hinter dem großen Haus arbeitete, wo sie für Master und Mistress Hall kochte und putzte. Sie sagte, wenn ich alt genug sei, könne ich ihr in der Küche helfen. Dagegen hatte ich nichts einzuwenden.

Mammy kam bald ohne das Kätzchen in die Hütte. Sie musterte mich von Kopf bis Fuß und runzelte die Stirn. »Kind, in deinem Haar hängt Stroh und an deinen Füßen klebt Erde.« Während sie anfing, das Stroh aus meinen

Zöpfen zu ziehen, blickte ich auf meine nackten Zehen hinab. Sie waren tatsächlich mit getrockneter Erde bedeckt und ich erinnerte mich an die Pfütze beim Pferdetrog, durch die ich gelaufen war, als ich das Kätzchen geholt hatte.

»Warum muss ich sauber sein, Mammy? Der Tag ist doch noch nicht zu Ende.«

Trotz ihrer sichtlichen Frustration, als sie meine Füße mit dem Lappen abwischte, musste sie über meinen naseweisen Spruch schmunzeln. »Weil du ins große Haus gehst.«

Ich erstarrte. »Soll ich mit dir kochen?«

Der Gedanke, irgendwann in Zukunft den ganzen Tag mit Mammy zusammen zu sein, war zwar ganz nett, aber ich war noch nicht bereit, meine Freiheit aufzugeben. Es machte zu viel Spaß, die Plantage zu erkunden und mit den anderen Kindern zu spielen, die bei der alten Mammy, die eingeteilt war, um auf uns aufzupassen, im Sklavendorf blieben.

Mammys Augen leuchteten vor Aufregung, als sie mich jetzt ansah. »Du wirst nicht in der Küche arbeiten. Mistress Sadie will dich als Miss Charlottes Gefährtin!«

Ich blinzelte und versuchte, das neue Wort zu begreifen. Mammy schien sich darüber zu freuen, es musste also etwas Gutes sein. »Was ist eine Gefährtin?«

»Das heißt, dass du Miss Charlottes Spielkameradin wirst. Sie ist zwei Jahre älter als du, aber ich habe Mistress Sadie gesagt, dass du für deine sechs Jahre schon sehr reif bist. Schatz, du wirst ein schönes Kleid tragen und mit Miss Charlottes Puppen spielen und mit ihr im Kinderzimmer essen.«

Als ich das hörte, wurde ich hellhörig. »Und ich muss nichts anderes tun, als mit Miss Charlotte zu spielen?«

Mammy lächelte. »Genau, Kind. Ich habe den Herrn gebeten, dich vor der Feldarbeit zu verschonen, und er hat meine Gebete erhört.«

Ein warmes Gefühl breitete sich in meinem Magen aus. Mammy verbrachte abends viele Stunden auf den Knien und sprach mit dem Herrn, wenn wir Kinder im Bett waren. Ich freute mich, dass er ihr zugehört hatte.

»Wenn du willst, dass ich mit Miss Charlotte spielen soll, Mammy, dann mache ich das.«

Sie schloss mich in die Arme und ich legte meine Wange an ihre Brust. »Du musst ein braves Mädchen sein, Frankie. Mistress Sadie lässt ihren Sklaven nichts durchgehen.« Sie schob mich sanft ein Stück von sich weg, um mir in die Augen schauen zu können. »Du tust alles, was man dir sagt, verstehst du? Ich will nicht hören, dass du nicht gehorchst. Sonst bekommst du die Rute.«

Ich nickte. »Ja, Mammy.«

Sie nahm mich an der Hand. »Komm jetzt. Mistress Sadie will dich begutachten. Wenn ihr gefällt, was sie sieht, ziehst du morgen ins große Haus.«

Ich blieb abrupt stehen. »Ich wohne dann nicht mehr hier bei dir?«

»Natürlich wohnst du weiterhin hier, aber manchmal musst du auf einer Liege in Miss Charlottes Zimmer schlafen. Ich bin ganz in der Nähe, in der Küche. Ich werde dich also öfter sehen als bisher.«

Zufrieden ging ich mit ihr zum großen weißen Haus hinauf, zu dem es nur ein kurzer Fußweg war.

Solange ich Mammy weiterhin sehen konnte, hatte ich nichts dagegen, Miss Charlottes Gefährtin zu werden.

Kapitel 6

Ich warf einen Blick zwischen den Vorhängen hindurch aus dem Fenster. Es war vielleicht kurz nach eins. Mrs Washington war beim Erzählen mitten im Satz eingedöst und ich hielt es für das Beste, sie schlafen zu lassen. Gedanklich in ihr Leben als Sklavin zurückzukehren, musste kräftezehrend sein, aber ich hatte zweimal eine Pause vorgeschlagen und sie hatte darauf bestanden weiterzuerzählen.

Die ersten Seiten meines Notizbuchs hatten sich schnell gefüllt. Ich hatte einen angenehmen Rhythmus gefunden, ihre Geschichte Wort für Wort festzuhalten. Das meiste schrieb ich in Langschrift, aber an einigen Stellen setzte ich auch die Kürzel ein, die ich im Stenografieunterricht in der Schule gelernt hatte. Ich musste zugeben, dass mich ihre Geschichte faszinierte. Ich konnte die junge Frankie fast vor mir sehen, wie sie über das weite Plantagengelände lief, frei und ungehindert von den Beschwernissen der Sklaverei. Dass ihr Bruder in einem so jungen Alter schon zum Arbeiten eingeteilt worden war, hatte mich allerdings überrascht.

Nach einer Weile legte ich in der Stille des Raums mein Notizbuch und meinen Bleistift auf den Fußboden. Der Stuhl mit der harten Rückenlehne quietschte laut, als ich aufstand, aber ein schneller Blick zeigte, dass Mrs Washingtons Kinn immer noch auf ihrer Brust lag und ihre Augen geschlossen waren.

Ich musste zur Toilette und schlich auf der Suche danach durch den schmalen Flur. Zwei Türen führten in ordentlich aufgeräumte Schlafzimmer mit bunten Quiltdecken auf den Betten, aber das Bad fand ich nicht.

Ich kehrte ins Wohnzimmer zurück und stellte fest, dass die einzige andere Tür in die Küche führte. Ratlos und fast schon ein wenig verzweifelt biss ich auf meinen Fingernagel und überlegte, was ich jetzt tun sollte. Frankie und Jael mussten eine Toilette haben, aber wo? War sie von außen zugänglich?

Ich trat gerade zur Haustür, als ich hinter mir ein leises Geräusch hörte. Mrs Washington rührte sich und schlug dann die Augen auf. Als sie mich in ihrem Haus stehen sah, wirkte sie einen Moment verwirrt. Doch dann nickte sie, als erinnere sie sich, wer ich war und warum ich hier in ihrem Haus stand.

»Sieht aus, als sei ich eingenickt.« Sie schmunzelte schläfrig. »Ich bin wohl keine besonders gute Gastgeberin.«

Ich lächelte. »Wir brauchten beide eine Pause.« Ich nahm meinen ganzen Mut zusammen. »Wäre es möglich, dass ich Ihre Toilette benutze?«

»Natürlich, Kind, natürlich. Ich hätte Ihnen schon längst sagen sollen, wie man zum Toilettenhäuschen kommt.«

Während sie sich mühsam auf die Beine schob, zog sich mein Magen zusammen. Meinte sie wirklich das, was ich vermutete?

»Es ist draußen hinter dem Haus, gleich hinter Jaels Garten.«

Sie sagte das so selbstverständlich, dass ich nur nicken und in die Richtung gehen konnte, in die sie deutete. Eine Tür neben dem Spülbecken in der Küche führte in den Garten hinter dem Haus, in dem zu meiner Überraschung sogar noch mehr Blumen blühten als vorn. Ich hatte sie vorher durch das Fenster über der Spüle nicht gesehen, weil sich das Haus nicht auf Bodenhöhe befand. Ich stieg die steilen Betonstufen hinunter. Ein ausgetretener schmaler Weg schlängelte sich zwischen den Pflanzen zu einem kleinen Gemüsegarten, in dem in den Sommermonaten bestimmt viel frisches Gemüse wuchs. Doch jetzt war nur noch eine Handvoll grüner Tomaten übrig.

Hinten stand in einer Ecke des kleinen Gartens das winzige Holzgebäude, das ich suchte. Ich hatte in meinem ganzen Leben noch nie ein Toilettenhäuschen benutzt. Mama wäre entsetzt, wenn sie mich jetzt sehen könnte, aber mir blieb keine andere Wahl. Ich konnte nicht noch die weiteren drei Stunden warten, bis mich Mr Norwood abholte. Die Heimfahrt wäre sicher sehr unangenehm, selbst wenn ich es bis dahin aushalten könnte.

Vorsichtig öffnete ich die Tür. Bei dem beißenden Geruch, der mir entgegenschlug, atmete ich scharf ein und hielt die Luft an, obwohl ich das wohl besser gemacht hätte, bevor ich meine Lunge mit dem widerlichen Gestank gefüllt hatte. So schnell ich konnte, erledigte ich, was nötig war, und floh dann so eilig aus dem Schuppen, dass ich fast stolperte, während ich nach frischer Luft rang. Ich konnte mir nicht vorstellen, eine so unangenehme Toilette je wieder zu benutzen, und nahm mir fest vor, bei meinen weiteren Interviews nichts zu trinken, ohne mich vorher über die entsprechenden Gegebenheiten zu erkundigen.

Als ich zum Haus zurückkehrte, hob ich den Kopf und sah, dass mich Frankie durch das Küchenfenster beobachtete. Ihr Blick wanderte von mir zum Toilettenhäuschen und dann wieder zu mir, bevor sie sich umdrehte und aus meinem Sichtfeld verschwand.

Hatte sie meine panische Flucht aus dem stinkenden Toilettenhäuschen gesehen? Einen Ort, den sie und die Frau, die bei ihr wohnte, jeden Tag mehrfach aufsuchen mussten?

Ich kehrte durch die Hintertür ins Haus zurück und stellte fest, dass Mrs Washington wieder in ihrem Sessel saß. Zwei Scheiben Brot, die mit roter Konfitüre bestrichen waren, und zwei Käsestücke lagen auf einem Teller, der jetzt auf dem niedrigen Wohnzimmertisch stand.

»Ich dachte, Sie haben vielleicht Hunger.« Sie deutete auf das Essen.

Ich setzte mich und hoffte, sie würde den kleinen Zwischenfall nicht ansprechen. »Danke. Ich habe nicht daran gedacht, mir etwas zu essen einzupacken.« Ich lächelte entschuldigend.

Sie nahm eine der Brotscheiben. »Dann lag ich mit meiner Vermutung ja richtig. Das ist Ihr erstes Interview, nicht wahr?«

»Ja. Und nein.« Ich nahm die andere Scheibe, während sie von ihrer abbiss. »Ich habe mehrere Jahre bei einer Zeitung gearbeitet, zuerst in der Poststelle und dann als Sekretärin, bevor mich mein Chef zur Reporterin beförderte. Ich habe Leute für Zeitungsartikel interviewt, sogar den Gouverneur.« Ich ließ unerwähnt, dass Gouverneur McAlister das Interview abrupt abgebrochen hatte, sobald er erfahren hatte, wer mein Vater war. Dad, ein unerschütterlicher Republikaner, hatte die Schuld für den Börsencrash lautstark allein den Demokraten gegeben, bevor er sich mit seinem Whiskey aus der Öffentlichkeit zurückgezogen hatte. Obwohl McAlister damals nicht Gouverneur gewesen war, hatte er nichts mit einer Leland zu tun haben wollen und verlangt, dass Mr Armistead einen anderen Reporter schickte, um das Interview zu Ende zu führen.

»Das ist wirklich etwas, auf das man stolz sein kann.«

Wir aßen schweigend. Ich sah das Wasserglas auf dem Tisch neben meinem Stuhl. Obwohl ich gern etwas getrunken hätte, um mein Mittagessen hinunterzuspülen, ließ ich es vorsichtshalber stehen.

Mrs Washington dagegen trank ihr Glas leer. Als sie sich in ihrem Sessel zurücklehnte, sah sie mich auf eine Art an, die man nur als wissend beschreiben konnte. »Ich vermute, dass Sie noch nie zuvor ein Toilettenhäuschen benutzt haben?«

Ich schluckte das noch nicht ganz zerkaute Stück Käse, das ich gerade abgebissen hatte, hinunter und nickte. Leugnen war zwecklos. »Nein, Ma'am, habe ich nicht.«

Nach einem Moment grinste sie leicht. »Ihr Gesicht verrät viel zu viel. Sie sind aus dem Häuschen geflohen, als würde es lichterloh brennen.« Sie zuckte die Achseln. »Wir haben oft überlegt, ein Badezimmer im Haus einbauen zu lassen, aber jedes Mal brauchten wir das Geld für etwas anderes, was wichtiger war. Nach so vielen Jahren wäre es jetzt sinnlos, sich darüber noch Gedanken zu machen. Das überlasse ich den Leuten, die hier wohnen, wenn ich nicht mehr da bin.«

Ich konnte mir kaum etwas Wichtigeres als die Annehmlichkeit einer Toilette im Haus vorstellen, deshalb nickte ich nur.

Sie wurde ernst. »An dem Tag, an dem ich Miss Charlottes Gefährtin werden sollte, hätte ich alles dafür gegeben, zur Toilette gehen zu können.«

Das war mein Stichwort, mein schlichtes Mittagessen beiseitezustellen und zu unserem Interview zurückzukehren. Ich nahm mein Notizbuch und meinen Bleistift und fragte mich, was sie mit dieser Bemerkung meinte, während ich begann, ihre Worte zu notieren.

»Ja.« Ihr Blick wanderte in die Ferne, als sie sich an jenen längst vergangenen Tag erinnerte und ihre entstellte Hand massierte. »Ein Gang zur Toilette hätte mir ein Leben voller Schmerzen und Leid erspart.«

»Du musst still halten, Frankie.«

Tante Lisa, eine Frau, die nicht mit mir verwandt war, packte mich kräftig an den Schultern, damit ich nicht mehr herumzappelte, während sie versuchte, Nadeln in den Saum eines alten Kleides von Miss Charlotte zu stecken, das diese nicht mehr anzog. Der weiche grüne Stoff mit den winzigen weißen Punkten fühlte sich auf meiner Haut wunderbar an, da ich mein ganzes Leben lang nur raue Baumwolle getragen hatte, aber die Spitze um den Hals und an den Bündchen kratzte furchtbar.

»Ich kann nichts dafür.« Ich zerrte wieder an dem steifen Stoff.

Tante Lisa schnaubte und warf einen finsteren Blick zu Mammy, die gerade Kartoffeln schälte. »Lucindia.« Tante Lisas finsterer Blick richtete sich wieder auf mich, obwohl sie mit Mammy sprach. »Dieses Mädchen hat keine Manieren. Sie hat mir schon dreimal widersprochen. Dabei ist das Kleid noch nicht einmal halb fertig.« Sie beugte ihre Nase nahe zu meinem Gesicht herab. »Du stehst jetzt still oder ich hole die Rute.«

Mammys Blick verriet, dass sie mir auch die Rute geben würde, wenn ich mich nicht anständig benahm.

Die Küche war voll wunderbarer Düfte und das Knurren meines Magens verkündete allen, dass ich seit dem frühen Morgen nichts mehr gegessen hatte. Mammy hatte mich noch vor Sonnenaufgang zum großen Haus gebracht, da ich Mistress Sadies Musterung am Tag zuvor bestanden hatte. Ich hatte noch nicht mit Miss Charlotte spielen können, aber ich hatte viele Anweisungen bekommen, was ich tun musste und was ich nicht tun durfte, was ich sagen musste und was ich nicht sagen durfte, und ich hatte zwei Kleider und zwei Baumwollunterhosen anprobieren müssen.

Die Haussklaven kamen und gingen, während ich so reglos wie möglich in der Küche stand.

Schließlich stieß Tante Lisa ein zufriedenes Seufzen aus. Sie zog mir das Kleid über den Kopf und ich stand mit nacktem Oberkörper da. Als ich die neue schneeweiße Unterhose auf meiner dunklen Haut sah, kicherte ich, da sich diese komische Unterwäsche genauso fremd anfühlte, wie sie aussah.

»Ich habe diesen Saum im Handumdrehen hochgenäht. Bleib also hier.« Die Frau setzte sich auf einen Stuhl in der Ecke, um zu nähen, während ich von dem Hocker sprang, auf den sie mich gestellt hatte. Mammy war mit den Kartoffeln fertig und spülte jetzt einen Stapel Töpfe und Pfannen.

»Ich habe Hunger.« Ich warf einen sehnsüchtigen Blick auf zwei große Apfelkuchen, die zum Abkühlen auf der Arbeitsplatte standen. Ich hoffte, da ich jetzt Miss Charlottes Gefährtin war, würde ich mehr Kuchen bekommen. Mammy brachte uns manchmal welchen mit, wenn auf der Plantage ein großes Fest war, aber ich musste ihn immer mit Saul und den Kleinen teilen.

Mammy trocknete sich die Hände an ihrer Schürze ab. »Du kannst eine Scheibe Brot und etwas Milch haben. Das reicht, bis du mit Miss Charlotte zu Abend isst. Sie bekommt ihr Essen im Kinderzimmer, bevor wir den Erwachsenen das Essen servieren. Das war bei Master Burton auch so, aber er ist jetzt fast erwachsen und darf mit im Esszimmer sitzen.«

Ich freute mich zwar darauf, mit Miss Charlotte zu essen, aber trotzdem hätte ich jetzt gern ein Stück Kuchen gehabt.

Mammy setzte mich mit meinem Essen an den Tisch und widmete sich wieder ihrer Arbeit. Ich war froh, dass sie mir einen großen Becher Milch eingeschenkt hatte, da ich im Sklavendorf normalerweise nur einen kleinen Becher voll bekam. Die alte Mammy dort gab den Babys immer mehr als uns älteren Kindern.

Tante Lisa war mit dem Nähen fertig, als ich meinen letzten Schluck trank.

Sie kam herüber und half mir in das Kleid. Dann zog und zupfte sie daran, bis sie endlich zufrieden war. Sie knöpfte die Knopfleiste vorne zu und trat zurück, um mich zu begutachten.

»Du siehst wirklich hübsch aus.« Ihr kurzes Lächeln verschwand genauso schnell, wie es aufgetaucht war, und sie beugte sich zu mir hinab. »Mach dieses Kleid ja nicht schmutzig, hörst du?«

Mammy kam zu uns und kniete sich mit feucht glänzenden Augen vor mich. Ich verstand nicht, warum sie wegen eines Kleides fast weinte. Sie zupfte an meinem Haar und an dem kratzenden Kragen, bis sie endlich der Meinung war, dass ich zu Miss Charlotte gehen könne.

»Sei ein braves Mädchen, Frankie.« Sie sah mich streng an. »Tu alles, was man dir sagt, auch wenn du keine Lust dazu hast.«

Ich nickte. Dann drehte ich mich im Kreis und der Rock des Kleides wirbelte um mich herum. Mammy lachte und sogar Tante Lisa musste schmunzeln.

»Komm jetzt, Kind.« Tante Lisa nahm mich an der Hand und führte mich aus dem Küchengebäude, das vom großen Haus getrennt war, durch eine Tür, durch die ich noch nie getreten war. »Mistress Sadie ist im Salon.«

Die Musterung durch die Herrin der Plantage gestern hatte in der Küche stattgefunden. Deshalb platzte ich fast vor Aufregung, als ich jetzt mit großen Augen staunend durch das große Haus ging. Ich erinnerte mich vage daran, die eleganten Zimmer und schönen Möbel an Weihnachten gesehen zu haben, wenn Mammy und wir Kinder immer ins Haus geholt wurden und Süßigkeiten und neue Kleidung bekamen. Der Master und die Mistress waren nett, weil sie allen ihren Leuten etwas schenkten, um den Tag, an dem der Herr geboren worden war, zu feiern. Wenigstens sagte Mammy das. Aber heute war ich nicht nur für einige Minuten hier. Ich würde mit Miss Charlotte ungehindert durch das Haus gehen und in Zimmern spielen dürfen, von denen ich Mammy bisher nur erzählen gehört hatte.

Tante Lisa führte mich in ein Zimmer mit hellblauen Wänden und einem weichen Teppich. Hübsche Möbel und Dinge füllten den Raum, aber ich wusste, dass ich nichts anrühren durfte. Ein riesiges Gemälde von einem alten Mann hing über dem Kaminsims und er starrte auf mich herab, als wir näher kamen. Ich hätte ihm am liebsten die Zunge herausgestreckt, aber ich wusste, dass mir Tante Lisa dann die Ohren langziehen würde.

»Hier ist sie, Mistress Sadie.« Tante Lisa schob mich vor unsere Herrin.

Mistress Sadie saß auf einem gepolsterten roten Sofa. Sie sah heute breiter aus als gestern, aber vielleicht lag das nur daran, dass sie jetzt saß und ihr voluminöser Rock sich um ihre Beine ausbreitete. Ihr aufgedunsenes Gesicht erinnerte mich an eine Eule, aber ich bewunderte ihre blonden Haare und blauen Augen, weil sie so anders aussahen als die Haare und Augen unserer Leute unten im Sklavendorf.

»Meine Güte, sie sieht ja wie ein ganz anderes Kind aus!«

»Ja«, antwortete Tante Lisa mit einem gewissen Stolz in der Stimme.

Ich stand stumm da, während sie über die Wirkung des Kleides sprachen und Tante Lisa der Mistress die sauberen Stiche zeigte, mit denen sie den Saum hochgenäht hatte. Leider passten mir die Schuhe, aus denen Miss Charlotte hinausgewachsen war, nicht. Mistress Sadie runzelte die Stirn, als sie das hörte, und erklärte, dass es unpassend sei, wenn ich barfuß durchs Haus laufen würde. Tante Lisa versicherte ihr, dass sie bald ein Paar Schuhe für mich auftreiben würde.

»Hast du ihr eingeschärft, wie sie sich benehmen muss?« Mistress Sadie schaute mich mit zusammengekniffenen Augen an und ich kam mir vor wie einer von Sauls Würmern an einer Tabakpflanze.

Tante Lisa schilderte ihr ausführlich, wie ich unterwiesen worden war, und beteuerte, dass ich schnell lerne und alles tun würde, was man mir sagte. Ich war überrascht, dass sie so mit mir prahlte, nachdem sie vorhin zu Mammy gesagt hatte, ich wäre schlecht erzogen und hätte keine Manieren.

Die Minuten vergingen, während sich die zwei Frauen unterhielten. Ich versuchte, so still wie möglich zu stehen, aber die kratzende Spitze störte mich gewaltig. Tante Lisa schien mich ganz vergessen zu haben. Sie sprach jetzt über den Essensplan und wollte wissen, ob Mistress Sadie gebratenes Hähnchen oder Rinderbraten zum Abendessen bevorzugte.

Mitten in diesem Gespräch tauchte Master Hall mit Master Burton und Miss Charlotte auf. Miss Charlotte, die ihrer Mutter wie aus dem Gesicht geschnitten war, trug ein ähnliches Kleid wie das, was ich anhatte, und ich fragte mich, ob es sie auch kratzte. Als sich unsere Blicke begegneten, lächelte sie mich leicht an.

»Da ist ja mein Liebling.« Mistress Sadie winkte Charlotte zu sich, während Burton bei seinem Vater blieb. Ich hatte ihn von Zeit zu Zeit über den Hof gehen oder reiten gesehen. Von Mammy wusste ich, dass er nur vier Jahre älter war als Charlotte, aber als er jetzt neben seinem Papa stand, sah er fast erwachsen aus. Er war groß geworden und trug nicht mehr die Kleidung eines Kindes.

Mistress Sadie tätschelte Charlotte und sagte ihr, was für ein besonderes Mädchen sie sei und dass ich ihr beim Anziehen und Frisieren helfen und mit ihr spielen würde.

Meine Beine wurden müde, weil ich schon so lange still stehen musste. Eine Stelle, an der die Spitze meine Haut reizte, begann wehzutun, aber am schlimmsten war, dass ich inzwischen dringend zur Toilette musste.

Ich versuchte, Tante Lisas Aufmerksamkeit zu erregen, aber sie ignorierte mich und blickte Master Hall an, der davon sprach, dass etwas gegen die Zugluft im Kamin unternommen werden müsse. Als ich den Kopf leicht drehte, um ihren Blick aufzufangen, bewegte sie ihre Hand langsam hinter meinen Rücken und zwickte mich schmerzhaft zwischen die Schulterblätter.

Ich zuckte zusammen, gab aber keinen Ton von mir. Das half nichts, Mistress Sadie hatte es trotzdem bemerkt. »Ist etwas, Frances?«

Ich konnte ihr nicht sagen, dass mich Tante Lisa gezwickt hatte, deshalb schüttelte ich den Kopf. Ich verstand jedoch nicht, warum sie Frances zu mir sagte. »Ich heiße Frankie«, stellte ich klar, da sie mich doch bestimmt bei meinem richtigen Namen ansprechen wollte.

Ich hörte, wie Tante Lisa scharf einatmete und neben mir erstarrte.

Master Hall schmunzelte, aber Mistress Sadie wirkte nicht erfreut. »In diesem Haus wirst du diesen Namen nicht benutzen, hast du verstanden? Du bist Frances. Frankie ist ein Jungenname.«

Ich nickte, obwohl ich das nicht verstand. Ich hieß Frankie und ich war ein Mädchen. Frances hatte meine Großmutter geheißen, aber sie war gestorben, als ich noch ein Baby gewesen war. Ich wollte nicht mit dem Namen einer Toten angesprochen werden.

Master Hall setzte sich in einen Sessel beim Fenster. Tante Lisa schenkte ihm aus einer hübschen Glasflasche von einem Tisch, auf dem mehrere solcher hübschen Flaschen standen, etwas zu trinken ein. Sie war mit dem Getränk ziemlich geizig und füllte das Glas nur zur Hälfte.

Der Anblick der goldenen Flüssigkeit rief mir neu ins Bewusstsein, dass ich dringend zur Toilette musste. Ich versuchte, nicht daran zu denken, weil es dann noch schlimmer wurde, und drückte die Beine zusammen.

Als Tante Lisa zu mir zurückkehrte, sah sie mich an, schüttelte aber den Kopf, als ich zur Tür deutete.

Mistress Sadie erinnerte Tante Lisa daran, dass für den nächsten Abend Gäste eingeladen waren, und die zwei Frauen besprachen die nötigen Vorbereitungen.

Je länger das Gespräch dauerte, umso dringender wurde mein Bedürfnis. Es dauerte nicht lange, bis ich fühlte, dass etwas Warmes an meinem Bein hinab in meine neue Unterhose lief. Ich presste die Oberschenkel noch fester zusammen und hielt die Luft an.

Aber es war zu spät: Ohne dass ich es hätte verhindern können, ergoss sich der Inhalt meiner Blase auf den Teppichboden.

Mein Wimmern erregte Tante Lisas Aufmerksamkeit.

»Oh nein!« Sie riss mich von der Pfütze weg und schob mich schnell in die Ecke, wo nur der nackte Holzboden unter mir war.

Mistress Sadie sprang kreischend auf und zog Charlotte von dem verräterischen nassen Fleck weg.

Ich kauerte in der Ecke und wusste nicht, was ich tun sollte. Ich hatte zu viel Angst, um zu weinen, obwohl Tränen manchmal halfen, um Mammys Ärger zu besänftigen, wenn ich mich danebenbenommen hatte. Aber etwas verriet mir, dass dieses Vergehen viel schlimmer war als alles, was ich mir je zuvor hatte zuschulden kommen lassen.

Tante Lisa beseitigte den Fleck mit der Schürze, die sie von ihrer breiten Taille gezogen hatte. Ich überlegte, ob ich ihr helfen sollte, beschloss aber, lieber still stehen zu bleiben.

»Komm her, Frances!« Mistress Sadies harte Stimme riss mich aus meinen rasenden Gedanken. Sie war neben den Kamin getreten und ihr eulenähnliches Gesicht war vor Wut ganz rot angelaufen.

Die nasse Unterhose klebte an meinen Beinen, während ich langsam zu ihr ging. Ich hielt den Blick gesenkt, um ihr zu zeigen, wie leid mir dieser Vorfall tat. Als ich vor ihr stehen blieb, nahm sie den Schürhaken, der am Marmorkamin lehnte.

»Ich werde dich lehren, so etwas Abscheuliches nie wieder zu tun!«

Sie hob den Schürhaken und schlug ihn mir auf den Kopf, bevor ich reagieren konnte. Ich schrie vor Schmerzen. Als ich sah, dass sie erneut mit dem Schürhaken ausholte, hob ich reflexartig die Hand, um meinen Kopf zu schützen. Das Metall zertrümmerte meine Finger. Unvorstellbare Schmerzen schossen an meinem Arm hinauf und ich schrie wieder.

»Hör auf, Sadie.« Master Hall nahm seiner Frau den Schürhaken ab und sah mich mit einem beunruhigten Blick an. Charlotte wiederum blickte ihre Mutter mit großen, verängstigten Augen an, aber Burton, der näher gekommen war, um besser sehen zu können, verschränkte nur die Arme und verfolgte das Geschehen interessiert.

Mein Körper begann zu zittern und heiße Tränen liefen mir über die Wangen. Ich drückte meine verwundete Hand an meine Brust und war verwirrt. Noch nie zuvor hatte ich so starke Schmerzen und eine solche Angst gehabt. Ich wollte in die Küche laufen und Mammy erzählen, was Mistress Sadie getan hatte, aber ich konnte mich nicht rühren.

Tante Lisa stand plötzlich neben mir. »Entschuldige dich bei Mistress Hall für das alles.«

Ich starrte zu ihr hinauf. Ich war gerade mit einem Schürhaken geschlagen worden und sie wollte, dass *ich* mich entschuldigte?

»Los! Sag ihr, dass es dir leidtut.«

Mein Blick wanderte zu Mistress Sadie. Ihre harten, kalten Augen schauten mich durchdringend an.

»Es tut mir leid, Mistress Hall«, flüsterte ich, während mir neue Tränen aus den Augen rannen. Nicht nur wegen der Schmerzen, sondern weil es so ungerecht war.

»Siehst du, das Mädchen hat es nicht absichtlich gemacht.« Master Hall tätschelte seiner Frau den Arm.

»Schaff sie mir aus den Augen! Ich will diese abstoßende Kreatur nicht in Charlottes Nähe haben.«

Ich wusste nicht, was *abstoßend* bedeutete, aber ich wusste, dass Mammy enttäuscht sein würde, weil ich nicht Miss Charlottes Gefährtin werden würde. Ich selbst war jedoch froh. Auf keinen Fall wollte ich bei Mistress Sadie in diesem Haus sein. Ich schniefte und konnte es nicht erwarten, von diesen Leuten fortzukommen. Meine Hand tat furchtbar weh, genauso wie mein Kopf. Ich wollte nur, dass mich Mammy in die Arme nahm, mich tröstete und sagte, dass es nicht meine Schuld gewesen sei.

»Na, na, das ist doch nicht nötig. Es war ein Missgeschick. Es tut ihr leid und es wird nie wieder vorkommen. Ist es nicht so, Frances?« Master Hall sah mich an.

Ich wollte nicht Miss Charlottes Gefährtin sein, aber ich hatte Angst, dass auch er mich mit dem Schürhaken schlagen würde, falls ich ihm widerspräche. »Ja, Master Hall.«

Er nickte und sah dann Tante Lisa an. »Sag Lucindia, sie soll sie nach Hause bringen, aber morgen früh soll sie wieder hier sein.«

Tante Lisa führte mich aus dem Salon. Sobald wir aus der Tür waren, lief ich zur Küche. Meine arme Hand tat furchtbar weh. Mammy hatte die Finger tief in einer großen Teigkugel stecken, aber das hinderte mich nicht daran, weinend zu ihr zu stürmen und ihr schluchzend von der Misshandlung, die ich erlebt hatte, zu erzählen. Ich schlang meinen unverletzten Arm um ihre Hüften und klammerte mich ganz fest an sie.

»Gütiger Himmel, Kind, was ist passiert?«

Ich fühlte, wie sie ihre Schürze über meinen Kopf hob, wahrscheinlich, um sich den Teig von den Händen zu wischen.

»Sie hat auf den Teppich im Salon der Halls gepinkelt!«, polterte Tante Lisas Stimme aus dem Türrahmen hinter mir. »Mistress Sadie hat sie deshalb mit dem Schürhaken geschlagen.«

»Oh Gott!«, stöhnte Mammy und ich fühlte, wie sie innerlich zusammensackte. »Was hast du nur getan, Kind?«

Ich schaute mit Tränen in den Augen zu ihr hinauf. »Ich will nie wieder hierherkommen. Mistress Sadie ist der Teufel.«

Mammy und Tante Lisa keuchten laut.

»Still, Kind!« Mammy blickte sich sorgenvoll in der großen Küche um. Die anderen Haussklaven waren offenbar woanders beschäftigt, denn außer uns drei war niemand im Raum. »So etwas darfst du nicht über Mistress Sadie sagen! Sie ist die Herrin dieser Plantage.«

Warum war Mammy auf mich sauer und nicht auf Mistress Sadie?

Ich hielt ihr meine verletzte, schmerzende Hand hin. »Schau doch, was sie getan hat.«

Blut tropfte aus einer tiefen, langen Wunde über meinen Fingerknöcheln und zwei meiner Finger zeigten in eine andere Richtung als die übrigen.

Mammy starrte meine Hand an, dann schaute sie zu Tante Lisa. »Diese Frau hat kein Recht, einem Kind so etwas anzutun. Sie ist doch erst sechs.«

Tante Lisa kam zu mir. Als sie meine Hand sah, schien ihr Ärger zu verpuffen. Sie schüttelte den Kopf. »Ich hole ein Tuch, damit wir das verbinden können«, sagte sie und verließ die Küche.

Mammy kniete neben mir und tupfte mit ihrer Schürze vorsichtig das Blut von der Wunde an meinem Kopf. »Es tut mir leid, dass sie dir wehgetan hat, Frankie. Es tut mir so unendlich leid.« Sie legte die Arme um mich und drückte mich schützend an ihren warmen Körper.

Ich schniefte, war aber getröstet, weil Mammy mich verstand. »Sie lässt mich auch nicht Frankie sein. Sie sagt, ich muss Frances sein, wenn ich mit Charlotte spielen will.« Ich zog den Kopf zurück, um in Mammys dunkelbraune Augen blicken zu können. »Ich will nicht mit ihr spielen. Ich will unten im Sklavendorf bleiben.«

In diesem Moment kam Tante Lisa mit einem langen Stoffstreifen für meine Hand zurück. »Master Hall sagt, sie muss morgen wiederkommen. Mistress Sadie ist davon nicht begeistert.«

Mammy und Tante Lisa wechselten einen Blick, den ich nicht deuten konnte.

Ich schüttelte den Kopf. »Ich will nie wieder hierherkommen. Lieber helfe ich Saul, Würmer zu suchen.«

Tränen schossen Mammy in die Augen. Sie nahm mich an den Schultern und schüttelte mich leicht. »Du hast keine Wahl, Frankie. Wir sind Sklaven. Wenn Master Hall sagt, dass du mit Miss Charlotte spielen sollst, dann musst du gehorchen. Genauso wie ich. Genauso wie Lisa. Genauso wie Saul. Keiner von uns kann es sich aussuchen. Wir müssen einfach gehorchen.« Mit gerunzelter Stirn ließ sie ihren Blick über mein Gesicht wandern. »Verstehst du, was ich sage?«

Ich verstand es, aber mir gefiel das überhaupt nicht. »Ich muss also mit Charlotte spielen?«

»*Miss* Charlotte.« Mammys harter Tonfall verletzte mich.

»Miss Charlotte«, wiederholte ich, während Tränen der Wut von meinen Wimpern tropften.

Tante Lisa verband meine Hand, während ich vor Schmerzen schrie. Mammy saß daneben und schaute zu. Über ihre Wangen liefen auch Tränen. Sie trug mich in die Hütte zurück und legte mich in das große Bett, das ich mit ihr und meinen Geschwistern teilte.

Ihre Berührung auf meiner Stirn war kühl, als sie mein zerzaustes Haar glatt strich. »Ich weiß, dass du das alles nicht verstehst, Frankie. Du musst einfach damit leben, dass wir dem Master und der Mistress gehören und alles tun müssen, was sie sagen, auch wenn das nicht immer schön für uns ist.«

»Warum, Mammy? Warum können wir nicht einfach von hier weggehen?« Meine Hand und mein Kopf pochten und ich wollte am liebsten so weit wie möglich von den Halls fortkommen.

Mammys traurige Augen sahen mich an. »Eines Tages wirst du es verstehen und dann wirst du begreifen, warum ich Gott jeden Abend um Freiheit bitte.«

Ich schaute Mammy nicht an, die mit hängenden Schultern die Hütte verließ. Ich weinte, bis ich völlig erschöpft war, und war auf alle wütend. Warum durfte mich Mistress Sadie verletzen, ohne sich dafür entschuldigen zu müssen? Würde sie mich morgen wieder schlagen, wenn ich ins große Haus zurückkam? Warum konnten Mammy und wir Kinder nicht einfach weggehen und eine bessere, nettere Herrin finden?

Als ich schließlich aufhörte zu weinen und meine schmerzende Hand an mein Herz drückte, fühlte ich, wie etwas von mir Besitz ergriff. Wie ein großes Holzstück im Ofen Feuer fängt, entzündete es eine immer stärkere Bitterkeit und Wut in mir. Ich wusste nicht, wie ich es nennen sollte, aber das Gefühl, das es in mir auslöste, war das Gegenteil von dem, was mich Mammy über Liebe gelehrt hatte. Sie wäre nicht glücklich, wenn sie wüsste, dass dieses neue Gefühl wie ein Wirbelsturm in mir tobte, aber ich konnte nichts dagegen tun. Es war da und es gefiel mir. Eins wusste ich mit Bestimmtheit: Niemand konnte es mir wegnehmen. Nicht einmal dieser Teufel, Mistress Sadie.

Kapitel 7

Alden Norwood fuhr um Punkt sechzehn Uhr vor Frankies Haus vor und beendete damit meinen ersten Tag als *FWP*-Interviewerin. Ich hatte über ein Dutzend Seiten vorn und hinten mit Frankies Geschichte gefüllt, aber sie hatte noch gar nicht richtig angefangen, von ihrem Leben als Sklavin zu erzählen. Sie fragte, ob ich am nächsten Tag wiederkommen wolle, und ich nahm ihre Einladung gerne an.

»Wie lief es?«, erkundigte Mr Norwood sich, nachdem wir mehrere Minuten schweigend gefahren waren.

Ich riss meinen Blick von den Autos vor uns los und sah ihn an. Ich hatte über Frankies verkrümmte Hand nachgedacht und überlegt, wie ein einfacher Gang zur Toilette an jenem Tag sie vor einem Leben mit Behinderung hätte bewahren können. Ich konnte mir nicht vorstellen, wie jemand ein sechsjähriges Kind wegen eines kleinen Malheurs mit einem Schürhaken schlagen und es für den Rest seines Lebens verstümmeln konnte. Aber mit Mr Norwood über meine Gefühle zu sprechen, stand außer Frage. Er hatte schließlich von Anfang an die Ansicht vertreten, dass ich für diese Arbeit nicht qualifiziert wäre. »Gut«, sagte ich also nur.

Er sah mich an, dann blickte er wieder auf die Straße. Eine lange Minute verging, bevor er laut seufzte. »Also gut, Miss Leland. Ich entschuldige mich dafür, dass ich Ihre Situation und Ihre Gründe, beim *FWP* mitzuarbeiten, falsch beurteilt habe. Sie hatten recht: Ich weiß nichts über Sie oder Ihre Familie. Es tut mir leid, dass ich heute Morgen voreilige Schlüsse gezogen habe.« Er sah mich wieder an, als warte er auf eine Antwort.

Mir schien es, als ob er das ernst meinte, und mich freute, dass er eine Entschuldigung für angebracht hielt. »Danke, Mr Norwood.«

Seine vollen Lippen verzogen sich zu einem breiten Grinsen. »Da *das* jetzt geklärt ist: Wie lief es heute? Konnten Sie sie überreden, Ihnen einiges zu erzählen?«

Ich lächelte, froh, dass wir die unerfreuliche Sache vom Morgen hinter uns gelassen hatten. Vielleicht war er doch nicht so arrogant, wie ich ihn eingeschätzt hatte. »Ich denke schon. Ich habe dreizehn Seiten Notizen gemacht und versprochen, morgen wiederzukommen, um das Interview abzuschließen.«

»Dreizehn Seiten? Was soll sie Ihnen da noch erzählen können, was sie nicht schon gesagt hat?«

Sein Erstaunen beunruhigte mich. »Wie viele Seiten haben Sie üblicherweise zu einem Interview?«

»Fünf, vielleicht sechs. Das kommt auf den Gesprächspartner an, aber die meisten beantworten in zwei Stunden alle Fragen.«

Ich biss auf meine Unterlippe. Ich war den ganzen Tag bei Frankie gewesen, aber unser Interview war noch lange nicht abgeschlossen. Nach den ersten paar Fragen hatte ich es aufgegeben, mich strikt an die Liste zu halten, und sie ihre Geschichte stattdessen auf ihre Weise erzählen lassen, aber vielleicht sollte ich die Sache morgen ein wenig beschleunigen.

»Wie war Ihr Tag?«, wechselte ich das Thema. Mr Carlson sollte nicht erfahren, dass mein erstes Interview den üblichen Rahmen sprengte. Je weniger ich Mr Norwood erzählte, umso besser.

Er erzählte von dem älteren Ehepaar, das er interviewt hatte – einen 92-jährigen Mann und seine 88-jährige Frau, die sich nach der Befreiung kennengelernt hatten. Der Mann hatte seit seiner Kindheit in einer Tabakfabrik gearbeitet, sie war Feldsklavin gewesen. Während Mr Norwood Details aus dem Leben des Paares erzählte, kehrte ich trotz meines Interesses in Gedanken zu Frankie zurück und fragte mich, wie Mistress Sadie sie am nächsten Tag behandelt hatte. Ich konnte es nicht erwarten, wieder in das kleine gelbe Haus in Hell's Half Acre zurückzukehren, um mehr zu hören.

Als wir bei mir ankamen, betrachtete ich mein Zuhause mit

neuen Augen. In den letzten Jahren waren nötige Reparaturen an der Veranda und am Dach vernachlässigt worden und der Garten war von Unkraut überwuchert. Aber es war nach wie vor eindrucksvoll und schön, auch wenn man das von der Familie, die in ihm wohnte, nicht unbedingt sagen konnte.

»Danke fürs Fahren.« Ich nahm meine Sachen in eine Hand, damit ich mit der anderen die Tür öffnen konnte. »Morgen um dieselbe Zeit?«

Er nickte. »Aber vergessen Sie nicht, dass Sie noch viele andere Interviewpartner zugeteilt bekommen haben. Sie müssen das Gespräch mit Mrs Washington zügig abschließen.«

Diese Erinnerung und der überlegene Tonfall, mit der er sie vorgetragen hatte, ärgerten mich. Dabei hatte ich fast gedacht, wir könnten Freunde werden! »Ich habe meine Termine selbst im Blick, Mr Norwood. Guten Abend.« Ich stieg aus dem Auto und knallte die Tür heftiger zu, als ich beabsichtigt hatte. Als ich noch einmal einen Blick zu ihm warf, schob er seinen Hut weiter nach oben und wirkte überrascht.

Ich öffnete die Haustür und hörte, wie sein Auto die Einfahrt entlangfuhr und auf die Straße bog. Oh, dieser Mann brachte mich wirklich zur Weißglut! Wie sollte ich in all den Wochen, die es dauern würde, die Interviews durchzuführen, mit ihm klarkommen?

»Rena, bist du das?« Mama kam aus der Küche und wischte sich die Hände an einem Geschirrtuch ab.

Ich hatte gehofft, ich könnte mich ins Haus schleichen und mich in mein Zimmer zurückziehen, ohne von jemandem bemerkt zu werden. Mein Kopf war so voll, dass ich erst mal Zeit brauchte, um diesen Tag und alles Gehörte zu verarbeiten, bevor mich Mama mit ihren Fragen löcherte.

»Hallo, Mama.« Ich legte meine Sachen auf den Tisch bei der Garderobe und nahm meinen Hut ab. »Du bist früh zu Hause.«

Sie seufzte. »Mr Watkins ist wieder krank, deshalb hat Mrs Watkins die Näherei schon mittags geschlossen. Als wäre er kein erwachsener Mann, der sich seine Suppe selbst kochen kann.«

Ich nickte, aber ihre Kritik an ihrer Arbeitgeberin enthielt eine gewisse Ironie. War Mama nicht selbst die Frau eines erwachsenen Mannes, der seine Tage damit verbrachte, seinen Rausch vom jeweiligen Vorabend auszuschlafen, in Selbstmitleid versank und erwartete, dass sie sich um ihn kümmerte?

»Wie sind deine Interviews gelaufen?«

»Gut.« Ich ging zur Treppe und hoffte, sie würde meine knappe Antwort richtig deuten und ihre Fragen auf später verschieben. »Ich muss meine Notizen durchgehen, solange alles noch frisch ist.«

Ich schaffte es fast bis zum Treppenabsatz und wollte schon verschwinden, als sie rief: »Wen hast du interviewt? Jemanden, den wir kennen?«

Ich blieb stehen und wog ab, wie ich vorgehen wollte. Ich hatte mir noch keine Antwort auf diese Frage überlegt. Keine, die einen Streit, Geschrei und keine Ahnung was sonst noch alles verhindern würde.

Einerseits war es ziemlich lächerlich, dass ich es für nötig hielt, die Wahrheit über meine Arbeit für das *FWP* vor meiner Mutter zu verheimlichen. Ich hatte eigentlich keine Angst vor ihrer Reaktion und ich schämte mich auch nicht wegen der Arbeit, die ich machte. Nach nur einem einzigen Tag, an dem ich Frankies herzzerreißenden Erinnerungen gelauscht hatte, wusste ich, dass dieses Projekt lohnenswert und wichtig war.

Aber Mama würde nicht billigen, dass ich nach Hell's Half Acre fuhr, um meine Zeit mit früheren Sklaven zu verbringen. Auch wenn sie selbst nie wieder zur obersten Gesellschaftsschicht von Nashville gehören würde, half es ihr, sich an Kleinigkeiten zu klammern, um nicht den Verstand zu verlieren. Und ich wusste, dass sie nicht bereit wäre, ihre überhebliche Einstellung gegenüber Menschen, denen es schlechter ging, aufzugeben.

»Niemanden, den du kennst.« Ich zwang mich zu einem beiläufigen Tonfall. »Sie ist eine ältere Frau. Ich soll ihre Lebensgeschichte für eine Geschichtssammlung festhalten.« Ohne auf Mamas Antwort zu warten, floh ich geradezu die restlichen Stufen hinauf. In meinem Zimmer angekommen, schloss ich die Tür gerade so laut hinter mir, dass sie es hören konnte, aber keinen Verdacht schöpfen würde. Ich legte ein Ohr an die Tür und war froh, als sie mir nicht folgte, um mich weiter zu löchern.

Auf dem Schreibtisch vor dem Fenster stand meine Underwood-Schreibmaschine, ein Geschenk von meinen Eltern vor dem Börsencrash. Seit jenem Montag, an dem mich Mr Armistead in sein Büro geholt hatte, um mir mitzuteilen, dass ich arbeitslos war, hatte ich sie nicht mehr benutzt.

Ich holte ein leeres Blatt Papier aus der Schreibtischschublade und spannte es ein. Dabei stellte ich fest, wie sehr ich es vermisst hatte, dieser einfachen Tätigkeit regelmäßig nachzugehen. Worte waren ein so großer Teil meines Lebens gewesen, dass ich mich fragte, wie ich sechs Monate ohne das Schreiben überlebt hatte.

Zwei Stunden später rief Mama die Treppe herauf, dass das Abendessen fertig sei. Jetzt, da ich wieder arbeitete, würden wir uns mit dem Kochen abwechseln. Nachdem ich meine Stelle bei der Zeitung verloren hatte, hatte ich den Hauptteil der Hausarbeit übernommen. Es war schön, dass nach einem langen Arbeitstag das Abendessen auf dem Tisch stand.

Ich trat auf den Flur hinaus und ging ins Badezimmer, um mir die Hände zu waschen. Hellblaue Kacheln bedeckten die Wände und den Fußboden. Eine tiefe Wanne stand unter dem hohen Fenster und ich freute mich auf ein ausgiebiges Bad nach dem Essen. Mit einem Blick auf die Toilette musste ich unwillkürlich an das stinkende Häuschen in Frankies Garten denken.

Während ich das glänzende weiße Porzellan anstarrte, regten sich Schuldgefühle in mir. Weswegen ich mich schuldig fühlte, konnte ich nicht genau sagen, aber dieses Unbehagen ließ sich nicht leugnen.

Wie musste es sein, in so ärmlichen Verhältnissen zu leben, dass man kein Badezimmer im Haus hatte, etwas, was ich mein ganzes Leben lang als selbstverständlich hingenommen hatte?

Ich betrachtete mich im Spiegel über dem Waschbecken. Trotz der Schwierigkeiten in den letzten sieben Jahren sah ich das, was ich immer sah: eine gebildete junge Frau. Ich hatte nicht die modernste Frisur und kleidete mich nicht nach der neuesten Mode wie früher und mein Traum von einem Studium und einer Karriere war unerfüllt, aber für meine Grundbedürfnisse war immer gesorgt worden. Wir wohnten nach wie vor in unserem gemütlichen Haus und hatten Essen auf dem Tisch, was mehr war, als Tausende andere Leute von sich sagen konnten. In den Zeitungen hatte ich Bilder von Schlangen vor Suppenküchen und Brotverteilstellen gesehen und Geschichten über den von Dürre geplagten Dust Bowl im Westen gelesen. Menschen litten Not und ein Ende der schlimmen Zustände schien in weiter Ferne zu sein.

Mama saß bereits am Tisch, als ich ins Esszimmer kam. Ein Hackbraten mit verbrannter Kruste stand in dessen Mitte, daneben eine Schüssel mit klumpigem Kartoffelbrei und grünen Erbsen, das Gemüse, das ich am wenigsten mochte. Gestern noch hätte ich über dieses Essen gemurrt, aber nach meinen Badezimmergedanken fühlte ich, wie sich tief in meinem Inneren eine ungewohnte Dankbarkeit regte, von deren Existenz ich bis zu diesem Moment nichts geahnt hatte.

»Das sieht gut aus.« Ich setzte mich und legte eine Serviette auf meinen Schoß.

Ein verwunderter Blick trat in Mamas Augen. »Danke, Rena. Ich hoffe, der Hackbraten ist nicht zu sehr verkocht.«

Es wirkte leider ganz so, aber meine eigenen Kochkünste ließen auch oft zu wünschen übrig.

Wir beluden unsere Teller und aßen schweigend. Ich suchte nach einem Thema, das ich anschneiden könnte, um weitere Fragen nach Frankie zu vermeiden. Ich würde Mama irgendwann die Wahrheit sagen, aber im Moment wollte ich dieses Geheimnis noch für mich behalten.

»Mary meinte, dass sie und die Kinder vielleicht morgen

Abend vorbeikommen.« Mama spießte ein Stück Kartoffel auf ihre Gabel. »Homer arbeitet zurzeit in der Spätschicht, sie muss ihm also kein Abendessen kochen.«

»Wenigstens hat er eine Arbeit.« *Noch*, ergänzte ich in Gedanken.

Ich hatte nicht viel Hoffnung, dass mein nichtsnutziger Schwager diese Stelle länger behalten würde als die vielen anderen vorher. Mary und die Kinder blieben nur vor der Obdachlosigkeit und dem Verhungern bewahrt, weil Homers Vater ihre Rechnungen zahlte.

Mama seufzte. »Ich habe heute Peggy Denny auf dem Markt getroffen. Sie konnte es gar nicht erwarten, mir zu erzählen, dass Roy und seine Frau sich ein Haus in Washington, D. C., gekauft haben.«

Roy hatte nach dem Studium tatsächlich etwas aus sich gemacht. Dank der Beziehungen seiner Familie hatte er eine Stelle im Gouverneursbüro bekommen und dort Senator Hull kennengelernt. Als Präsident Roosevelt diesen zu seinem Staatssekretär gemacht hatte, war Roy mit nach Washington gekommen, wo er seitdem in Hulls Büro arbeitete. Kurze Zeit später war Mrs Denny, eine frühere Freundin meiner Mutter und eine unbeschreibliche Klatschbase, an unserer Tür erschienen, um Mamas Reaktion auf *diese Neuigkeit* weidlich auszukosten. Mama hatte nicht gewusst, wovon sie sprach, und Mrs Denny hatte triumphierend – natürlich mit ernster Miene – verkündet, dass Roy mit der Tochter eines Senators aus Texas verlobt sei.

»Wenn Roy Mary geliebt hätte, hätte er sie nicht verlassen, egal, was sein Vater davon gehalten hätte. Es hat keinen Sinn, sich zu wünschen, alles wäre anders gekommen.« Ich zuckte die Achseln. »Sollen er und seine Frau von mir aus für immer glücklich sein, aber ich will nichts mehr über ihn hören.«

Ehrlich gesagt war ich es müde, überhaupt irgendetwas im Zusammenhang mit dem Leben, das wir früher geführt hatten, zu hören. Die Vergangenheit ließ sich nicht ändern, egal wie sehr

Mama das wollte. Grandma hatte recht. Meine neue Stelle beim *FWP* war genau das, was ich brauchte, um weiterzukommen.

»Wenn diese Interviews erledigt sind, könnte ich versuchen, mehr Aufträge von der *Works Progress Adminstration* zu bekommen. Mr Carlson sagte, die *WPA* hat hier in Nashville zahlreiche Projekte.« Ich schaute Mama an. »Wusstest du, dass das neue Postamt von Leuten gebaut wird, die bei der *WPA* beschäftigt sind? Sie bauen sogar auf dem Saint Cloud Hill ein altes Fort aus dem Bürgerkrieg wieder auf. Das ist alles Teil von Roosevelts *New Deal.*«

Sie runzelte die Stirn. »Ich hoffe, du musst nicht lange für den Staat arbeiten, Rena. Interviews durchzuführen, ist nicht schlecht, bis du etwas anderes findest, aber die *New-Deal*-Programme sind für die Armen. Die armen Seelen, die auf der Straße um Geld betteln. Die Leute sollen keinen falschen Eindruck von dir bekommen.«

Sie klang genauso wie Mr Norwood. Ich stieß ein humorloses Lachen aus. »Der einzige Grund, warum wir nicht neben den *armen Seelen* auf der Straße sitzen und betteln, ist Grandma Lorenas Großzügigkeit. Ohne sie wären wir obdachlos.«

»Ich arbeite sehr hart, junge Dame«, widersprach sie entrüstet. »Mutter hilft uns, ja, aber ich verdiene auch einen gewissen Dank.«

Ich verkniff mir ein Seufzen. Natürlich wurde sie nicht gern an Grandma Lorenas finanzielle Unterstützung erinnert. »Das ist mir bewusst, Mama, aber du weißt genauso gut ich wie, dass wir das Haus längst hätten verkaufen müssen, wenn Grandma die Hypothekenzahlungen nicht übernommen hätte.«

Ein unangenehmes Schweigen breitete sich im Raum aus, wie immer, wenn Mama und ich über Geld sprachen.

Sie stocherte in ihrem Kartoffelbrei herum, bevor sie mir einen anklagenden Blick zuwarf. »Warum stellst du dich immer auf ihre Seite und gegen mich?«

»Was?!« Wie kam sie jetzt darauf?

»Mutter kann in deinen Augen nichts falsch machen und ich kann nichts richtig machen.«

Ich starrte sie an und fragte mich, wie das Gespräch eine solch unerfreuliche Wende hatte nehmen können. Zwischen Mama und ihrer Mutter gab es keinen Streit und keine hitzigen Diskussionen; sie gingen einander einfach aus dem Weg. Ich sah Grandma Lorena viel öfter, als Mama sie besuchte – trotz der geringen Entfernung –, was meine Mutter eifersüchtig machte. Zugegeben, es war viel leichter, mich mit meiner Großmutter zu unterhalten, einfach, weil sie mich meine Gedanken und Ideen aussprechen ließ, ohne alles zu beurteilen, wie es meine Mutter tat. Aber offensichtlich fühlte sich Mama übergangen, was nie meine Absicht gewesen war.

»Mama, ich will dir nicht das Gefühl geben, ich würde das, was du tust, nicht wertschätzen. Ich weiß, dass du in der Näherei schwer schuftest.«

Sie schniefte, ein gutes Zeichen. Das bedeutete normalerweise, dass sie sich besänftigen ließ.

»Aber ich schätze auch alles, was Grandma für uns tut. Ich liebe euch beide.«

Sie nickte schwach. »Danke, Rena.« Ihr Blick wanderte zum Arbeitszimmer und zu der Tür, die die meiste Zeit geschlossen war. »Ich wünschte einfach, die Dinge wären anders.«

Wir beendeten schweigend das Abendessen, beide in Gedanken versunken, die besser ungesagt blieben. Ich bot an, das Geschirr zu spülen, da Mama gekocht hatte. Sie verschwand nach oben und ich wusste, dass ich sie erst am nächsten Morgen wiedersehen würde.

Während ich aufräumte, dachte ich an Frankies winzige Küche, in der sie mir Tee gekocht hatte, ohne sich von ihrer entstellten Hand einschränken zu lassen. Ich sehnte mich danach, die Straße hinabzulaufen und Grandma Lorena von Frankie zu erzählen, aber nach dem Gespräch beim Essen und Mamas verletzten Gefühlen hätte ich das irgendwie als Verrat empfunden.

Die untergehende Sonne verlieh dem Haus eine düstere Atmosphäre. Ich kehrte zu meiner Underwood und zu Frankies Geschichte zurück. Während ich das, was ich an diesem Tag mitgeschrieben hatte, abtippte, wurden in meinem Kopf Bilder geweckt, die ich vor diesem Tag noch nie gesehen hatte. Ein schwarzes Kind, das geschlagen wurde und blutete. Sklaven, die zu Dutzenden auf den Feldern schufteten, einige so jung wie Frankies Bruder Saul.

Ich konnte mich nicht erinnern, so etwas je in der Schule gehört zu haben, als wir das Thema Sklaverei besprochen hatten. Menschen, die vor dem Bürgerkrieg viel Land besessen hatten, hatten viele Arbeiter gebraucht, hatte unser Lehrer uns erklärt. Zu diesem Zweck waren Sklaven aus Afrika geholt worden. Mir war nie in den Sinn gekommen zu fragen, ob sie misshandelt worden waren oder was ein Sklave sonst noch alles hatte durchmachen müssen. Die Zeit, in der es Sklaven gegeben hatte, war für mich einfach Teil der Geschichte unseres Landes gewesen.

Ich tippte weiter.

Tränen schossen Mammy in die Augen. Sie nahm mich an den Schultern und schüttelte mich leicht. »Du hast keine Wahl, Frankie. Wir sind Sklaven.«

Keine Wahl. Sklaven.

Ich starrte die Worte an. Sie hallten in meinem Kopf wider, als könnte ich die Stimme von Frankies Mammy hören, die immer lauter wurde, bis ein tiefes Verständnis in mir wuchs.

»Sie war der Besitz anderer Menschen«, flüsterte ich und war überwältigt von der Abscheu, die sich allein bei diesem Gedanken in mir regte. Plötzlich erschien es mir völlig absurd, dass ich zweiundzwanzig Jahre lang nicht begriffen hatte, was Sklaverei wirklich bedeutete. Ich kannte die Definition von Leibeigenschaft, aber bis heute hatte ich dazu kein Gesicht vor Augen gehabt. Ich war nie jemandem begegnet, der dieses Schicksal wortwörtlich am eigenen Leib erfahren hatte.

»Frankie war ein *Besitz*«, murmelte ich.

Die Erkenntnis, dass so etwas für Zigtausende Menschen tatsächlich Realität gewesen war, erdrückte mich fast.

Ich lehnte mich zurück, unfähig weiterzuschreiben.

Kapitel 8

Am nächsten Tag wartete Frankie schon auf mich.

»Guten Morgen.« Sie stand in einem ausgeblichenen grünen Kleid und Hauspantoffeln auf der Veranda. Als sie Mr Norwood winkte, drehte ich mich um und sah, dass er die Geste erwiderte. Unsere Blicke begegneten sich kurz, bevor er davonfuhr. Er hatte auf dem Weg in die Innenstadt geschwiegen, was mir ganz recht gewesen war. Es hatte mir ermöglicht, meine Gedanken zu sammeln und mich auf die Fragen vorzubereiten, die das Interview wieder in die richtigen Bahnen lenken würden. Aber jetzt fragte ich mich, ob er mich für unhöflich hielt.

Ich seufzte. Statt mir Gedanken um Mr Norwood machen, sollte ich mich lieber auf meine Arbeit konzentrieren.

»Ich war mir nicht sicher, ob Sie wiederkommen«, sagte Frankie nüchtern. »Ich dachte, ich habe Sie vielleicht vergrault.«

Ihre Zweifel überraschten mich. »Sie haben Ihre Geschichte noch nicht zu Ende erzählt.«

Sie schaute mich lange an, dann nickte sie kurz. »Kommen Sie herein. Ich koche uns einen Kaffee, bevor wir anfangen.«

Ich folgte ihr ins Haus und legte meine Handtasche, meine Notizbücher und ein in Papier gewickeltes Wurstbrot auf den Stuhl, auf dem ich am Tag zuvor gesessen hatte. Der Duft von frisch gebackenem Brot stieg mir in die Nase. »Oh, hier riecht etwas ganz wunderbar!«

Wir gingen in die Küche, wo zwei Brotlaibe zum Abkühlen auf dem Tisch lagen.

»Jael ist eine gute Köchin, aber sie kann kein Brot backen. Sie würde es auf dem Markt kaufen, aber ich mag das gekaufte Zeug nicht. Ich finde, es schmeckt wie Pappe.«

Ich erinnerte mich an Dovies selbst gebackene Brötchen und

mir lief das Wasser im Mund zusammen. »Als ich jünger war, hat unsere Köchin die köstlichsten Brötchen gebacken, die ich je gegessen habe. Sie sind einem praktisch auf der Zunge geschmolzen.«

»Brotbacken ist nicht schwer, aber man braucht Geduld, um es richtig hinzubekommen. Junge Leute nehmen sich heutzutage nicht mehr die Zeit dafür. Bei ihnen muss immer alles schnell gehen.« Sie trat an den Herd. »Also – Kaffee?«

Ich nickte. »Ja, bitte.«

Sie schenkte aus einem blauen Emailletopf, der auf dem Herd stand, dampfenden Kaffee in zwei Tassen und gab in jede einen Zuckerwürfel, nachdem wir festgestellt hatten, dass wir beide den Kaffee gern süß, aber ohne Sahne tranken.

Wir trugen unsere Tassen ins Wohnzimmer und setzten uns. Ich nahm an, dass sie direkt zu ihrer Geschichte kommen wollte, aber sie schien es nicht eilig zu haben, über die Vergangenheit zu sprechen, und fragte mich stattdessen nach meiner Familie – ein Thema, über das ich nicht besonders gern redete.

»Mama arbeitet als Näherin. Ich habe eine ältere Schwester. Sie ist verheiratet und hat drei Kinder.« Ich schwieg und überlegte, was ich über Dad sagen konnte, ohne meine Bitterkeit und Verachtung zu zeigen. »Mein Vater hat beim Börsencrash sein Unternehmen verloren und seitdem keine neue Arbeit gefunden.«

Frankie nippte an ihrem Kaffee. »Das ist bestimmt schwer. Sie sind sicher dankbar für diese Stelle beim … Wie heißt es gleich? *Federal Writers' Progress?*«

Ich unterdrückte ein Grinsen. »*Federal Writers' Project.* Es ist Teil der *Works Progress Administration.*«

»Ja, jetzt erinnere ich mich. Es hat etwas mit dem Präsidenten zu tun, obwohl ich nicht verstehe, warum er gutes Geld ausgibt, damit Sie kommen und sich meine alten Geschichten anhören.« Sie zuckte die Achseln und trank dann ihre Tasse in großen Zügen aus. »Aber«, sagte sie, während sie sie auf den niedrigen Tisch zwischen uns stellte, »wenn er das so will, werde ich mich nicht beschweren. Wollen wir anfangen?«

Ich machte mich schnell bereit. Während ich in meinen Notizen blätterte, überlegte ich, ob ich darauf drängen sollte, zu den Fragen auf meiner Liste zurückzukehren, oder ob ich sie einfach auf ihre Art fortfahren lassen sollte.

»Als Sie gestern Abend gegangen waren, habe ich überlegt, dass ich Ihnen die ganzen hässlichen Dinge vielleicht nicht erzählen sollte, die ich während der Zeit der Sklaverei erlebt habe.«

Meine Hände erstarrten und ich schaute sie an.

»Es gibt viele Geschichten, die nicht so grausam sind wie das, was ich gestern erzählt habe. Es gab auch gute Zeiten und es sind auch lustige Sachen passiert. Ich dachte, dass ich Ihnen heute vielleicht lieber welche davon erzählen sollte, statt zu diesen dunklen Tagen zurückzukehren.«

Wir saßen einen langen Moment nachdenklich da. Irgendwo in der Nachbarschaft krähte ein Hahn.

Ich wusste, dass es hart sein musste, schlimme Erfahrungen wie ihre gedanklich erneut zu durchleben, und würde mir gewiss nie anmaßen, darauf zu bestehen, dass sie dort weitererzählen sollte, wo sie gestern aufgehört hatte. Aber die Reporterin in mir glaubte, dass ihre Geschichte – die ganze Wahrheit – erzählt werden musste. Besonders nach den Erkenntnissen, die mir gestern die Augen geöffnet hatten.

»Mrs Washington …« Ich zögerte und suchte nach den richtigen Worten. »Ich habe nicht viel Kontakt zu Schwarzen, wie Sie gestern richtig vermutet haben. Unsere frühere Haushälterin Dovie ist ehrlich gesagt die Einzige, mit der ich je persönlich zu tun hatte.« Ich brach kurz ab. »Menschen wie ich, wie meine Familie, wir wissen nicht viel darüber, was Sklaven erlebt haben. Ich habe nie gehört, dass jemand Kinder misshandeln konnte, ohne dafür zur Rechenschaft gezogen zu werden. Oder dass Kinder schon mit sieben Jahren zum Arbeiten gezwungen wurden. Auch wenn die Sklaverei abgeschafft wurde, halte ich es für wichtig, die Vergangenheit so zu sehen, wie sie wirklich war, und nicht so, wie wir sie uns wünschen würden.«

Ich wusste nicht, woher ich diese Worte genommen hatte, aber ich meinte sie durch und durch ernst. Schon nach den erst etwa vierundzwanzig Stunden, die ich diese Frau kannte, berührte mich ihre Lebensgeschichte auf eine Weise, die ich nicht erwartet hätte.

Ein weiteres langes Schweigen folgte, bevor sie sagte: »Wahrscheinlich haben Sie recht. Die Menschen, die all das erlebt haben, sprechen nicht viel darüber. Die Zeiten sind heute immer noch schwer, aber das ist nichts im Vergleich zu damals, als andere einen besitzen konnten, ohne dass man irgendwelche eigenen Rechte hatte. Wir waren für einige Herren nicht mehr als Hunde. Oft wurden wir sogar schlechter behandelt, als viele heute ihre Hunde behandeln.« Sie nickte langsam. »Ich erzähle Ihnen, was Sie hören wollen: die Wahrheit über die Sklaverei.«

Ich konnte noch so viel weinen, schreien und protestieren – Mammy zerrte mich am Tag, nachdem mich Mistress Sadie geschlagen hatte, zum großen Haus. Meine Hand pochte vor Schmerzen und mein Kopf tat ebenfalls noch weh, aber Mammy sagte, es müsse sein. Wenn ich nicht gehorchte, würde mich der Aufseher auspeitschen. Ich hatte eine solche Bestrafung oft genug gesehen, um zu wissen, dass ich so etwas nie erleben wollte.

Tante Lisa erwartete uns in der Küche. Sie warf einen Blick auf meine verbundene Hand, schüttelte den Kopf und führte mich sanft zum Durchgang zum Haupthaus. »Komm jetzt, Kind. Ich bringe dich ins Kinderzimmer hinauf. Mistress Sadie steht erst in einer Stunde auf. Du kannst dich schon einmal bei Miss Charlotte eingewöhnen, damit alles glatt und friedlich läuft, wenn die Herrin wach ist.«

Mit einem letzten Blick auf Mammy, die die Faust an ihre Lippen drückte und in deren Augen Tränen glänzten, ließ ich mich von Tante Lisa ins Haus und dann eine Hintertreppe, die ich nie zuvor gesehen hatte, hinaufführen.

Das Kinderzimmer war der einzige Raum im zweiten Stockwerk. Es war in einem hellen Gelbton gestrichen und hatte weiße Spitzenvorhänge, die in dem leichten Wind, der durch die offenen Fenster hereinwehte, tanzten. Ein Tisch in Kindergröße nahm die Mitte des Raumes ein und war mit winzigen Tellern und Tassen bedeckt. Drei Puppen saßen auf kleinen Stühlen, als warteten sie auf ihr Frühstück.

Aus dem Nebenzimmer uns gegenüber kam ein Kichern. Einen Moment später tauchten goldene Locken auf und ich sah Charlotte um den Türrahmen spähen. Als Tante Lisa sie zu uns winkte, trat das Mädchen vor.

»Miss Charlotte, schauen Sie, wer gekommen ist, um mit Ihnen und Ihren Puppen zu spielen.«

Charlottes blaue Augen waren groß und voller Neugier. Ihr Blick wanderte zu meiner verletzten Hand und die gleiche besorgte Miene, die ich in Master Halls Gesicht gesehen hatte, nachdem mich Mistress Sadie geschlagen hatte, trat jetzt auch auf Charlottes Gesicht. Das gab mir ein wenig Hoffnung.

»Ihr zwei Mädchen könnt spielen, während ich euer Frühstück hole.« Tante Lisa schaute mich streng an. »Benimm dich, *Frances*.«

Ich blickte ihr mit gemischten Gefühlen nach, als sie das Zimmer verließ. Ich wollte nicht hier sein und Mistress Sadie wollte ich auf keinen Fall wiedersehen. Aber gleichzeitig war ich aufgeregt, weil ich in Charlottes Kinderzimmer sein durfte.

In dem hellen Raum gab es alle möglichen interessanten Spielsachen und hübschen Dinge. Das war für mich eine völlig neue Welt und ich konnte mich nicht entscheiden, womit ich zuerst spielen wollte.

»Tut es sehr weh?«

Charlottes leise Stimme überraschte mich. Ich drehte mich zu ihr um und sah, dass sie mich direkt anschaute. Als ich nicht sofort antwortete, deutete sie auf meine Hand.

Ich zuckte die Achseln und war nicht sicher, ob ich ehrlich sein sollte oder nicht.

»Mama hätte dich nicht schlagen sollen.« Sie schaute kurz zur Tür, hinter der Tante Lisa verschwunden war, dann trat sie einen Schritt näher zu mir. »Als ich kleiner war, ist mir auch manchmal ein Malheur passiert.« Ihre gesenkte Stimme verriet, dass diese Information nur für mich bestimmt war.

Ich war zwar für ihren Versuch, mich aufzumuntern, dankbar, doch ich wollte nicht, dass sie oder irgendjemand sonst dachte, ich würde ständig in die Hose machen.

»Ich bin ein großes Mädchen. Tante Lisa hat mich gestern bloß nicht zur Toilette gehen lassen.«

Charlottes Gesichtsausdruck verriet, dass sie mir nicht glaubte, aber sie ließ es dabei bewenden. »Willst du meine Puppen sehen?«

Das wollte ich gerne. Ich folgte ihr zu dem Tisch, wo sie eine besonders schöne mit bemaltem Gesicht hochhob. Die Puppe hatte eine schneeweiße lange Unterhose an wie die, die ich gestern schmutzig gemacht hatte. Mammy hatte sie gewaschen, aber sie war über Nacht nicht getrocknet. Ich hatte unter meinem Kleid nichts an und hoffte, Mistress Sadie würde nicht nachsehen, ob ich die Hose trug, da sie mich sonst vielleicht wieder schlagen würde.

»Das ist Mae. Papa hat sie in Atlanta gekauft. Er sagte, sie habe ihn an mich erinnert.« Sie spielte mit Maes goldenen Locken, bevor sie die Puppe wieder auf den Stuhl setzte.

Sie nahm nacheinander die anderen zwei Puppen und nannte mir ihre Namen, aber sie bot nicht an, dass ich eine halten dürfe. Mir juckte es in den Fingern zu erfahren, wie sich Maes Haar anfühlte, aber Tante Lisa und Mammy würden nicht wollen, dass ich etwas ohne Erlaubnis berührte.

Charlotte bewegte sich durch das sonnige Zimmer und zeigte mir bemalte Holzklötze, geschnitzte Holztiere und ein Minihaus mit winzigen Möbeln. Sie führte mich in das angrenzende Zimmer, wo sie in einem Bett schlief, das größer war als das Bett, das ich mit Mammy und meinen Geschwistern teilte. Charlottes Bett war von einem langen weißen Vorhang, durch den ich hindurchschauen konnte, umgeben.

Aber das Regal neben dem Fenster faszinierte mich am meisten.

Sklaven durften keine Bücher besitzen, aber ich hatte Mammy und einige Erwachsene darüber sprechen hören. Ich hatte noch nie zuvor ein Buch aus der Nähe gesehen. Als Charlotte eines aus dem Regal nahm und ich das bunte Bild auf der Vorderseite fasziniert anschaute, konnte ich mir nicht vorstellen, dass in diesen Dingen Geschichten steckten, wie sie die alten Männer gern erzählten.

»Darf ich es mir ansehen?« Meine kühne Frage widersprach allem, was mir Tante Lisa am Tag zuvor eingeschärft hatte, aber das war mir egal. Ich wollte einfach dieses Buch in meinen Händen fühlen und die schönen Bilder aus der Nähe betrachten.

Ohne zu zögern, reichte mir Charlotte den kostbaren Schatz, obwohl ich gegen die Regeln verstoßen hatte.

Ich hielt das Buch so vorsichtig in der Hand, als wäre es ein frisch geschlüpftes Küken. Zwei kleine Mädchen waren auf der Außenseite zu sehen. Sie saßen an einem Tisch, der ähnlich aussah wie der Tisch im Nebenzimmer. Eine Puppe lag darauf und die Mädchen sahen sich Bilderbücher an. Ich versuchte mit meinen verletzten Fingern, das Buch aufzuschlagen, aber sie gehorchten mir nicht. Als ich vor Schmerz das Gesicht verzog, half mir Charlotte und schlug es auf einer Seite auf, auf der ein Junge mit einem großen roten Hund Ball spielte.

»Mama hat mich lesen gelehrt. Soll ich dir etwas vorlesen?«

Mit großen Augen nickte ich und gab ihr das Buch zurück. Ich war zu fasziniert, um sprechen zu können.

Sie nahm ein anderes aus dem Regal, brachte es zu den gepolsterten Stühlen vor dem Kamin und setzte sich. Ich stand neben ihr, um die Bilder gut sehen zu können.

»Die Geschichte heißt: *Der Giftpilz.*« Charlotte senkte den Blick auf das Buch, begann langsam zu sprechen und benutzte ihren Finger, um an den seltsamen Zeichen unten auf der Seite entlangzufahren. Mammy sprach manchmal davon, dass sie gern lesen lernen würde, aber ich hatte von solchen Dingen keine Ahnung und hatte nie verstanden, was genau sie damit meinte. Während sich Charlottes Finger jetzt von einer Zeichengruppe zur nächsten bewegte, begriff ich, dass sie aus dem, was sie auf der Seite sah, Wörter formte.

»›Wir wollen nicht ar-arbeiten, sagte der Lö-Löwenzahn. Wir steigen auf diesen großen Pilz und tan-tanzen.‹« Sie schaute mich mit einem breiten Lächeln an. »Siehst du den Giftpilz?«

Ich nickte, während meine Augen zu der Zeichnung zurückkehrten. Sie zeigte zwei kleine Kinder, die umgedrehte Blumen als Hüte trugen und unter einem großen Pilz spielten. »Einen so großen Pilz habe ich noch nie gesehen.«

Charlotte kicherte. »Er ist nicht groß, Dummerchen. Die Kinder sind ganz klein. Sie sind Elfen.« Sie klappte das Buch zu und deutete auf das Bild außen drauf: die komisch aussehenden Kinder und eine Kröte, die auf einem Hocker saß.

Ich setzte mich neben Charlottes Stuhl auf den Boden, während sie mehrere Seiten vorlas, bevor Tante Lisa mit einem Tablett zurückkam, auf dem so köstlich duftendes Essen stand, wie ich es nur von besonderen Tagen wie Weihnachten kannte. Wir unterbrachen das Lesen, um Eier, Schinken und warme, dick mit Honig bestrichene Waffeln zu essen. Als wir fertig waren, brachte Tante Lisa das Geschirr weg und wir liefen zu unserem Buch zurück.

Charlotte hatte gerade angefangen, mir von einem schönen Mädchen mit Schmetterlingsflügeln vorzulesen, als ein lautes Keuchen von der Tür zu hören war.

»Was ist hier los?« Bei Mistress Sadies lautem Kreischen fuhren wir beide hoch.

Angst durchfuhr mich, während ich schnell auf die Beine sprang und überlegte, wo ich mich verstecken könnte. Ich wusste nicht, was sie so verärgerte, aber ich wollte nicht wieder mit dem Schürhaken geschlagen werden. Als Mistress Sadie ins Zimmer stürmte, kauerte ich mich hinter den Stuhl, von dem Charlotte aufgestanden war.

»Mama.« Charlotte lief zu Mistress Sadie und hielt mit einem stolzen Lächeln das Buch hoch. »Ich lese Frances vor.«

Mistress Sadie riss Charlotte das Buch aus der Hand. »Sklaven dürfen nicht lesen!« Ihr finsterer Blick wanderte von ihrer Tochter zu mir und ich duckte mich noch tiefer hinter den Stuhl.

Charlottes Unterlippe zitterte. »Aber *ich* lese doch, Mama. Frances sieht sich nur die Bilder an.« Sie schniefte ganz ähnlich wie ich, wenn Mammy sauer war. »Ich dachte, du freust dich darüber.«

Sie hatte Erfolg.

Mistress Sadies wütendes Gesicht entspannte sich ein wenig und sie streichelte Charlottes Locken. »Natürlich freue ich mich, mein Liebling. Es freut mich, dass du lesen übst.« Sie warf mir einen harten Blick zu. »Aber Bücher sind für Sklaven verboten.«

Charlotte schaute kurz zu mir und dann auf das Buch in der Hand ihrer Mutter und wirkte genauso verwirrt, wie ich es war.

»Räum das Buch weg, Liebes, und lass mich deine Haare kämmen.«

Mistress Sadie sah noch ein letztes Mal finster in meine Richtung, dann schien sie zu vergessen, dass ich im Zimmer war. Sie bürstete Charlottes blonde Locken, bis sie glänzten. Dabei plapperte sie die ganze Zeit über diesen Tag, Master Burtons neues Pferd und andere Themen, die mich nicht interessierten und von denen ich auch nicht viel verstand. Ich stand einfach da, wo ich war, seit sie ins Kinderzimmer gekommen war, und wagte es nicht, mich zu bewegen, um ihre Aufmerksamkeit nicht auf mich zu ziehen.

Als sie endlich das Zimmer verließ, ohne mich noch eines weiteren Blickes zu würdigen, wäre ich fast zu Boden gesunken. Meine Hand schmerzte und ich war plötzlich derart müde, als wäre ich meilenweit marschiert, obwohl ich nur eine Stunde lang vollkommen still gestanden hatte.

»Komm mit raus, dann können wir im Garten spielen.« Charlotte lächelte mich mit aufgeregt leuchtenden Augen an.

Ich nickte zustimmend, obwohl mir plötzlich ein Gedanke kam. »Wo ist Pauline?« Mir war aufgefallen, dass ich die junge Frau, die sich um Charlotte kümmerte, heute noch gar nicht gesehen hatte.

»Papa hat sie auf die Felder geschickt, da ich inzwischen zu alt für eine Mammy bin.«

Während wir zur Tür gingen, fragte ich mich, ob Pauline froh war, dass sie nicht mehr im großen Haus arbeiten musste. Auch wenn Mistress Sadie am Tag zuvor gemein zu mir gewesen war, genoss ich es inzwischen, Charlottes Gefährtin zu sein. Ich hatte nicht nur ein gutes Essen bekommen und Charlottes Versprechen, später mit den schönen Puppen zu spielen, ich hatte auch etwas durch und durch Wunderbares kennengelernt.

Nach einem letzten sehnsüchtigen Blick auf das Bücherregal folgte ich Charlotte die große Treppe hinab und konnte es nicht erwarten, später wieder ins Kinderzimmer zu kommen. Eines wusste ich mit Bestimmtheit und mir war egal, was Mistress Sadie davon hielt: Ich wollte lesen lernen.

Kapitel 9

Frankie fielen die Augen zu. Ob sie wieder wegdämmerte? Die Mittagszeit war schon vorbei, aber es war noch zu früh für mich, um zu gehen. Ich wartete erst einmal ab. Nachdem einige Sekunden unter dem gleichmäßigen Ticken der Wanduhr verstrichen waren, öffnete sie die Augen wieder und sah mich ohne die geringste Müdigkeit an.

»Mammy hat immer gesagt, dass ich eigensinnig bin. Sie hatte recht. Ich wusste, dass ich Miss Charlottes Bücher nicht anrühren sollte, aber ich konnte nicht anders. Sie schienen mich richtig anzuziehen, wenn ich allein im Kinderzimmer war, während Charlotte mit ihrer Mama oder ihrem Papa unterwegs war.« Sie seufzte schwer. »Einige Monate vergingen. Mistress Sadie mochte mich immer noch nicht besonders, aber sie duldete meine Anwesenheit, wenn ich Charlotte in den Salon begleitete. Eines Tages fuhr sie mit Charlotte in die Stadt, was bedeutete, dass sie erst am Abend, wenn es schon fast dunkel war, zurückkommen würden. Tante Lisa wies mich an, das Kinderzimmer aufzuräumen und zu putzen, aber sobald sie mich allein ließ, nahm ich das Buch, aus dem Charlotte mir vorgelesen hatte, aus dem Regal und lief damit hinaus. Ich hatte einen Lieblingsplatz unter einem alten Tulpenbaum; dort konnte man mich vom Haus und von den Feldern aus nicht sehen. Ich dachte, hier würde mich niemand stören.«

Es wurde still im Raum, während Frankie aus dem Fenster starrte.

»Wurden Sie erwischt?«, fragte ich in der Hoffnung, sie würde weitererzählen.

Sie blickte mich an. »An diesem Tag nicht. Ich versteckte das Buch in einer hohlen Stelle unten im Baumstamm. Bei jeder Gelegenheit schlich ich heimlich dorthin, um mir meinen Schatz anzusehen. Ich erinnerte mich an einige der Textzeilen und versuchte, den Worten die Buchstaben zuzuordnen und mir zusammenzureimen, wie sie ausgesprochen wurden. Dann sagte Mistress Sadie eines Tages, dass sie Nachbarn besuchen wollte und Charlotte mitkommen sollte. Sobald sie fort waren, lief ich zu meinem Baum und dem Buch. Der Nachmittag war warm und ich schlief ein. Das Nächste, an das ich mich erinnere, war der Aufseher, der mich brutal hochzerrte und ins große Haus schleifte. Mistress Sadie und Master Hall waren da. Mistress Sadie sah aus wie eine Stallkatze, die eine fette Maus gefangen hat, als ihr der Aufseher das Buch zeigte.«

Ich schluckte schwer. Die arme kleine Frankie! »Hat sie Sie wieder geschlagen?«, flüsterte ich.

Frankie schüttelte langsam den Kopf. »Wenn sie das nur getan hätte! Ein Dutzend Schläge wären mir lieber gewesen als das, was dann kam: Sie befahl dem Aufseher, mich im Stall anzuketten, bis der Sklavenhändler käme, um mich abzuholen.«

Ich starrte sie an. Ein Sklavenhändler konnte nur eines bedeuten. »Sie wurden verkauft, weil Sie sich ein Buch angeschaut haben?«

»Ja.« Sie atmete zitternd ein und wandte den Kopf ab. »Mammy durfte mich nicht mehr sehen, sie konnte sich nicht einmal von mir verabschieden. Ich habe mich oft gefragt, wie dieser Tag für sie gewesen sein muss. Am nächsten Morgen kam ein Weißer in einem Wagen. Er hatte schon zwei Männer und eine Frau hinten angekettet. Die Verzweiflung in ihren Gesichtern werde ich nie vergessen. Ich schrie und wehrte mich, als mich der Aufseher aus dem Stall zum Wagen zerrte. Master Hall stand auf den Verandastufen und schaute mit sorgenvoller Miene zu. Ich flehte ihn an, mich bei meiner Mammy bleiben zu lassen, und versprach, brav zu sein. Als sich unsere Blicke begegneten, dachte ich, er würde mich vielleicht retten, aber er tat es nicht. Er wandte sich stumm ab und ging ins Haus.«

Sie kniff die Lippen zusammen und schüttelte den Kopf. »An diesem Tag verstand ich endlich, was Sklaverei bedeutet.«

Frankie sprach nicht weiter. Wir saßen lange schweigend da. Ich wusste, dass ich ihre Worte notieren sollte, aber ich konnte mich nicht überwinden, sie aufzuschreiben. Die Bilder, die sie weckten, waren zu schrecklich.

»Wahrscheinlich hätte ich auf der Plantage, auf die ich verkauft wurde, klarkommen können, wenn ich ein wenig Verstand gehabt hätte, aber ich war so voll Hass und Wut, dass niemand etwas mit mir anfangen konnte.« Sie seufzte laut. »Nachdem ich beim Eierstehlen erwischt worden war, wurde ich wieder verkauft. Auch dieses Mal landete ich auf einer großen Plantage außerhalb von Nashville. Inzwischen hatte ich herausgefunden, dass ich mehr Essen bekam und einige andere Vorteile hatte, wenn ich meinen Körper einsetzte. Mit fünfzehn wurde ich schwanger. Ich bekam eine Tochter, aber sie war zu klein und kränklich und lebte nicht lange. Danach wurde ich noch dreimal schwanger, aber ich verlor alle Babys. Der Master peitschte mich aus und sagte, wenn ich keine gesunden Kinder bekommen könne, sei ich wertlos. Danach hielt ich mich von Männern fern.« Nach einem Moment des Schweigens fügte sie hinzu: »Bis ich Moss kennenlernte.«

Ich blickte von meinem Notizbuch auf. »Moss? Wer war er?«

»Er lebte auf einer Plantage in der Nähe. Mein Master bezahlte dem Nachbarn Geld, um von Zeit zu Zeit einige seiner Sklaven zur Arbeit heranziehen zu dürfen, besonders in der Erntezeit. Moss kam mit mehreren anderen zu uns. Er sah gut aus und das wusste er.« Sie schmunzelte. »Moss und ich wurden ein Paar. Sklaven durften nicht heiraten, aber das hielt uns nicht davon ab, uns zu treffen, wenn wir jemanden mochten. Eines Tages sagte Moss, dass er frei sein wolle. Er sagte, dass er weglaufen werde, und ich solle mitkommen.«

Ich merkte, wie sich meine Augen weiteten, während ich ihre Worte aufschrieb.

»In der Nacht, in der wir weglaufen wollten, versuchte ich, Moss umzustimmen und ihm seinen Plan auszureden. Ich hatte Angst, aber er überzeugte mich davon, dass wir es in den Norden schaffen könnten. Ich erinnerte mich, dass Mammy vor vielen Jahren um Freiheit gebetet hatte, und überlegte, ob das für mich vielleicht die Erhörung ihres Gebets sein könnte. Als alle eingeschlafen waren, schlichen wir auf die Felder hinaus und liefen los. Jemand muss uns gesehen haben, denn es dauerte nicht lange, bis wir die Hunde hörten.« Frankie erschauerte und schloss die Augen, als tobten die bellenden Tiere hier und jetzt vor ihrer Tür. »Wir liefen um unser Leben, aber am Ende musste Moss seines lassen. Sie erschossen ihn und überließen ihn dann den Hunden.« Eine einsame Träne lief über ihre Wange.

Ich konnte mich nicht rühren, ich konnte nicht atmen, ich konnte nicht sprechen. Es war für mich unvorstellbar, dass diese alte Frau, die vor mir in ihrem gemütlichen Wohnzimmer saß, einmal eine flüchtige Sklavin gewesen sein sollte, die von Hunden gejagt worden war und hatte mit ansehen müssen, wie der Mann, den sie geliebt hatte, niedergeschossen worden war. Welcher Wahnsinn hatte die Welt im Griff gehabt, dass man so etwas für zulässig gehalten hatte?

»Die Schläge, die ich bekam, als sie mich auf die Plantage zurückzerrten, hätten mich beinahe umgebracht.« Ihre Stimme war leise und ihre Worte waren beherrscht. »Und danach habe ich mir oft gewünscht, ich wäre daran gestorben.«

Am Samstagmorgen schien die Sonne durch mein offenes Schlafzimmerfenster und ein für diese Jahreszeit ungewöhnlich warmer Wind wehte herein. An den Wochenenden waren keine Interviews angesetzt und ich hatte vor, den Tag zu nutzen, um meine Notizen abzutippen. Als mich Mr Norwood gestern Abend nach Hause gebracht hatte, hatte ich ihm nicht verraten, dass Frankie und ich nach wie vor noch lange nicht fertig waren und dass ich ihr versprochen hatte, sie wieder zu besuchen. Nachdem ich so viel von ihrer Geschichte gehört hatte, hielt ich es nicht für richtig, sie auf die allgemeinen Fragen auf meiner Liste zu beschränken. Ich musste andere Interviews durchführen und würde am Montag damit beginnen, aber Frankies Lebensgeschichte hatte mich so sehr gepackt, dass ich unbedingt wissen wollte, wie sie weitergegangen war.

Es gab noch etwas, was ich Mr Norwood nicht erzählt hatte: Während Frankie berichtet hatte, wie sie verkauft worden war und Mr Hall zugesehen hatte, ohne sie zu retten, hatte ich plötzlich das Gefühl gehabt, den Namen Hall schon einmal gehört zu haben. Allerdings wusste ich nicht mehr, wann und wo. Ich hatte Frankies aufwühlende Erzählung nicht unterbrechen wollen, aber ich hoffte auf eine Gelegenheit, ihr bei meinem nächsten Besuch einige Fragen über die Familie Hall zu stellen.

Ich stieg die Treppe hinab und meine Gedanken wanderten zu Mr Norwood selbst zurück. Während der ersten Kilometer unserer Heimfahrt war er schweigsam gewesen, doch nach einer Weile hatte er angefangen, von seiner Kindheit in Chicago zu erzählen. Seine Geschichten von der Pension, die seine Eltern betrieben, und den Gästen, die dort abstiegen, hatten mich neugierig gemacht und demnach hatte ich viel mehr Interesse gezeigt, als ich beabsichtigt hatte. Als er gesagt hatte, dass er Schriftsteller werden wolle, hatte ich zugegeben, dass ich hoffte, irgendwann für eine große Zeitschrift in New York arbeiten zu können. Es war wirklich ein angenehmes Gespräch gewesen und ich fragte mich, ob ich ihn bei unserer ersten Begegnung vielleicht meinerseits ebenfalls vorschnell verurteilt hatte.

Mama saß im Bademantel mit einer Tasse Kaffee und einer alten Ausgabe des *Ladies' Home Journal* am Tisch, als ich in die Küche kam. »Möchtest du ein Frühstück? Ich habe es nicht geschafft, zum Markt zu gehen. Wir haben keine Eier und keine Milch mehr, aber ich habe gesehen, dass du einen Laib Brot mitgebracht hast. Woher hast du ihn? Er sieht selbst gebacken aus.«

Ein kleines Lächeln umspielte meine Lippen, als ich daran dachte, wie Frankie beim Abschied darauf bestanden hatte, mir das Brot mitzugeben. »Die Frau, die ich interviewt habe, hat es gebacken. Ich habe ihr von Dovies Brötchen erzählt und wie sehr ich sie vermisse. Daraufhin hat sie mir eines ihrer selbst gebackenen Brote geschenkt.«

Mama runzelte die Stirn. »Wir sind nicht auf Almosen von Fremden angewiesen, Rena. Du erzählst den Leuten doch hoffentlich nichts von unserer Situation?«

Ich schluckte die Worte, die mir auf der Zunge lagen, hinunter, da sie nur einen Streit ausgelöst hätten, und trat an den Ofen, um mir Kaffee einzuschenken. »Mrs Washington hat mir keine Almosen gegeben. Sie wollte mir einfach eine Freude machen.«

»Washington? Du hast mir noch nicht gesagt, warum die Regierung sich für das Leben dieser Frau interessiert. Wer ist sie?«

Jetzt war es so weit. Ich hatte mich immer noch nicht entschieden, wie viel ich Mama von Frankie erzählen sollte. Wenn sie wüsste, dass ich in Hell's Half Acre frühere Sklaven interviewte, würde ich mir einiges anhören müssen. Eine junge Frau aus gutem Hause hatte sich von diesem Stadtviertel fernzuhalten und würde auf keinen Fall eine Stelle annehmen, die sie zwang, dorthin zu gehen.

Aber mir ging es um viel mehr als nur um das Geld, das ich verdiente und das meine Familie gut gebrauchen konnte. Ich begriff immer mehr, wie wenig ich über die Welt, in der ich aufgewachsen war, wusste und wie einseitig das war, was ich in der Schule über die Sklaverei und den Bürgerkrieg gelernt hatte. Nie waren mir persönliche Schicksale begegnet wie nun das von Frankie. Wenn das, was sie erzählte, stimmte – und ich hatte keinen Grund, daran zu zweifeln –, stellte das die Plantagenbesitzer wie meine Vorfahren in einem völlig anderen Licht dar. Ich wusste nicht viel über ihr Leben oder wie sie ihre Sklaven behandelt hatten, aber laut Grandma Lorena hatten ihre Großeltern und Urgroßeltern sehr viele Sklaven besessen. Waren sie gütige Herren gewesen? Oder hatten sie zu denen gehört, die Kinder geschlagen und verkauft hatten?

Warum mich all diese Fragen nicht mehr losließen, würde Mama nicht verstehen.

»Sie hat in ihrem Leben viel gesehen. Mrs Washington ist … ist …« Mein Herz hämmerte. Konnte ich Mama die Wahrheit sagen?

»Sie ist was?«

Mich verließ der Mut. »Mrs Washington ist 101 Jahre alt.« Ich schämte mich, aber ich konnte mich einfach nicht überwinden, ihr zu verraten, dass Frankie keine Weiße war. Noch nicht.

»Meine Güte! Ist sie denn geistig noch auf der Höhe?«

»Ja, sie macht einen sehr klaren Eindruck.«

In diesem Moment ging die Arbeitszimmertür auf und Dad trat mit zerzaustem Haar, unrasiertem Gesicht und verknitterter Kleidung aus dem abgedunkelten Raum. Als sein Blick auf mich fiel, wirkte er überrascht. »Was machst du hier?«

»Es ist Samstag. Ich muss heute nicht zur Arbeit.« Meine kühlen Worte erzielten die gewünschte Wirkung.

Dad sah aus, als wollte er sich sofort wieder in sein selbst gewähltes Verlies zurückziehen.

Mama stand auf und schenkte ihm eine Tasse Kaffee ein. »Komm, setz dich, Schatz. Rena erzählt mir gerade von der Frau, die sie interviewt.«

Sie brachte die Tasse mit der dampfenden schwarzen Flüssigkeit zum Tisch. Dad sah mich zögernd an, dann trat er näher. Mir stand nicht der Sinn nach Small-Talk mit meinen Eltern und ich hatte ganz bestimmt nicht die Absicht, das Gespräch über Frankie mit ihnen beiden fortzusetzen.

Ich stellte meine halb leere Kaffeetasse ins Spülbecken. »Ich muss meine Notizen abtippen.« Ich steuerte auf die Tür zu.

»Deine Mutter sagt, du arbeitest für die Regierung.« Dad schaute mich aus blutunterlaufenen Augen an.

Ich versteifte mich. »Ja. Na und?«

Mama warf mir einen flehentlichen Blick zu. Dad und ich sprachen nicht viel miteinander, und wenn, dann endete es meistens in einer hitzigen Auseinandersetzung.

Er zuckte die Achseln und nahm seine Tasse. »Die Regierung hat uns diese Situation eingebrockt. Ich verstehe nicht, wie du das einfach außer Acht lassen kannst.«

»Falls du auf die finanzielle Situation unserer Familie anspielst: Daran trifft die Regierung keine Schuld.« Mein Zorn wuchs, weil er einfach nicht bereit war, die Verantwortung für seine Fehler zu übernehmen. »Du solltest eigentlich dankbar sein, dass die *Works Progress Administration* Stellen für arbeitslose Reporter wie mich schafft. Sie helfen Menschen und tun dabei etwas Nützliches und Sinnvolles für die ganze Gesellschaft.«

Er schnaubte. »Wie sollen Interviews für die Gesellschaft nützlich sein? Du hattest schon immer eine viel zu hohe Meinung von dir.«

Ich ballte die Fäuste. Wie konnte dieser Mann, der meine Zukunft verzockt hatte, es wagen, über mich zu richten!

»Nur zu deiner Information: Die Befragten bei den *FWP*-Interviews sind ehemalige Sklaven. Präsident Roosevelt hält es für wichtig, ihre Geschichten für künftige Generationen zu bewahren. Ich habe in den zwei Tagen, die ich mit Frankie gesprochen habe, mehr über die Zeit der Sklaverei erfahren als in den ganzen Jahren an der Schule.«

Mama riss die Augen auf. »Die Frau, die du interviewst, ist …?«

Ich hob das Kinn. Egal, ob ich dazu bereit war oder nicht, es war Zeit, Farbe zu bekennen. »Ja, Mama. Frances Washington – beziehungsweise Frankie – ist eine Schwarze. Sie hat schreckliche Dinge erlebt, und was sie erlitten hat, darf nicht in Vergessenheit geraten.«

Meine Eltern starrten mich an, als hätte ich den Verstand verloren.

Dad fluchte leise und schüttelte den Kopf. »Die Regierung zahlt gutes Geld, damit diese Leute erzählen können, wie die Weißen ihnen unrecht getan haben. Wetten, dass dir diese Frau schon Flausen in den Kopf gesetzt hat, wie schlecht sie angeblich behandelt wurde?« Seine Stimme triefte vor Verachtung.

»Oh, Rena!« Mama war ganz blass geworden. »Ich hatte keine Ahnung, dass du mit so etwas zu tun hast. Warum hast du mir nicht gesagt, wer diese Frau ist?«

Ich seufzte frustriert. »*Deshalb.*« Ich deutete auf sie und Dad. »Weil ich wusste, dass ihr das nicht gutheißen würdet.«

Mama lachte bitter auf. »Natürlich heißen wir das nicht gut! Was würden unsere Freunde sagen, wenn sie wüssten, was du machst?« Sie keuchte. »Warst du im Haus dieser Frau?«

Ich ignorierte ihre letzte Frage und ging auf die erste ein. »Welche Freunde, Mama? Niemand interessiert sich für uns. Und warum sollte ich mir etwas daraus machen, was andere denken?«

»Weil wir immer noch in dieser Stadt leben, Lorena Ann! Wir gehen mit Leuten in die Kirche, die von diesen Interviews nicht viel halten würden.« Mama schüttelte den Kopf und ihre wachsende Besorgnis war ihr deutlich anzusehen. »Für Peggy Denny wäre es ein Festtag, wenn sie diese Neuigkeit weitererzählen kann. Wie konntest du uns das nur antun? Sobald die Leute erfahren, worauf du dich eingelassen hast, kann ich mich nirgends mehr blicken lassen.«

Ich starrte sie an. Mein Vater hatte unsere Familie mit zwielichtigen Geschäften in den Bankrott getrieben. Meine Schwester war dank ihrer eigenen Unbesonnenheit dazu gezwungen gewesen, einen Taugenichts zu heiraten, der ihr nicht treu bleiben konnte. Und sie stuften meine Arbeit, bei der ich frühere Sklaven interviewte, als schlimmer ein?

Fest entschlossen, dieses Gespräch unverzüglich zu beenden, stapfte ich zur Tür. »Mrs Washington ist eine sehr nette Frau. Ihr Leben ist genauso wichtig wie eures und meines.«

Ohne eine Entgegnung abzuwarten, lief ich zu meinem Zimmer hinauf und knallte die Tür genauso wütend zu wie früher als temperamentvolle Jugendliche. Das war zwar nicht besonders reif, aber die Einstellung meiner Eltern gegenüber Frankie machte mich wirklich unfassbar wütend.

Ich warf mich aufs Bett und schnaubte wie ein angriffslustiger

Stier. Ich hatte mit ihrer Missbilligung gerechnet – dennoch tat sie weh. Trotz Marys enttäuschender Ehe und ihrer ungezogenen Kinder lobten meine Eltern sie immer. Mama hatte geweint, als Mary ihr Studium hatte abbrechen müssen, obwohl meine Schwester selbst sich nicht viel daraus gemacht hatte. Aber wenn ich erwähnte, wie schade es war, dass ich nicht Journalismus studieren konnte, nannte Mama mich undankbar.

Ich schloss die Augen und versuchte, mich zu beruhigen. Es war nicht wichtig, was meine Eltern von meiner Arbeit für das *FWP* hielten. Ich wusste, dass das, was ich tat, mehr Anerkennung verdiente, als ich von ihnen bekam.

Trotzdem gingen mir einige Fragen durch den Kopf, die das kurze Gespräch mit ihnen wachgerufen hatte: Warum war mir das Interview mit Frankie so wichtig? Was machte ihre Lebensgeschichte so erzählenswert? Ich hatte nie einen Bezug zum Thema gehabt. Warum interessierte es mich jetzt?

Ich drehte mich auf die Seite und schaute aus dem Fenster. Mein Blick fiel auf den Wipfel der Magnolie, aber vor meinem geistigen Auge tauchte Frankies winziger Garten auf. Obwohl sie in einer der schlimmsten Wohngegenden von ganz Nashville in einem engen Haus ohne Badezimmer wohnte, hatte sie es geschafft, ihren kleinen Teil der Welt schön zu gestalten. Sie hatte nicht den Luxus eines Gärtners, wie wir ihn vor dem Börsencrash gehabt hatten. Sie legte einfach Samen in die Erde und pflegte die Pflanzen mit viel Liebe.

Ich seufzte laut und setzte mich auf.

Das Leben, das Frankie und andere wie sie führten, war mir genauso fremd wie das Leben der Menschen in China. Interessierte mich deshalb so sehr, was sie während der Sklaverei durchgemacht hatte? War es einfach nur Neugier?

Ich zwang mich zu einer ehrlichen Antwort.

Ja.

Und nein.

Ich konnte es nicht erklären.

Etwas hatte sich in mir geregt, als Frankie angefangen hatte, ihre Geschichte zu erzählen. Etwas, was bis zu diesem Moment in mir geschlummert hatte. Es war fast, als könnte ich die kleine Frankie sorglos und glücklich über die Plantage hüpfen sehen, bevor ihr Leben von einem Tag auf den anderen eine entsetzliche Wendung genommen hatte. Offensichtlich hatte sie es überlebt, verkauft und geschlagen zu werden. Ich brannte darauf, die Details zu hören. Ich wollte wissen, wie sie es geschafft hatte, all das durchzustehen.

Wie kann man weitermachen, wenn man so viel Entsetzliches und so viel Leid erlebt hat?

Ich dachte über die letzten sieben Jahre nach. Mein Leben war ganz anders als ihres, meine Schwierigkeiten waren nichts im Vergleich zu dem, was sie an Schlimmem erfahren hatte. Aber trotzdem hatte ich gelitten. Wenigstens hatte ich das gedacht, bis ich Frankies Geschichte gehört hatte.

Ich seufzte ein weiteres Mal.

Meine Eltern würden meine Verwirrung nicht einmal ansatzweise verstehen, aber Grandma Lorena vielleicht.

Ich warf einen Blick auf die Uhr. Grandma war jeden Samstagmorgen beim Friseur und danach ging sie einkaufen. Ich würde sie erst am Nachmittag besuchen können.

Plötzlich kam mir eine Idee: Ich könnte Frankie doch auch direkt heute wieder besuchen und das Interview fortsetzen. Ich hatte ihr gesagt, ich würde kommen, wenn es die Zeit erlaubte. Da ich das starke Bedürfnis hatte, von zu Hause fortzukommen, war jetzt genau richtig.

Ich eilte zum Kleiderschrank und zog mich an. Dann nahm ich meine Notizbücher und Bleistifte vom Schreibtisch und steckte alles in die Leinentasche, die ich in meiner Schulzeit benutzt hatte. Ich hatte mich seit Jahren nicht mehr heimlich aus dem Haus geschlichen, aber ich erinnerte mich noch genau an jede quietschende Bodendiele, die ich meiden musste, damit meine Eltern nichts merkten. Sie konnten mich nicht wie früher daran hindern, das Haus zu verlassen, aber ich wollte keine Fortsetzung unserer Diskussion riskieren.

Ich hatte noch die Münzen, die mir Mama an meinem ersten Arbeitstag für die Straßenbahn gegeben hatte für den Fall, dass ich mich im Auto bei Mr Norwood nicht wohlfühlte. Einen kurzen Moment lang überlegte ich, ihn in der Pension, in der er wohnte, anzurufen; die Nummer hatte er mir gegeben. Falls er Zeit hatte, würde es ihm sicher nichts ausmachen, mich zu fahren, aber ich beschloss, ihn am Wochenende nicht zu belästigen. Es war ohnehin besser, ihn glauben zu lassen, mein Interview mit Frankie wäre abgeschlossen.

Es war ein herrlicher Herbsttag und die Sonne schien warm vom Himmel. Ich konnte es nicht erwarten, zu Frankie zu kommen. Hoffentlich würde ich heute das Geheimnis erfahren, wie sie ihr schweres Schicksal überlebt hatte.

Kapitel 10

Die Straßenbahnlinie endete am State Capitol Building. Ich war die einzige weiße Person unter einem Dutzend Fahrgästen, die mich alle misstrauisch beäugten, als ich ausstieg. Ich wartete, bis alle anderen losgegangen waren. Der eine oder die andere drehte sich noch einmal argwöhnisch zu mir um. Dann nahm ich meinen ganzen Mut zusammen und setzte mich ebenfalls in Bewegung. Wenn mich Mr Norwood zu Frankie brachte, fuhr er auf der Straße, die parallel zu der verlief, auf der ich jetzt unterwegs war. Ich hatte Angst, ich könnte mich verlaufen, wenn ich einen anderen Weg einschlug. Deshalb ging ich einen Häuserblock weiter, bis ich die Straße, die ich kannte, erreichte, und betrat Hell's Half Acre von dort.

Es war sonderbar, wie anders das Viertel ohne den Schutz eines Autos und eines Mannes wirkte. Ich fühlte mich plötzlich entblößt und verwundbar, besonders, weil immer wieder Bewohner in ihren Samstagsbeschäftigungen innehielten und mich anstarrten. Ich nickte zwei Frauen, die auf einer Veranda saßen, höflich zu, aber keine von ihnen erwiderte meinen Gruß. Als ein kleiner Junge mit einem freundlichen Grinsen auf mich zulief, rief ihn seine Mutter zurück. Ich sagte mir, dass sie das mache, weil ich eine Fremde war, und nicht, weil ich weiße Haut hatte, aber ich musste zugeben: Wäre die Situation umgekehrt und eine Schwarze würde durch unsere Straße gehen, würde die Reaktion genauso ausfallen.

Ich beschleunigte meine Schritte, als mich eine Gruppe von fünf oder sechs jungen Männern bemerkte. Sie lungerten auf den Stufen eines Hauses auf der anderen Straßenseite herum, doch als sie mich entdeckten, stand einer von ihnen auf.

»Hey, Lady! Haben Sie sich verlaufen?«

Die anderen lachten und flüsterten miteinander, während mich der kühne junge Mann nicht aus den Augen ließ. Mein Herz hämmerte wie wild, als ich auf gleicher Höhe mit ihnen war. Ich schüttelte den Kopf und wurde noch ein bisschen schneller. Dabei betete ich, dass sie mich einfach vorübergehen lassen würden. Frankies kleines Haus befand sich hinter der nächsten Ecke. Nur noch dieses kleine Stück Weg!

»Wohin wollen Sie, Lady?«

Ich warf einen schnellen Blick über meine Schulter. Als der Mann einen Schritt auf die Straße trat, begann ich zu rennen, soweit das in meinen Schuhen mit den hohen Absätzen möglich war. Warum nur hatte ich keine flachen Schuhe angezogen?

Ich hatte keine Zeit, um weiter nachzudenken. Ich wusste nur, dass ich es zu Frankie schaffen musste.

Ich bog um die Ecke und hatte das vage Gefühl, dass mehrere Zuschauer diese Szene aus dem Schutz ihrer Häuser beobachteten. Aber niemand kam mir zu Hilfe.

Frankies gelbes Haus leuchtete hell in der Morgensonne. Zu meiner Erleichterung war sie da. Sie stand am Gartentor, als hätte sie auf mich gewartet. Ich eilte in ihre ausgebreiteten Arme und vergrub mein Gesicht an ihrer Schulter.

»Was ist los? Rena? Was machst du hier, Kind?« Sie strich mir übers Haar, während ich nach Luft rang.

»Du kennst sie, Mama Fran?«

Es war die Stimme des Mannes. Ich zitterte und drückte mich noch fester an Frankie. Sie roch nach Zimt und Mehl.

»Natürlich, Billy. Sie ist eine Freundin von mir.« Frankies dürre Arme legten sich fester um mich. »Was hast du dir nur dabei gedacht, ihr so eine Angst einzujagen?«

»Das wollte ich nicht, Mama Fran. Ich dachte, sie hätte sich verlaufen. Du weißt doch, dass es für jemanden wie sie gefährlich sein kann, hier allein herumzulaufen. Ich wollte nur sicherstellen, dass sie dort ankommt, wohin sie wollte.«

Ich hob den Kopf, um ihn anzusehen. Seine Sorge um mich schien ehrlich zu sein.

Meine Angst war völlig lächerlich. Sogar beschämend. Ich hatte das Schlimmste angenommen, obwohl er mir in Wirklichkeit nur hatte helfen wollen.

Frankie dankte dem jungen Mann, der sich daraufhin umdrehte und wieder davonging.

»Alles ist gut, Kind.« Sie strich wieder über mein Haar. »Er ist fort.«

Langsam löste ich mich aus ihren Armen. Mein Herz hämmerte immer noch.

»Komm mit rein. Ich hole dir ein Glas Wasser.«

Ich folgte Frankie den blumengesäumten Gartenweg hinauf. Eine Zinkgießkanne stand in seiner Mitte und verriet, was sie getan hatte, bevor ich unverhofft in ihren Tag geplatzt war. Wir gingen in die Küche und Frankie bedeutete mir, mich an den kleinen Tisch zu setzen, auf dem ein Teller mit frisch gebackenen Plätzchen stand. Meine Beine fühlten sich wie Wackelpudding an und ich ließ mich dankbar auf den Stuhl sinken.

»Ich habe diese Gewürzplätzchen für Pastor Silas von der Kirche drüben gebacken. Das sind seine Lieblingsplätzchen. Er hat aber bestimmt nichts dagegen, wenn du eines isst, besonders nach diesem Schreck.«

Ich schüttelte den Kopf, da ich wusste, dass ich keinen Bissen herunterbekommen könnte. »Nein danke.« Das Glas Wasser, das sie mir hinhielt, nahm ich jedoch gerne. Nachdem ich einen Schluck getrunken hatte, schloss ich die Augen und versuchte, den Vorfall richtig einzuordnen. Ich hatte in meinem ganzen Leben noch nie so viel Angst gehabt. Was wäre gewesen, wenn … wenn …?

Ich erschauerte.

»Du brauchst keine Angst mehr zu haben. Billy ist ein guter Junge. Er passt hier in den Acres auf die Kleinen und auf uns alte Leute auf. Er würde dir nichts tun.«

Ich wischte eine Träne von meiner Wange. Ich hatte gar nicht gemerkt, dass ich weinte. »Danke.« Ich verschluckte mich fast an diesem einen Wort, an meinen Tränen, an meiner Angst.

Sie lächelte leicht. »Das Komische ist, dass ich normalerweise meine Blumen erst später gieße, aber etwas hat mir gesagt, dass ich heute Morgen früher hinausgehen soll.«

Ich lächelte zittrig. »Ich bin froh, dass du auf diese Stimme gehört hast, Frankie.«

Sie legte ihre faltige, unbeschadete Hand auf meinen Arm. »Jetzt erzähl mir, was dich an einem Samstag ohne diesen gut aussehenden Mann hierherführt.«

Plötzlich kam ich mir albern vor. »Ich … ich wollte einfach unser Interview fortsetzen.«

Ihre dunklen Augen musterten mich einen Moment lang, bevor sie nickte. »Komm mit ins Wohnzimmer. Jael ist einkaufen gegangen, aber sie müsste vor dem Mittagessen zurück sein.«

Wir nahmen unsere gewohnten Plätze ein. Während ich meinen Notizblock aus meiner Tasche holte, atmete ich tief ein. Allmählich wurde ich wieder ruhiger. In Frankies Haus war ich in Sicherheit. Und eben hatte ich eine wichtige Lektion gelernt: Hier in den Acres war nicht alles so, wie es schien.

Mit einem letzten Schaudern blickte ich auf und stellte fest, dass mich Frankie nachdenklich ansah.

»Erinnerst du dich an die Angst, die du vor ein paar Minuten hattest, als du dachtest, dieser junge Mann würde dich verfolgen? Eine abgrundtiefe, lähmende Angst?«

Ich nickte.

»Eine solche Angst hatte ich, als sie Moss und mir nachjagten. Eine Angst, wie ich sie noch nie zuvor erlebt hatte, nicht einmal, als mich Mistress Sadie verkauft hatte und ich meiner Mammy entrissen worden war. Diese Angst ist wie ein atmendes Lebewesen in unserem Inneren. Manchmal lässt sie uns nicht mehr los.«

Ich wusste genau, was sie meinte.

Ein lautes Stöhnen weckte mich.

Als es zum zweiten Mal ertönte, stellte ich überrascht fest, dass es aus meiner eigenen Kehle kam. Meine Lider waren schwer und wollten sich nicht bewegen, aber es gelang mir schließlich, sie einen kleinen Spaltbreit zu öffnen. Ich lag flach auf dem Bauch und mein verschwommener Blick fiel auf den Lehmboden der Hütte, die ich mit sechs anderen Sklavinnen teilte.

Meine Gedanken waren völlig wirr und mir brummte der Kopf. War ich aus dem Bett gefallen? Ich schloss die Augen und versuchte, mich zu erinnern, aber mir fiel nichts ein. Ich hatte das Gefühl, dass etwas absolut nicht stimmte, aber mein Verstand weigerte sich, mir den Grund für dieses ungute Gefühl zu liefern.

Vielleicht träumte ich. Moss hatte mir einmal gesagt, dass ich im Schlaf redete. Vielleicht war ich auch noch Schlafwandlerin und war gestürzt.

Doch als ich versuchte aufzustehen, wurde der Albtraum sehr real.

Starke, brennende Schmerzen schossen durch meinen ganzen Körper. Ich keuchte. Selbst bei der leichten Bewegung, die das brauchte, bohrten sich brutale Schmerzen wie Messerstiche in meinen Bauch. Ich hatte Sterne vor den Augen und konnte die Hütte nicht mehr erkennen. Gütiger Himmel, was war mit mir los?

»Hilfe!« Ich konnte meine geflüsterte Bitte selbst kaum hören. Ich schlug die Augen wieder auf und die Sterne verschwanden langsam. Ein Sonnenstrahl drang durch eine Stelle in der Bretterwand, an der der Mörtel abgebröckelt war, und verriet, dass es Tag war. Alle waren draußen auf den Tabakfeldern. Dort sollte ich auch sein. Warum war ich nicht dort?

»Moss?« Meine Lippen waren völlig ausgetrocknet und ich schmeckte Blut, als ich mit der Zunge darüberfuhr. »Moss?«

Alles blieb still.

Draußen zwitscherte ein Vogel.

Niemand antwortete mir. Ich würde selbst vom Boden hochkommen müssen.

Wieder überrollten schier unerträgliche Schmerzen wie Wellen jeden Millimeter meines Körpers, während ich mich mühsam in eine kniende Stellung hochschob. Besonders mein Bauch und meine Rippen taten unbeschreiblich weh und ich konnte mich nicht aufrecht halten. Ich sank an die Wand neben der Tür und weinte wie ein neugeborenes Baby. Ich hatte keine Ahnung, welches furchtbare Schicksal mich ereilt hatte. Ich konnte nichts anderes tun, als auf Moss zu warten.

Als ich das nächste Mal die Augen aufschlug, sah ich Bessys junges Gesicht nahe vor mir.

»Gott sei Dank.« Meine Mitbewohnerin drehte sich zu jemandem um, den ich nicht sehen konnte. »Sie wacht auf.«

Ich hoffte, sie sprach mit Moss. Aber es war Ophelia, die nun näher kam. Es tat weh, zu ihr hinaufzusehen, aber sie schien nicht gewillt zu sein, sich zu mir herabzubeugen, wie es Bessy getan hatte.

Sie schüttelte den Kopf. »Du bist dumm, Mädchen.« In ihrer kräftigen Stimme war nicht das geringste Mitgefühl zu hören. »Ich habe dir gesagt, dass Moss nicht gut für dich ist, aber du wolltest ja nicht hören. Jetzt schau, in was für einen Schlamassel du dich gebracht hast.«

Ich blinzelte und versuchte, ihre tadelnden Worte zu begreifen. »Wo ist er?«

»Wer?« Ophelia runzelte die Stirn. Sie und Bessy wechselten einen Blick.

»Moss.« Das Sprechen kostete mich meine ganze Kraft.

Die Frauen schienen nicht gewillt, mir zu erzählen, was passiert war. Ich wollte einfach, dass Moss kam und mich zu unserem Bett trug, wo ich schlafen könnte, um die Schmerzen nicht zu spüren.

»Er ist tot, Mädchen. Das weißt du ganz genau. Die Hunde haben ihn in Stücke gerissen.«

Ich starrte die Frau an und dachte, sie hätte den Verstand verloren. Moss war nicht tot. Er ...

Und dann war plötzlich alles wieder da.

Unsere Flucht. Der Schuss. Die Hunde. Die Peitschenhiebe.

Das schmerzerfüllte Geräusch, das aus meinem Mund drang, würde ewig in meiner Seele widerhallen.

Ich erinnerte mich. Ich erinnerte mich an alles.

Ophelia ignorierte mein Weinen und meine Schmerzensschreie, während sie und Bessy mich an den Armen packten und durch die Hütte schleppten. Offenbar verlor ich das Bewusstsein, denn als ich wieder aufwachte, lag ich im Bett. Allein. Es war dunkel und in der kleinen Hütte war außer dem leisen Schnarchen der anderen nichts zu hören.

Ich lag da, dachte an Moss und wünschte, ich wäre mit ihm gestorben. Gott musste mich wirklich hassen, wenn er mich verletzt und geschunden ohne Moss hier zurückließ. Nachdem er mir alles genommen hatte – Mammy und meine Babys –, hatte ich aufgehört, an ihn zu glauben. Dann hatte das Glück, das ich mit Moss gefunden hatte, an einem Ort tief in meinem Inneren, den ich längst für tot gehalten hatte, einen Hoffnungsfunken entfacht. Ich hatte angefangen, es für möglich zu halten, dass es Gott vielleicht doch geben könnte und dass er mich für würdig erachten würde, mir die Liebe, von der Mammy immer gesprochen hatte, zu schenken.

Nun, wo ich mit meinem geschundenen Körper und gebrochenen Herzen elendig dalag, wusste ich es besser: Falls es ihn tatsächlich gab, war er ein rachsüchtiger, wütender Gott. Mammy hatte sich geirrt, als sie gesagt hatte, er wäre Liebe. Was aber hatte es mit Liebe zu tun, Menschen nur wegen ihrer Hautfarbe zu versklaven? Liebe tötete nicht. Liebe verstümmelte nicht.

Die kleine Flamme, die in meinem Herzen gelodert hatte, seit Moss in meine Welt gekommen war, erlosch. Ich starrte in die Dunkelheit hinein und wusste es: Falls ich das hier überleben sollte, würde ich mir nie wieder erlauben, irgendetwas zu hoffen.

Kapitel 11

Die Haustür zu Frankies Haus ging auf und die Sonne schien herein. Eine hübsche junge Schwarze trat mit zwei vollen Einkaufstaschen ein. Als sie mich bei Frankie sitzen sah, blieb sie abrupt stehen.

»Jael, das ist Rena, die junge Frau, die mit mir über die Zeit der Sklaverei spricht.« Frankie wandte sich mir zu. »Das ist Jael. Sie kümmert sich um mich.«

Ich stand auf und streckte Jael die Hand hin, bevor mir bewusst wurde, dass sie gar keine frei hatte, um sie zu schütteln. »Hallo, freut mich, dich kennenzulernen.«

Sie schloss die Tür mit dem Fuß und kam ins Zimmer. »Ich freue mich auch. Mama Fran spricht kaum noch über etwas anderes als über dieses Interview.«

»Kann ich dir mit den Taschen helfen?«

Jael nickte. »Das wäre nett.« Sie reichte mir eine der Papiertüten, bevor sie sich Frankie zuwandte. »Es gab keinen Speck mehr, aber sie hatten Schinkensteaks, die gut aussahen.«

Frankie nickte. »Dann kochen wir am besten Bohnen. Du kannst sie schon mal einweichen, während Rena und ich weitermachen.«

Jael verschwand in der Küche. Ich hatte nicht daran gedacht, mir ein Brot mitzubringen, da ich das Haus so eilig verlassen hatte. Ich wollte den beiden Frauen nicht zur Last fallen. »Am besten komme ich ein andermal wieder.«

Eine unübersehbare Enttäuschung trat in Frankies Augen. »Ich habe nichts Dringendes vor. In meinem Alter ist es schon eine Leistung, aus dem Bett zu kommen. Aber wenn du gehen musst, will ich dich nicht aufhalten.«

Ich hatte keine Lust, schon nach Hause zu gehen und Mama

unter die Augen zu treten. Außerdem hatte ich noch nicht überlegt, wie ich zur Straßenbahnhaltestelle kommen sollte. Obwohl Frankie beteuert hatte, dass Billy und die anderen harmlos waren, war ich noch nicht so weit, wieder allein durch dieses Viertel zu gehen.

»Wenn es wirklich nichts ausmacht, würde ich unser Interview sehr gern fortsetzen.«

Frankie nickte und lehnte sich in ihrem Sessel zurück. »Ich erinnere mich zwar nicht gern an die schlimmen Zeiten, aber der Herr kann sie gebrauchen, um dich dorthin zu bringen, wo er dich haben will.«

Ich brachte die Lebensmittel in die Küche, wo mich Jael anwies, sie auf den Tisch zu stellen. Dann kehrte ich ins Wohnzimmer zurück und nahm wieder meinen Bleistift und mein Notizbuch zur Hand.

Frankies Worte hallten in mir nach. War dies das Geheimnis, warum sie die Sklaverei überlebt hatte? Der Glaube, dass Gott inmitten des Leids ein Ziel verfolgte? Wenn es so war, wie war sie zu diesem Glauben gekommen?

»Nach den Peitschenhieben und Moss' Tod wollte ich nicht mehr leben«, sagte sie. »Ich aß nichts, egal, womit mich Bessy füttern wollte. Ophelia und die anderen hätten mich wahrscheinlich sterben lassen, aber Bessy kümmerte sich wie eine Glucke um mich und brachte mich schließlich dazu, ein paar Löffel Brühe zu mir zu nehmen.« Ihr Blick war in die Ferne gerichtet. »Ich weiß nicht mehr, wie viele Tage vergingen, aber eines Nachmittags kam der Master zu den Sklavenhütten, um zu sehen, was mit mir los war. Er fluchte, als er die Hütte betrat und mich so verwahrlost dort liegen sah. Er sagte, er hätte einen guten Preis für mich gezahlt und würde mich nicht sterben lassen, denn dann hätte er ja sein Geld zum Fenster hinausgeworfen.«

Ich schrieb ihre Worte auf und war angewidert von dem Mann, dem sie damals gehört hatte. Er musste ein Herz aus Stein gehabt haben.

»Am nächsten Tag wuschen mich Bessy und Ophelia und zogen mir etwas Sauberes an. Sobald sie fertig waren, trugen der Aufseher und ein anderer Weißer mich zu einem Wagen. Ich vermutete, dass sie irgendwo ein Loch gegraben hatten und mich hineinwerfen wollten, doch sie brachten mich nach Nashville auf den Sklavenmarkt.«

Mein Kopf fuhr hoch. »Sklavenmarkt?«

Frankie runzelte die Stirn. »Dort wurden wir Sklaven versteigert. Er befand sich unten in der Cedar Street. Wir mussten auf einem Podium stehen, während Weiße für die Sklaven, die sie kaufen wollten, Geld boten. Die großen, kräftigen Männer wurden für tausend Dollar und mehr verkauft, aber ich war so dürr und schwach, dass mich niemand wollte. Ich stand beschämt da, während der Auktionator den Preis immer weiter senkte und mir damit klarmachte, wie wertlos ich war.«

Von der Küchentür kam ein lautes Keuchen. »Mama Fran, du bist nicht wertlos!« Jael eilte zu Frankie und umarmte sie.

Ich hatte ganz vergessen, dass die junge Frau nebenan war und diese aufwühlende Geschichte zweifellos mithörte.

»Das weiß ich, Mädchen.« Frankie streichelte Jaels gelocktes, schulterlanges Haar genau so, wie sie vorhin mein Haar gestreichelt hatte. »Jetzt weiß ich das, aber damals wusste ich es nicht.«

Jael drehte den Kopf, sodass sie Frankie ansehen konnte. Tränen glänzten in ihren Augen. »Ich wusste nicht, dass du so viel erlitten hast, Mama Fran.«

Frankie tätschelte ihre Wange und lächelte tapfer. »Lieber ich als du, Mädchen.« Ihr Blick kehrte zu mir zurück. »Als ich schon dachte, mich würde überhaupt niemand kaufen, bot ein klein gewachsener Mann mit einem hohen Hut zehn Dollar für mich. Mr Waters betrieb einen Lebensmittelgroßhandel in der Innenstadt von Nashville, gleich an der Market Street, und brauchte jemanden, der das Lager und die Büros putzte.«

Jael setzte sich auf den Boden und nahm Frankies entstellte Hand in ihre.

»Ich hätte mir das nie vorstellen können, aber dieser Mann rettete mir das Leben.« Frankie schmunzelte. »Er war ein sonderbarer Kerl, aber er war nicht brutal. Ich bekam hinter dem Lagerhaus eine eigene kleine Hütte. Darin waren ein Ofen und eine Pritsche, auf der ich schlafen konnte. Zweimal in der Woche kam eine Haussklavin und brachte mir Essen, das jeweils bis zum nächsten Mal reichte. Ich kam wieder zu Kräften und beschloss, Mr Waters eine gute Arbeiterin zu sein, statt ihm Probleme zu bereiten wie seinen Vorgängern.«

»Warst du dort glücklich?«, fragte Jael.

Ich hätte es nie gewagt, so etwas zu fragen, wartete jedoch gespannt auf Frankies Antwort.

Sie schürzte die Lippen. »Ich kann nicht behaupten, dass ich glücklich war, aber etwas von der Wut und dem Zorn, die jahrelang ein Teil von mir gewesen waren, war verschwunden. Ob man es mir ausgeprügelt hatte oder es tief in meinem Inneren vergraben war, konnte ich nicht sagen. Ich blieb die meiste Zeit für mich und sprach nicht viel mit den Lagerarbeitern. Anfangs sperrte Mr Waters die Hütte nachts zu, damit ich nicht weglief. Nach einer Weile entschied er anscheinend, dass er mir vertrauen konnte, denn er ließ sie unverschlossen und erlaubte mir sogar, Besorgungen für ihn zu erledigen. Ich hatte nie zuvor eine Stadt gesehen. Deshalb starrte ich verwundert an den großen Gebäuden hinauf und staunte über die vielen Weißen, die auf den Straßen unterwegs waren.«

Sie sah mich wieder an. »Wahrscheinlich wäre ich ewig bei Mr Waters geblieben, wenn die Unionsarmee nicht aufgetaucht und alles verändert hätte.«

Wir saßen zu dritt an dem kleinen Tisch in Frankies Küche und aßen kaltes Brathähnchen und Brot, das mit Süßrahmbutter bestrichen war.

»Hast du schon einmal jemanden getroffen, der den Krieg zwischen den Bundesstaaten erlebt hat und davon erzählen kann?« Frankie richtete ihre Frage an mich.

»Meine Grandma wurde kurz vor seinem Beginn geboren, deshalb kann sie sich nicht daran erinnern. Einige meiner Großonkel haben im Krieg gekämpft, aber …« Ich zuckte leicht mit den Schultern. Meine Vorfahren hatten der Konföderation angehört. Bis zu diesem Moment hatte ich mich nie dafür geschämt. Hatten sie, genau wie die Männer, denen Frankie gehört hatte, geglaubt, sie hätten das Recht, Menschen als Sklaven zu halten? Unschuldige Kinder zu schlagen? Zu morden?

Frankie nickte. Zweifellos ahnte sie, warum ich den Satz nicht beendet hatte. »Es ist schrecklich, wenn sich Landsleute gegenseitig bekämpfen. Aber wenn die Yankees nicht nach Nashville gekommen wären, wäre ich noch viel länger versklavt geblieben.«

»Hattest du keine Angst vor den Soldaten, Mama Fran?« Jael schaute sie mit großen Augen an.

Frankie aß einen Bissen Hähnchen, bevor sie antwortete. Sie wischte sich den Mund an einer Serviette ab, dann setzte sie sich auf ihrem Sessel zurück und schaute durch das Küchenfenster zum blauen Himmel hinauf. »Ich hatte entsetzliche Angst, Kind. Ich hatte nie zuvor Unionssoldaten gesehen. Bis dahin hatte die konföderierte Armee Nashville besetzt. Soldaten in grauen Uniformen waren ein gewohnter Anblick. Wir hatten Gerüchte gehört, dass die Yankees im Anmarsch seien, aber ich schätze, wir glaubten es erst, als die Unionssoldaten praktisch vor unserer Tür standen – sie lagerten gleich auf der anderen Uferseite des Cumberland River. Die ganzen Soldaten in den grauen Uniformen flohen nach Süden und ließen die Stadt ungeschützt zurück. Leute liefen schreiend auf die Straßen. Wagen, die hoch beladen waren, stauten sich überall, da alle eilig aus der Stadt kommen wollten. Wer nicht flüchten konnte, verbarrikadierte sich in seinem Haus.« Sie schaute Jael und dann mich an. »Mr Waters wollte ebenfalls die Stadt verlassen und plante, mich mitzunehmen.

Wenn ich mich richtig erinnere, hatte seine Frau Verwandte in North Carolina, bei denen sie unterkommen konnten. Aber er wollte verhindern, dass die Yankees seine Lager leer räumten. Deshalb verzögerte sich unsere Abfahrt; mehrere Wagen wurden mit seinen Waren beladen. Er schickte mich los, um seiner Familie auszurichten, dass sie ohne ihn aufbrechen sollten, doch als ich versuchte, zur Lagerhalle zurückzukommen, kam ich nicht mehr durch, weil auf den Straßen ein so dichtes Gedränge herrschte. Plötzlich sah ich eine endlos lange Reihe Soldaten in blauen Mänteln in die Stadt marschieren. Eine Kapelle spielte Musik, als wäre es eine Feiertagsparade.«

»Haben sie dir etwas angetan?«, flüsterte Jael mit Tränen in den Augen.

Frankie schüttelte den Kopf. »Nein, obwohl ich das befürchtete, als sie uns Sklaven zusammenholten.«

»Wohin haben sie euch gebracht?«, fragte ich. Ans Essen war gar nicht mehr zu denken.

»Zuerst in ein Lager ganz in der Nähe. Nach einer Weile kamen einige von uns auf ein anderes Gelände südlich der Stadt, wo Zelte errichtet wurden. Ich erfuhr später, dass es als *Contraband Camp* bezeichnet wurde. Das bedeutete, dass wir vor unseren Besitzern weggelaufen waren.« Sie zuckte die Achseln. »Ich war nicht weggelaufen, aber trotzdem sah ich Mr Waters nie wieder.«

»Warst du jetzt frei?«

Frankie tätschelte Jaels Hand und lächelte. »Ja, Mädchen. Zum ersten Mal in meinem Leben war ich frei.«

Sie teilten ein triumphierendes Lächeln, das mich, eine Weiße, ausschloss. Ich hatte nie annähernd so viel erleiden müssen wie Frankie und die Rassendiskriminierung, die Jael sicher oft zu spüren bekam, war mir auch fremd. Ich konnte die tiefen Gefühle, die sich in Frankie geregt hatten, als sie begriffen hatte, dass sie keine Sklavin mehr war und niemandem mehr gehörte, unmöglich im vollen Umfang verstehen.

Frankies Lächeln verblasste. »Das Leben im Lager war anfangs gut, obwohl es dort kalt und überfüllt war. Ich denke, wir standen eine Weile unter Schock, bevor wir schließlich begriffen, dass wir frei waren. Anfangs gab es viel zu essen und es war wie ein Fest. Jeden Abend Musik, Gesang und Lachen. Aber nach einer Weile wurden die Leute unruhig. Ihnen gefiel nicht, dass die Soldaten uns nicht aus dem Lager ließen. Die Männer wurden zur Arbeit gezwungen und mussten ein großes Fort aus Kalksteinblöcken auf dem Hügel vor unserem Lager bauen und Gräben um die Stadt herum ausheben, um die Konföderierten abzuwehren. Dann kursierten Gerüchte, dass eine Gruppe Soldaten einige Frauen missbrauchte.« Ihre Stimme wurde leise. »Als ein Mann erschossen wurde, weil er sich weigerte, für die Yankees zu arbeiten, und das Lager verlassen wollte, fragten wir uns, ob wir unsere früheren Besitzer nicht bloß gegen neue Sklavenhalter eingetauscht hatten.«

Kapitel 12

»Danke fürs Abholen.« Ich schaute Mr Norwood von der Seite an.

Im schwachen Licht der Abenddämmerung fuhren wir in seinem Wagen durch Hell's Half Acre. Ich war viel länger bei Frankie geblieben, als ich beabsichtigt hatte. Sie hatte angeboten, Jael und mir zu zeigen, wie man Brot backte. Während wir uns unterhalten, viel gelacht und alles voller Mehl gestäubt hatten, war die Zeit wie im Nu verflogen. Als ich aus dem Fenster geschaut und gesehen hatte, dass die Sonne schon fast den Horizont erreicht hatte, hatte ich panisch überlegt, wie ich in der Dunkelheit zur Straßenbahnhaltestelle kommen sollte, ohne wieder ungewollte Aufmerksamkeit auf mich zu ziehen. Nachdem Frankie Jael erzählt hatte, was am Morgen passiert war, hatte Jael angeboten, zu Pastor Silas' Haus zu laufen und mit seinem Telefon Mr Norwood anzurufen. Ich hätte nie gedacht, dass ich mich so freuen würde, sein altes Chevrolet Coupé vor Frankies Haus vorfahren zu sehen.

Er sah mich an, aber sein Gesicht lag im Schatten und ich konnte nicht darin lesen. Als er den Blick wortlos wieder auf die Straße richtete, hatte ich allerdings das untrügliche Gefühl, dass *er* nicht erfreut war.

»Ich bezahle das Benzin«, bot ich an, da ich dachte, dass dies das Problem sein könnte. Vielleicht hatte ich aber auch seine Pläne für den Samstagabend durcheinandergebracht. Hatte er eine Freundin? Ärgerte er sich, weil er sie meinetwegen erst später treffen konnte?

Nach einem Moment entspannten sich seine Schultern. »Wegen des Benzins mache ich mir keine Sorgen.« Wieder traf mich ein kurzer Blick. »Sie hätten nicht alleine hierherkommen sollen.«

Sein bevormundender Ton ärgerte mich. Trotzdem wusste ich, dass er recht hatte.

Er schluckte schwer und sein Adamsapfel hüpfte. »Sie hätten verletzt werden können. Oder Schlimmeres.«

Jetzt begriff ich. »Jael hat Ihnen erzählt, was passiert ist?«

»Ja.« Er seufzte frustriert. »Was ist in Sie gefahren, ohne Begleitung nach Hell's Half Acre zu gehen? Eine schöne weiße Frau, die ganz allein unterwegs ist, kann in diesem Viertel in große Schwierigkeiten geraten.«

Er findet mich schön? Aus irgendeinem Grund entlockte mir diese Information inmitten dieses so ernsten Gesprächs ein Lächeln.

»Was gibt es da zu grinsen? Das ist mein Ernst, Miss Leland! Kommen Sie nie wieder allein hierher.«

»Das werde ich nicht. Versprochen«, sagte ich leise.

Meine Antwort schien ihn zu besänftigen. »Was war überhaupt so wichtig, dass Sie heute hier sein mussten? Ich dachte, Ihr Interview mit Mrs Washington wäre abgeschlossen.«

Mein Gewissen meldete sich zu Wort. »Nicht ganz.«

Er zog die Brauen hoch.

»Frankie – so heißt sie – lässt sich mit dem Erzählen ihrer Geschichte viel Zeit. Ich will sie nicht drängen; deshalb habe ich ihr gesagt, dass ich sie besuchen komme, wenn ich es einrichten kann.« Angesichts seines Kopfschüttelns sprach ich schnell weiter: »Ich werde meine anderen Interviews nicht vernachlässigen. Sie brauchen sich also keine Sorgen zu machen. An Frankies Geschichte ist einfach etwas …« Ich zuckte die Achseln, da ich das, was in meinem Herzen immer mehr Raum einnahm, nicht in Worte fassen konnte. »Es ist ihr Mut, denke ich. Ihren Mut bewundere ich am meisten. So schrecklich einige Details ihres Lebens auch sind, lässt sie sich davon nicht unterkriegen.«

Er schwieg einen langen Moment, bevor er einräumte: »Sie scheint eine sehr interessante Frau zu sein.« Doch als ich lächelte, schaute er mich wieder streng an. »Trotzdem ist ein Gespräch mit ihr nicht so wichtig, dass Sie sich dafür in Gefahr begeben sollten. Wenn Sie das nächste Mal zu ihr wollen, fahre ich Sie. Einverstanden?«

Mein Lächeln wurde breiter. »Einverstanden, Mr Norwood.«

»Da ich in Zukunft Ihr Privatchauffeur bin, können Sie auch Alden zu mir sagen.«

Mich befiel eine plötzliche Scheu, aber ich erwiderte: »Ich bin Rena.«

»Gut, Rena«, sagte er mit einem Augenzwinkern. »Erzähl mir etwas von deiner Frankie.«

Also erzählte ich ihm während der restlichen Fahrt von Sadie Hall und Frankies entstellten Fingern. Ich erzählte ihm, dass Frankie immer wieder verkauft worden war, und von Moss' Ermordung. Er fragte an mehreren Stellen nach, was mir verriet, dass ihn Frankies Geschichte ebenfalls fesselte und dass er viel über die Sklaverei wusste. Als wir vor unserem Haus vorfuhren, wo fast hinter jedem Fenster Licht brannte, war ich traurig, weil unsere gemeinsame Zeit für heute zu Ende war.

»Darf ich dir eine Frage stellen?« Er drehte sich zu mir.

»Natürlich.«

»Was hat dein Vater gemacht, bevor es mit der Wirtschaft in den Keller ging?«

Ich hatte angenommen, dass er immer noch bei Frankies Lebensgeschichte war, und deshalb traf mich seine Frage unvorbereitet. Ich hatte Alden nach seinen falsch interpretierten Beobachtungen am ersten Tag nicht viel über meine Familie erzählt. Obwohl er sich entschuldigt hatte und ich das als aufrichtig empfunden hatte, wollte ich dieses Thema eigentlich nicht wieder ansprechen. Aber er wurde gerade zu einem Freund, deshalb beschloss ich, ehrlich zu sein. »Ihm gehörten mehrere Banken in Tennessee. Ich habe nie viel von Geldangelegenheiten, Investments und solchen Dingen verstanden und hätte nie gedacht, dass er alles verlieren könnte.«

»Das tut mir leid.« Aus seinen Augen sprach echtes Mitgefühl. »Der Börsencrash war für alle schwer.«

Ich hätte es dabei bewenden lassen und ihn über die Umstände, warum mein Vater die Gunst der Gesellschaft verloren hatte, im Dunkeln lassen können. Aber das wollte ich irgendwie nicht. Alden sollte sehen, wer ich wirklich war, und sich seine Meinung aufgrund von Fakten und nicht von Vermutungen bilden.

»Es war eine schwere Zeit. Der 29. Oktober ist mein Geburtstag. Ich wurde an dem Tag des Börsencrashs sechzehn. Wir planten eine große Feier mit hundert Gästen, aber nach den Nachrichten wagte es meine Mutter nicht einmal mehr, das Haus zu verlassen. Mein Vater hatte Tausende Dollar, die Bankkunden gehörten, falsch angelegt. Leute, die wir jahrelang gekannt hatten, verloren durch sein Verschulden ihre Häuser und wurden praktisch mittellos.«

Alden sagte nichts. Ich konnte mir vorstellen, welche Gedanken ihm durch den Kopf gingen.

»Das große Haus, das du hier siehst, gehörte früher meinen Großeltern. Meine Mutter ist darin aufgewachsen. Als mein Großvater starb, verkaufte meine Großmutter es an meine Eltern und zog in ein kleineres Haus in unserer Straße. Nach dem Börsencrash und dem Zusammenbruch von Dads Bank wollte sie nicht, dass wir das Haus verlieren, deshalb hat sie die Hypothekenraten übernommen. Ohne sie wären wir genauso obdachlos geworden wie so viele andere. Dank Mamas Lohn in der Näherei haben wir zu essen. Aber zu mehr reicht es nicht.«

Wir saßen einige lange Augenblicke schweigend da. Irgendwie war beim Erzählen unserer traurigen Wahrheit eine schwere Last von mir abgefallen. Ja, mein Vater hatte etwas Furchtbares getan. Er musste nicht ins Gefängnis, trotzdem würde er für den Rest seines Lebens den Preis für seine schlechten Entscheidungen zahlen. Aber das war seine Geschichte und nicht meine. Mich traf an dem, was passiert war, keine Schuld. Nur, weil mein Geburtsdatum mit diesem verhängnisvollen Tag zusammenfiel, bedeutete das nicht, dass ich mich mit Schuldgefühlen oder Scham belasten musste.

»Ich bin froh, dass du von der Stelle beim *FWP* erfahren hast.«

Ich schaute Alden an und sah ein leichtes Lächeln auf seinen Lippen. »Ich auch.« Ich nahm meine Sachen in die Hand. »Nochmals danke, dass du mich heute gerettet hast, edler Ritter.«

Mein Versuch, lustig zu sein, beeindruckte ihn offenbar nicht, denn er runzelte die Stirn. »Damit ist nicht zu spaßen, Rena. Hell's Half Acre trägt diesen Namen zu Recht.«

Ich wurde wieder ernst. »Ich weiß. Ich habe meine Lektion gelernt.«

Wir blickten uns einen Moment lang an und im Licht der Straßenlaterne konnte ich sein Gesicht jetzt gut erkennen. Dunkle Bartstoppeln überzogen seine Wangen und sein markantes Kinn.

»Gute Nacht, Rena.«

Bei seiner zärtlichen Miene wurde mir ganz warm.

»Bis Montag.«

Ich legte die Hand auf den Türgriff. »Gute Nacht, Alden.«

Ich blickte ihm nach, als er davonfuhr, und fragte mich, warum mir erst jetzt auffiel, wie gut er aussah. Selbst Frankie hatte das heute Morgen festgestellt.

»Rena? Oh, Gott sei Dank, du bist zu Hause!«

Ich drehte mich um und sah Mama in der Haustür stehen. Ihre Stimme hatte vor Sorge gezittert. Erst in diesem Moment kam mir der Gedanke, dass ich meine Mutter heute irgendwann im Laufe des Tages hätte anrufen und ihr Bescheid geben sollen, dass ich unterwegs war und es spät werden würde.

»Entschuldige, dass ich mich nicht gemeldet habe. Es gab kein Telefon, das ich hätte benutzen können.« Ich stieg die Stufen zur vorderen Veranda hinauf und hörte Kinderstimmen im Haus. Ein schneller Blick bestätigte, dass der alte Hudson meiner Schwester in der Einfahrt parkte.

»Wir hätten beinahe die Polizei angerufen, Lorena Ann.« Mamas Sorge verwandelte sich schnell in Tadel. »Als Mutter sagte, dass sie dich den ganzen Tag nicht gesehen hat, war ich vor Sorge ganz außer mir. Die arme Mary musste die Kinder ohne Abendessen ins Auto laden, um zu kommen und mich zu trösten.«

Es tat mir zwar wirklich leid, dass ich nicht angerufen hatte, aber ihre Theatralik war übertrieben. »Mir geht es gut, Mama. Nächstes Mal gebe ich dir Bescheid, wenn ich weggehe.«

Sie schaute mich im gelben Verandalicht stirnrunzelnd an, dann wanderte ihr Blick zur Straße. Aldens Auto verschwand gerade um die Ecke.

»War das der junge Mann vom *FWP?*«

Ich seufzte. Das Verhör ging also los. »Ja. Das war Alden Norwood.«

»Was hast du mit ihm gemacht? Du warst den ganzen Tag fort.«

Ich wog meine nächsten Worte ab. Zu behaupten, ich wäre mit Alden unterwegs gewesen, wäre viel leichter, als die Gardinenpredigt zu ertragen, die sicher folgen würde, wenn ich ihr die Wahrheit sagte. Aber ich hatte nichts getan, dessen ich mich schämen müsste.

»Ich war bei Mrs Washington. Wir sind mit ihrem Interview noch nicht ganz fertig.«

Mama starrte mich reglos an. Schließlich kniff sie die Augen zusammen. »Wo wohnt diese Frau?«

Ich brach den Blickkontakt ab und ging zur Tür. »In der Jackson Street.«

Mama hielt mich am Arm fest und hinderte mich daran, ins Haus zu gehen. »Soll das heißen, du warst unten in … in …« Ihre Stimme wurde zu einem leisen Zischen. »Du warst unten in Hell's Half Acre?« Ihr Blick raste über den dunklen Garten, als hätten sich die Nachbarn auf dem Rasen versammelt, um uns zu belauschen.

»Ja, Mama. Mrs Washington wohnt in einem sehr netten Haus. Sie hat viele verschiedene Blumen gepflanzt und hat sogar einen Gemüsegarten. Es ist nicht so, wie du denkst.«

Ihre Miene wurde hart. »Ich kenne dieses Viertel, Lorena Ann. Was ist nur in dich gefahren, dass du uns nicht nur demütigst, indem du deine Zeit mit unpassenden Leuten verbringst, sondern dich auch noch in Gefahr begibst, indem du in dieses … in dieses Viertel gehst?«

In diesem Moment tauchte Mary mit dem zweijährigen Buddy auf den Armen im offenen Türrahmen auf. Der Geruch einer vollen Windel umhüllte sie. Marys Blick wanderte zwischen Mama und mir hin und her. »Wo warst du, Lulu? Mama hat sich Sorgen gemacht!«

»Sie war bei *dieser Frau.*« Mama kniff die Lippen zusammen.

Mary runzelte die Stirn. »Mama hat mir von deiner Arbeit erzählt. Also wirklich, Lulu, konntest du nichts Anständigeres finden?«

»Ja«, bestärkte Mama sie und verschränkte die Arme. »Etwas Anständigeres. Vielleicht hörst du auf deine Schwester, wenn du schon nicht auf mich hörst.«

Das Letzte, was ich brauchte, war ein Vortrag von Mary, die in ihrem ganzen Leben nie einen Job gehabt hatte. Auch wenn Mama damit recht hatte, dass Frankies Wohngegend gefährlich war, weigerte ich mich, beim *FWP* zu kündigen – nachdem Alden angeboten hatte, mich künftig zu fahren, erst recht nicht.

Ich drehte mich um und stapfte die Stufen hinab. »Ich gehe zu Grandma Lorena. Ihr braucht nicht bei der Polizei anzurufen.«

Mama protestierte und Mary bezeichnete mich als kindisch, aber ihre Worte prallten an mir ab. Ich musste mit irgendjemandem sprechen, und dafür kam nur eine einzige Person infrage.

»Mama setzt mich unter Druck, meine Stelle zu kündigen.«

Ich saß Grandma Lorena an ihrem Esstisch gegenüber und genoss ihr berühmtes Hähnchen mit Klößen. Sie hatte schon vorher zu Abend gegessen, aber das hinderte sie nicht daran, mir Gesellschaft zu leisten und sich selbst noch einen kleinen Nachschlag zu gönnen.

Sie runzelte nachdenklich die Stirn. »Das wäre schade, Rena. Ich finde, Frankies Geschichte muss erzählt werden. Auch die Geschichten der anderen früheren Sklaven. Besonders die jüngeren Generationen müssen sie hören.«

Ich hatte gewusst, dass sie es verstehen würde. »Danke, Grandma. Ich begreife nicht, warum Mama das nicht einsehen will. Sie ist Frankie nie begegnet und trotzdem hat sie entschieden, dass ich nichts mit ihr zu tun haben sollte.«

Wir aßen beide einen Bissen, bevor Grandma ihren Löffel ablegte. »Ich weiß, dass das für dich schwer nachzuvollziehen ist, aber Margaret ist in einer Zeit aufgewachsen, in der Weiße keinen Kontakt zu Schwarzen hatten. Das heißt natürlich nicht, dass sie oder sonst jemand Menschen aufgrund ihrer Hautfarbe anders behandeln sollte oder glauben darf, irgendwie über ihnen zu stehen. Aber einige Gewohnheiten und Überzeugungen lassen sich nur schwer ändern, wenn sie sich erst einmal in uns festgesetzt haben.«

Ich dachte über ihre Worte nach. »Aber du hast keine Vorurteile gegenüber Menschen mit anderer Hautfarbe.«

Ein sonderbarer Ausdruck, den ich nicht einordnen konnte, trat auf Grandmas Gesicht. »Ich hoffe sehr, dass ich keine solchen Vorurteile mehr in meinem Herzen habe, aber zu meiner Schande muss ich zugeben, dass es eine Zeit gab, in der ich auch so dachte wie deine Mutter.«

Ich schaute sie überrascht an. »Das glaube ich nicht, Grandma. Du doch nicht.«

»Es stimmt leider. Ich bin nicht stolz darauf, wie ich in meinen jungen Jahren mit Menschen umgegangen bin, die anders waren als ich. Nachdem Cornelia gestorben war, beschäftigte meine Mutter andere schwarze Dienstboten. Ich bildete mir ein, weil ich weiß war und die Tochter der Hausherrin, wäre ich besser als sie.«

Ihr Geständnis schockierte mich. Ich konnte nicht glauben, dass meine freundliche, liebevolle Großmutter – eine Säule der

Kirche und Gesellschaft – früher genauso gedacht haben sollte wie meine Mutter.

»Was hat dich bewogen, deine Einstellung zu ändern?«

Ein trockenes Lächeln umspielte ihre Lippen. »Ich würde gern behaupten, ich wäre von selbst darauf gekommen, aber in Wirklichkeit hat mir dein Großvater mit seiner Sicht auf die Welt geholfen zu erkennen, wie falsch meine Einstellung war.«

Ich hatte Grandpa Jim nicht gut gekannt, da ich bei seinem Tod erst neun gewesen war. Meine Erinnerungen an ihn bestanden hauptsächlich aus seinem ansteckenden Lachen und dem allgegenwärtigen Spucknapf für seinen Kautabak.

»Erzählst du mir von ihm?«

Eine liebevolle Wärme trat in ihre Augen. »Jim begegnete jedem mit einem Lächeln. Die Hautfarbe oder der gesellschaftliche Status eines Menschen spielten, für ihn keine Rolle. Er war jedem ein Freund.«

»Wie habt ihr beide euch kennengelernt?« Ich konnte mich an die Details ihrer Liebesgeschichte nicht erinnern, obwohl ich sie bestimmt schon gehört hatte.

»Ich war Studentin am *Ward Seminary for Young Ladies*«, begann sie und in ihre Augen trat der gleiche Blick in die Ferne, den ich oft bei Frankie beobachtete, wenn sie sich an frühere Zeiten erinnerte. »Es war im Mai meines zweiten Studienjahrs. Ich wollte Lehrerin werden – einer der wenigen Berufe, die Frauen damals ausüben konnten.«

Ich stellte mir meine Großmutter als junge Frau vor und lächelte.

»Es war ein Sonntagnachmittag, sonnig und warm. Ich war zur Maikönigin gewählt worden und durfte an der Maiparade teilnehmen. Ich fuhr in einem Wagen, der von vier schönen, aber temperamentvollen Pferden gezogen wurde. Der Junge, der ihn lenkte, war den Pferden nicht gewachsen.« Sie schmunzelte. »Ich hätte gern sein Gesicht gesehen, als eines der Pferde scheute und ihm die Zügel aus der Hand riss. In dem Moment war die Situation allerdings alles andere als lustig: Die Tiere galoppierten durch die Straße und gefährdeten dabei nicht nur mich und den Jungen, sondern auch die Zuschauer der Parade.«

Fasziniert von den Bildern, die Grandmas Geschichte wachrief, beugte ich mich vor.

»Mein junger Fahrer und ich konnten nichts anderes tun, als uns festzuhalten und zu hoffen, dass wir nicht schwer verletzt werden würden. Plötzlich bemerkte ich aus dem Augenwinkel, wie ein Pferd mit einem Reiter auftauchte.«

»Grandpa?«

Sie nickte. »Ja, es war dein Großvater. Er ritt zu den durchgegangenen Pferden und irgendwie gelang es ihm, sie anzuhalten. Ich weiß, ich hätte eine Todesangst haben müssen, aber als ich meinen attraktiven Helden sah, war ich einfach nur froh.«

Wir schmunzelten beide.

»Jim bot an, den Wagen zur Schule zurückzufahren, da mich der Junge im Stich ließ, sobald wir gerettet waren. In der halben Stunde, die es dauerte, zur Schule zu kommen, habe ich mich unsterblich in Jim verliebt – und er sich in mich.«

Ein verträumtes Seufzen kam über meine Lippen.

»Als mein Vater von den durchgegangenen Pferden und Jims Rettungstat hörte, lud er ihn zum Abendessen zu uns ein. Ich war ganz aufgeregt und wollte, dass alles perfekt war, um ihm zeigen zu können, was für eine gute Hausfrau ich wäre. Als er kam, spielte ich mich auf, kommandierte die Dienstboten herum und schalt eine junge Frau, als sie ein wenig Suppe auf die Tischdecke kleckerte. Ich glaube, ich habe sogar gesagt, dass sie wissen müsste, wo ihr Platz ist. Am Ende des Abends sah ich Jim an, dass ihn etwas beunruhigte. Wir saßen auf der Veranda, während der Mond den Nachthimmel erhellte und eine romantische Atmosphäre schuf, aber Jim war ungewöhnlich still. Als ich ihn fragte, was los sei, war ich auf seine Antwort nicht vorbereitet.«

Ich hielt den Atem an, obwohl ich wusste, dass die Geschichte gut ausgegangen war.

»›Lorena‹, sagte er so ernst, wie ich ihn nie zuvor und auch danach nie wieder erlebt habe. ›Ich fürchte, ich habe einen furchtbaren Fehler begangen.‹ Ich hatte keine Ahnung, was er meinte, und ermutigte ihn weiterzusprechen, ohne zu wissen, dass das, was er sagen würde, mich am Boden zerstören würde. ›Ich wusste nicht, dass du zu den Leuten gehörst, die andere wegen ihrer Hautfarbe schlecht behandeln. Es tut mir leid, aber wir können uns nicht mehr treffen.‹« Sie seufzte schwer. »Dann ging er und ich wusste nicht, ob ich ihn je wiedersehen würde.«

Mein Herz litt mit der jungen Lorena Sue. »Aber du hattest nicht wirklich solche Vorurteile, oder?«

»Damals dachte ich, ich hätte keine, aber wenn ich jetzt zurückblicke, muss ich zugeben, dass es doch so war. Ich glaubte, meine weiße Haut würde mich über dunkelhäutige Menschen stellen. Ich musste erst Jim verlieren, damit mir die Augen geöffnet wurden. Mama sagte natürlich, er wäre ein Narr und ich wäre ohne ihn besser dran. Sie und Papa forderten mich auf, ihn zu vergessen. In den nächsten Monaten wurde eine ganze Reihe lediger junger Männer zum Essen in unser Haus eingeladen, von meinen Eltern persönlich ausgewählt, aber mein Herz gehörte Jim.«

Ich war nie verliebt gewesen, aber ich glaubte, mir Grandmas Schmerz vorstellen zu können. »Wie lang blieb Grandpa fort?«

»Fast drei Jahre vergingen, bis ich ihn wiedersah. Ich konnte keinen der jungen Männer, die Papa zu uns einlud, ertragen und fällte die Entscheidung, nie zu heiraten. Ich schloss mein Studium ab und wurde Lehrerin und Papa half mir, eine Stelle in einer Schule für junge Damen zu bekommen. Junge *weiße* Damen natürlich. Aber Jims Worte ließen mich nicht los und ich begann, die Rassentrennung in unserer Welt mit seinen Augen zu sehen. Als eine junge schwarze Frau an der Schule aufgenommen werden wollte, lachte sie der Rektor aus.« Grandma schloss für einen langen Moment die Augen. »Ich werde nie vergessen, wie sie die Schule verließ. Unter dem Hohn der Lehrer und Schülerinnen schritt sie hoch erhobenen Hauptes mit einer Würde davon, die ich bei keinem Weißen je erlebt hatte. Später erfuhr ich, dass diese junge Frau an der Fisk University studiert und ihren Master erfolgreich abgeschlossen hatte. Sie machte sich durch ihren Einsatz für Frauenrechte und in der *National Baptist Convention* in Memphis einen Namen.«

»Wie hast du Grandpa wiedergetroffen?«

»Nachdem ich mit ansehen musste, wie meine Kollegen diese junge Frau so entwürdigend behandelt hatten, wusste ich, dass ich nicht länger dortbleiben konnte. Ich wollte in einer Schule für Schwarze unterrichten, aber das erlaubte mein Vater nicht.« Sie schaute mich an. »Ich konnte mich seinen Wünschen nicht widersetzen, so gern ich das auch gewollt hätte. So etwas machte man damals einfach nicht.«

Jetzt begriff ich, warum mich Grandma so gut verstand: Wir waren uns noch ähnlicher, als mir bisher bewusst gewesen war.

»Eines Tages hörte ich von einer Versammlung, bei der es um Rassengleichheit ging. Ich erzählte meiner Mutter, ich würde mich mit Freunden treffen, und ich sollte auch tatsächlich einen Freund treffen, auch wenn ich das zu dem Zeitpunkt noch nicht wusste. Als ich im Park ankam, waren dort ziemlich viele Menschen versammelt. Jemand hielt eine Rede, aber ich stand ziemlich weit hinten und konnte nicht verstehen, was gesprochen wurde. Ich fühlte mich fehl am Platz, auch wenn viele Weiße bei der Veranstaltung waren.« Ihre Augen wurden feucht. »Ich konnte es kaum glauben, als ich Jim auf mich zukommen sah. Er fragte, was ich hier machen würde. Als ich ihm antwortete, dass ich mich geändert hätte, lächelte er mich strahlend an.«

Ich grinste. »Er hat dich immer noch geliebt.«

»Ja. Wir unterhielten uns stundenlang und am Ende des Tages machte er mir einen Heiratsantrag und ich sagte Ja.«

»Wie haben deine Eltern reagiert?«

»Sie waren natürlich nicht sonderlich begeistert, aber Jim kam aus einer alten Nashviller Familie und an seinem Stammbaum und seinem Bankkonto hatten sie nichts auszusetzen.«

Grandmas Geschichte hatte ein Happy End. Obwohl ich noch ein Kind gewesen war, als Grandpa gestorben war, hatte ich die Liebe der beiden zueinander erlebt. Sie war in ihren Gesprächen und in ihrem Lachen spürbar gewesen. Als Grandpa an einem Herzinfarkt gestorben war, hatte Grandma völlig verloren gewirkt. Doch eines Tages war sie mit einem Lächeln und noch etwas, das ich damals nicht hätte beschreiben können, zu uns gekommen. Jetzt wusste ich das Wort dafür: Frieden. Der Schmerz wegen ihres Verlustes beherrschte sie nicht mehr. Sie vermisste Grandpa immer noch sehr, aber sie konnte loslassen und in die Zukunft blicken.

»Da Margaret unser einziges Kind war, beschloss Jim, dass wir den Kindern in Nashville, die weniger gesegnet waren als wir, helfen sollten. Er gab große Summen Geld und viel von seiner Zeit für Programme für die Armen und fuhr oft nach Hell's Half Acre.«

Ich starrte sie an und konnte kaum glauben, was ich soeben gehört hatte. »Grandpa war in Hell's Half Acre?« Auf ihr bestätigendes Nicken hin fragte ich: »Wusste Mama das?«

Sie seufzte. »Als Margaret ungefähr zwölf war, nahm Jim sie einmal mit. Er hatte dort einen Pastor kennengelernt und in der Gemeinde wurde immer Hilfe benötigt. An jenem Tag wollten sie einer jungen Mutter helfen, deren Mann sie und ihre vier Kinder verlassen hatte. In ihrem Haus waren einige Reparaturen nötig. Es war Winter und die armen Kinder froren. Jim gab das Geld für das nötige Material, um das Dach zu reparieren, aber er wollte auch selbst mit anpacken. Er dachte, es wäre für Margaret eine gute Erfahrung, die Armut zu sehen, in der einige Menschen leben mussten, und er hoffte, damit der egoistischen Tendenz, die wir bei ihr immer mehr beobachteten, entgegenwirken zu können.«

Ich versuchte, mir Mama als Mädchen vorzustellen, das Hell's

Half Acre zum ersten Mal sah. »Ich schätze, es war für sie ein ziemlicher Schock, dieses Viertel zu sehen?«

»Ja. Leider hat die Zeit, die sie mit Jim dort verbrachte, mehr Schaden angerichtet als Gutes bewirkt. Dieser Besuch bestärkte sie in ihrer Meinung, sie wäre den Menschen, die dort lebten, überlegen, statt Mitgefühl für ihre Not zu wecken.«

Ich warf einen Blick ins Wohnzimmer, wo ein Schwarz-Weiß-Foto von Grandpa auf dem Kaminsims stand. »Ich hätte ihn gern begleitet.«

»Das hätte ihn sicher gefreut. Er wäre sehr stolz auf dich, Rena.« Als ich sie wieder ansah, lächelte sie. »Ich glaube, du hast etwas von seinem Geist geerbt. Lass dich von niemandem, nicht einmal von deiner Mutter oder deinem Vater, abhalten, das zu tun, wozu du berufen bist.«

Als ich Grandma kurze Zeit später verließ, konnte ich nur staunen, dass meine eigenen Großeltern versucht hatten, etwas gegen die Ungleichbehandlung Weißer und Schwarzer zu unternehmen. Was wäre gewesen, wenn Mama an jenem Tag mit den Bewohnern von Hell's Half Acre Mitleid statt Verachtung empfunden hätte? Wie anders wäre alles für unsere Familie und für unsere Dienstboten gewesen?

Und noch eine andere Frage ließ mich nicht los: Bewirkte das, was ich tat, etwas? Spielten meine Interviews wirklich eine Rolle?

Während ich nachdenklich nach Hause zurückkehrte, merkte ich, wie sehr ich mir das wünschte.

Kapitel 13

Mrs Patsy Hyde war eine nette alte Frau und die Erzählungen aus ihrem Leben als Sklavin berührten mich, aber trotzdem waren sie ganz anders als die Geschichten, die mir Frankie erzählte. Die Versonnenheit, mit der Patsy von ihren Tagen als Kind auf der Plantage sprach, konnte ich nicht richtig einordnen und es kostete mich viel Selbstdisziplin, mich an die Fragenliste, die ich vom *FWP* bekommen hatte, zu halten. Ich wollte nach Peitschenhieben, Babys und ihrer Befreiung fragen und wissen, was sie wirklich über die Sklaverei dachte. Dinge, die mir Frankie bereitwillig erzählt hatte. Aber ich tat es nicht und war seltsam unbefriedigt, als ich mich von Mrs Hyde verabschiedete.

Alden wartete auf mich.

»Wie lief es?«, fragte er, sobald ich auf dem Beifahrersitz saß.

Ich zuckte die Achseln. »Gut, denke ich. Das Interview mit ihr ist fertig.«

Er schaute mich fragend an und seine Augen zogen sich enger zusammen. »Aber du bist darüber nicht glücklich.«

Wie konnte er mich schon so gut kennen?

»Ich wünschte, sie hätte sich mehr geöffnet, das ist alles.«

Nach einem kurzen Schweigen sagte er: »Du meinst, so wie Frankie.«

Ich warf einen sehnsüchtigen Blick in die Richtung von Frankies Haus und nickte. »Sie erzählt ihre Geschichte so ehrlich.«

»Und du glaubst, Mrs Hyde war nicht ehrlich?«

Ich blickte ihn an und war nicht sicher, was ich antworten sollte. »Ich glaube nicht, dass sie gelogen hat, falls du das meinst. Sie war ein kleines Kind, als der Krieg zu Ende war, wie meine Grandma Lorena. Vielleicht waren ihr die ganzen schrecklichen Dinge, die passierten, nicht bewusst oder sie erinnert sich einfach nicht daran.« Ich zuckte wieder mit den Schultern, konnte aber meinen eigenen Worten nicht glauben. Jeder Sklave, ob jung oder alt, hatte eindeutig Dinge gesehen, die er für den Rest seines Lebens nicht vergessen konnte.

»Ich glaube, ich weiß, wovon du sprichst. Die Leute, die ich interviewt habe, sind nicht annähernd so offen wie Frankie zu dir. Ich denke, sie ist eine Seltenheit unter den früheren Sklaven. Du kannst dich glücklich schätzen, dass du ihre Geschichten aus erster Hand hören darfst.«

»Danke.« Bevor ich es mir anders überlegen konnte, schob ich nach: »Würdest du sie gern kennenlernen?«

Er hatte gerade die Hand auf den Ganghebel gelegt. Jetzt hielt er inne und sah mich an. Seine Mundwinkel hoben sich zu einem Lächeln. »Ich denke schon. Ja, ich würde deine Frankie gern kennenlernen.«

Ich grinste und warf dann einen Blick auf meine Armbanduhr. »Ich muss meine Mutter anrufen und ihr Bescheid geben, dass ich später komme. Sonst regt sie sich unnötig auf.«

Alden fuhr an mehreren Geschäften vorbei, die wahrscheinlich einen Telefonanschluss hatten. Ich deutete zu einem Laden, vor dem mehrere Autos parkten. »Wollen wir es hier versuchen?«

Aber er fuhr auch an diesem Gebäude vorbei.

Als ich nach dem Grund fragte, antwortete er, ohne mich anzusehen: »In diese Läden sollte eine Frau lieber nicht gehen. Und eine weiße Frau schon gar nicht.«

Ich schluckte. Nach meinem beängstigenden Erlebnis am Wochenende wollte ich auf keinen Fall wieder unerwünschte Aufmerksamkeit auf mich ziehen. Ich kannte solche Läden, von denen er sprach, nicht, aber mein Bauchgefühl sagte mir, dass ich sie auch nicht kennenlernen wollte.

Wir fuhren zu einem kleinen Lebensmittelgeschäft unweit des Capitol Building.

Ein älterer Schwarzer stand hinter dem Verkaufstresen. Sein freundliches Lächeln verschwand, als wir auf ihn zutraten.

»Was kann ich für Sie tun?« Sein Blick wanderte kurz unter den Tresen.

»Wir würden gern Ihr Telefon benutzen, falls Sie eins haben«, sagte Alden und trat vor mich.

Ich fand das ziemlich unhöflich und trat um ihn herum. Seine Miene wirkte verärgert, während der Verkäufer mich belustigt musterte.

Er deutete zu einer Tür hinter sich. »Bitte, ich habe dort im Büro eins.«

Nachdem ich Mama angerufen und ihr erklärt hatte, dass ich etwas später nach Hause kommen würde, fuhren wir weiter zu Frankie.

»Warum hast du dich vor mich gestellt, als du mit dem Ladenbesitzer gesprochen hast?«, fragte ich.

Aldens Aufmerksamkeit blieb auf die Straße gerichtet. »Weil er unter dem Verkaufstresen eine Waffe hatte.«

Ich keuchte. »Woher willst du das wissen?«

»Ich habe beobachtet, wie er einen Blick darauf warf, als wir hereinkamen.«

Ich hätte gern argumentiert, dass er unmöglich mit Bestimmtheit wissen konnte, ob nur wenige Zentimeter von uns entfernt eine Waffe gelegen hatte, aber hatte ich nicht am Samstag gelernt, dass das Leben in Hell's Half Acre anders war als jenes, das ich immer gekannt hatte? Alden hatte viel mehr Erfahrung mit diesem Viertel als ich und ich musste ihm vertrauen. Unsere Situation erinnerte mich ein wenig an die, in der meine Großmutter viel von meinem Großvater gelernt hatte. Mein Gesicht begann zu glühen und ich wandte mich ab, damit er das nicht sehen konnte.

Ich war nicht in Alden verliebt wie Grandma damals in Grandpa, machte ich mir klar. Streng genommen waren wir Kollegen und möglicherweise Freunde, aber mehr nicht. Trotzdem hatte er mich mit seinem Körper abgeschirmt und dieses ritterliche Verhalten berührte mich irgendwie.

Wir erreichten unser Ziel. Die Orange- und Goldtöne der

Abenddämmerung legten sich bereits über die Stadt und aus den Wohnzimmerfenstern fiel Licht nach draußen. Irgendwie sah das heruntergekommene Viertel im Abendlicht friedlicher und weniger düster aus. Aber wenn ein Ladenbesitzer eine Waffe unter der Verkaufstheke versteckte, war hier definitiv nicht alles gut.

»Wir bleiben nicht lange«, sagte ich und stieg aus dem Auto. »Frankie und Jael kochen wahrscheinlich gerade ihr Abendessen.«

Jemand im Haus nebenan schaute aus dem Fenster und beobachtete uns.

Alden folgte mir über den schmalen, von Blumen gesäumten Weg zum Eingang.

Jael lächelte uns überrascht entgegen, als sie uns die Tür öffnete. »Hallo, Rena. Mama Fran hat gar nicht erwähnt, dass du heute kommst.« Ihr Blick wanderte zu Alden.

»Sie erwartet mich nicht, aber ich würde ihr gern einen Freund vorstellen, wenn sie Zeit hat.«

»Kommt herein.« Jael führte uns in das kleine Wohnzimmer. Aus der Küche drang ein köstlicher Geruch. »Sie hat sich ein wenig schlafen gelegt, aber ich habe vor einer Weile gehört, dass sie sich gerührt hat. Ich gebe ihr Bescheid, dass ihr hier seid.« Die junge Frau verschwand auf dem Flur.

Ich drehte mich um und sah, dass Alden mich anlächelte. »Was ist?«

Er zuckte leicht die Achseln. »Wie ich sehe, vertrauen sie dir. Das ist in so kurzer Zeit ein großer Erfolg. Gut gemacht, Miss Leland.«

Sein Lob und der Blick, mit dem er mich ansah, jagten mir ein Kribbeln über den Rücken.

»Sieh einer an, wer zu Besuch kommt!« Frankie kam ins Zimmer, Jael auf den Fersen. Ihr Kleid sah ein wenig verknittert aus, aber ansonsten wirkte sie genauso munter wie immer. »Und du hast deinen jungen Mann auch mitgebracht.«

Mein Gesicht lief bestimmt knallrot an, aber ich nickte. »Das ist Alden Norwood. Alden, das ist Mrs Frances Washington.«

Frankie musterte Alden genau. »Ich habe gehört, dass Sie für dieselbe Organisation arbeiten wie Rena.«

»Ja, Ma'am«, antwortete Alden. »Ich arbeite seit über einem Jahr für die *WPA*.«

»Und was halten Sie davon, dass die Regierung so viel Zeit und Geld in die Geschichten von ehemaligen Sklaven investiert?«

Ich hielt den Atem an. Ich ging nicht davon aus, dass Alden eine so direkte Frage aus der Bahn werfen würde, aber er hatte bestimmt nicht damit gerechnet.

»Ich denke, wenn wir verstehen, was in der Vergangenheit passiert ist, kann uns das helfen, die Zukunft für alle besser zu machen. Unsere Generation«, sagte er mit einem Blick zu mir, »weiß nicht viel über die Zeit der Sklaverei. Ihre Bereitschaft, Ihre Lebensgeschichte zu erzählen, hilft nicht nur uns, sie wird auch in den kommenden Jahren viele Menschen berühren.«

Nach einem Moment schmunzelte Frankie und ich konnte wieder frei atmen.

»Junger Mann, Sie sollten sich überlegen, einer dieser Politiker zu werden, die dort oben auf dem Hügel in diesem großen alten Capitol Building sitzen. Sie haben die Gabe, genau das zu sagen, was man hören will.«

Alden grinste und entspannte sich sichtlich. »Sie sind nicht die Erste, die so etwas vorschlägt, Ma'am.«

Ich spürte eine gewisse Zufriedenheit, während ich die beiden beobachtete.

»Habt ihr zwei schon zu Abend gegessen?«, fragte Frankie.

»Nein, Ma'am«, antwortete Alden, bevor ich etwas sagen konnte. »Hier riecht es sehr lecker.«

Erhoffte er sich eine Einladung?

»Dann solltet ihr mit uns essen. Jael hat einen Eintopf auf dem Herd und Maisbrot im Ofen. Sie kann zwar kein anderes Brot backen, aber das schmilzt einem auf der Zunge.«

»Aber Mama Fran zeigt uns, wie man Brot backt, nicht wahr, Rena?«, meinte Jael lächelnd. »Bald schmeckt unseres genauso gut wie ihres.«

Wir lachten alle und begaben uns in die Küche, als wäre es völlig normal, dass zwei junge Weiße im Haus einer früheren Sklavin in Hell's Half Acre mit ihr aßen. Ich stellte mir lieber nicht vor, was Mama sagen würde, falls sie das herausfände.

Nachdem Jael zwei unterschiedliche zusätzliche Stühle von irgendwo aus dem Haus geholt hatte, half ich ihr, den Tisch zu decken, während sich Frankie mit Alden unterhielt.

»Sie klingen nicht so, als würden Sie hier aus der Gegend stammen«, sagte Frankie und lud ihn mit einer Handbewegung ein, ihr gegenüber Platz zu nehmen.

»Nein, Ma'am. Ich komme aus Chicago.« Er lächelte zu mir hinauf, während ich ihm eine kleine Schüssel mit dampfendem Eintopf hinstellte. Als er seinen Hut abnahm, bemerkte ich zum ersten Mal, dass seine Augen hell- und nicht dunkelbraun waren, wie ich bisher angenommen hatte.

»Chicago«, sagte Frankie nachdenklich.

Ich kehrte zu Jael zurück, die am Herd stand und den Eintopf in die anderen Schüsseln schöpfte.

»Ich kannte einige Leute, die nach dem Krieg in den Norden gingen. Sie blieben aber nicht lange dort. Sie sagten, in jenem ersten Winter wären sie fast erfroren. Sobald es taute, kamen sie nach Tennessee zurück.« Frankie nickte dankend, als ich ihr eine Schüssel vorsetzte.

Jael und ich gesellten uns mit unseren eigenen Portionen zu den beiden an den Tisch.

»In Chicago lässt es sich gut leben, aber ich muss sagen, dass ich auch meine Zeit hier in Tennessee sehr genieße.« Aldens Blick wanderte kurz zu mir und ich errötete. Dann nahm er seinen Löffel. »Das Essen sieht wirklich köstlich aus.«

Er wollte anscheinend gerade anfangen, als Frankie fragte: »Wären Sie so freundlich, ein Tischgebet zu sprechen, Mr Norwood?«

Jetzt war es Alden, der rot wurde. »Ich, ähm«, stammelte er und war so verlegen, wie ich ihn noch nie gesehen hatte. »Normalerweise bin ich es nicht gewohnt …«

Zu meiner Erleichterung hatte Frankie Mitleid mit ihm. »Das ist in Ordnung, Mr Norwood. Ich kann das übernehmen.«

Ich senkte den Kopf, meinerseits zu verlegen, um Alden ansehen zu können.

»Herr, wir danken dir für deinen reichen Segen. Besonders danke ich dir für diese guten jungen Menschen, die an meinem Tisch sitzen. Segne uns auch dieses Essen. Amen.«

Jael stand auf, um das Maisbrot zu holen, während ich unsicher auf meinen Eintopf hinabblickte.

»Entschuldigen Sie, dass ich Sie so überrumpelt habe, Mr Norwood.« Frankie rührte ihren Eintopf um. »Wenn man in mein Alter kommt, will man keine Gelegenheit verpassen, dem Herrn für jeden kleinen Segen zu danken. Man weiß nie, wann man ihm gegenübertritt.« Sie schmunzelte und begann dann zu essen.

Aldens verkrampfte Schultern entspannten sich. Jael kehrte mit einem Teller mit dicken Maisbrotscheiben, die großzügig mit Butter bestrichen waren, zurück. Frankies Bemerkung, dass das Brot einem auf der Zunge schmelze, war kein leeres Versprechen gewesen. Ein so gutes Maisbrot hatte ich noch nie zuvor gegessen. Jael versprach, mir ihr Geheimnis zu verraten.

Frankie erkundigte sich nach Aldens Familie und wollte mehr über das Leben in Chicago hören. Er beantwortete jede ihrer Fragen, aber seine Ungezwungenheit ihr gegenüber war verschwunden. Plötzlich wirkte er zurückhaltend und fast scheu.

Falls Frankie das bemerkte, ließ sie es sich nicht anmerken. »Welchen religiösen Hintergrund hat Ihre Familie?«

Es war fast, als hätte nun Frankie die Rolle der Interviewerin eingenommen. Ich warf einen Blick auf Alden und bereute fast meinen Vorschlag herzukommen. Ich wusste die Antwort auf ihre Frage nicht, aber es war unübersehbar, dass sich Alden mit diesem Thema unwohl fühlte.

»Die Familie meiner Mutter war jüdisch, aber seit sie erwachsen ist, praktiziert sie ihren Glauben nicht mehr. Mein Vater wuchs katholisch auf.«

Frankie nickte nachdenklich. »Während der Sklaverei hatten wir nie einen Namen für unseren Glauben. Wir waren keine Methodisten oder Baptisten oder sonst irgendeiner Gemeinde zugehörig. Wir gingen in kein Kirchengebäude und hatten keine regelmäßigen Veranstaltungen.« Sie wischte die Brotkrümel vom Tisch in ihre verstümmelte Hand und warf sie in ihre Schüssel. »Mammy versuchte, uns Kindern von Gott zu erzählen, aber ich war zu jung, um viel zu begreifen. Nachdem ich immer wieder verkauft worden war, dachte ich kaum an Gott, da er auch kaum an mich zu denken schien. Ich war der Meinung, ohne Glauben wäre ich besser dran.«

Alden runzelte die Stirn. »Wenn Sie nicht an Gott glauben, warum sprechen Sie dann ein Tischgebet?«

»Oh, ich glaube an Gott, Mr Norwood. Und ob ich an ihn glaube!«

»Warum? Sie haben doch gerade selbst gesagt: Wenn es ihn gibt, kümmert er sich offenbar nicht um uns. Welchen Sinn hat es, an etwas oder jemanden zu glauben, der Sklaverei und so viel anderes Böses zulässt?«

Seine Frage hing schwer in der Luft.

Frankie schien sich ihre Antwort gut zu überlegen, bevor sie sprach. »Ich beantworte Ihre Frage, wenn Sie mir auch eine beantworten.«

Alden nickte.

»Glauben Sie an Gott, Mr Norwood? Nicht an eine Religion, sondern an einen Schöpfer, an einen Vater?«

Aller Augen richteten sich auf ihn. Ich fragte mich, wie das Gespräch diese gefährliche Richtung hatte einschlagen können, und hoffte, dass es nicht zu verletzten Gefühlen oder wütenden Worten führen würde. Diskussionen über Religion wurden bei uns zu Hause strikt vermieden.

»Nein, Mrs Washington.« Alden setzte sich gerader hin und erwiderte Frankies Blick. »Ich will Sie und andere, die an Gott glauben, nicht beleidigen. Ich finde einfach, dass die Vorstellung vom Gott der Bibel keinen Sinn ergibt und in unserer modernen Welt keinen Platz hat.«

Mehrere Momente vergingen in Schweigen, bevor Frankie langsam nickte. »Ja, Mr Norwood. Ich weiß genau, was Sie meinen. Auch das, was mir Mammy über Gott erzählte, passte nicht zusammen. Und schon gar nicht nach einem Leben in Sklaverei.«

»Warum glauben Sie dann jetzt an Gott? Was ist passiert, dass Sie Ihre Meinung geändert haben?«

Frankie schaute Alden nachdenklich an. »Ich habe meine Meinung nicht geändert, junger Mann. So leicht ist es nicht. Wenn wir von etwas überzeugt sind, können uns die Worte anderer nicht dazu bringen, das, was wir denken und glauben, zu ändern. Es war etwas Größeres nötig als nur Worte von einem Prediger oder aus einem Buch. Nein, Sir. Ich habe meine Meinung nicht geändert.«

»Was ist dann passiert?«, fragte Alden.

Frankie lehnte sich zurück und verschränkte mit einem schelmischen Grinsen die Arme vor der Brust. »Gott hat mir gezeigt, dass ich falschlag.«

Der Gestank, der hinter den Zeltreihen aufstieg, ließ meinen Magen rebellieren. Schwer und drückend lag die heiße Juliluft über dem Camp und hielt den Geruch der provisorischen Toilettenhäuschen und Müllhaufen fest wie ein Korken saure Milch in einer Flasche. Ich hatte das und auch den Lärm und die Schinderei des Lagerlebens so satt. In den vier Monaten, seit wir hier festgehalten wurden, hatten sich die Zustände immer mehr verschlechtert. Das Essen war knapp und oft ungenießbar und die Gemüter, auch meines, waren erhitzt.

Ein Männerlachen begrüßte mich, als ich den Kopf einzog und in das kleine Zelt trat, das ich mit einer anderen Frau teilte. Während sich meine Augen noch an das schwache Licht gewöhnten, stellte ich fest, dass mein Feldbett von einem sich windenden Paar belegt war.

Mein Blut kochte über. »Raus aus dem Zelt!«

Nell, das faulste Mädchen, dem ich je begegnet war, schob sich unter dem Mann hervor. Wenigstens hatte sie so viel Anstand, verlegen dreinzusehen, während sie ihr Kleid vorne zumachte. Der Mann richtete sich auf und brachte seine Kleidung ebenfalls in Ordnung. Ich hatte ihn in den letzten Wochen schon mehrmals im Lager gesehen. Er tat so, als hätte er ein verletztes Bein, um nicht für die Yankees arbeiten zu müssen, die ihre Verteidigungswälle bauten und Gräben aushoben, um die Konföderierten abzuwehren.

»Ich habe dir gesagt, dass ich hier drinnen keine Männer will.« Ich sah Nell finster an, die daraufhin den Blick auf ihre nackten Füße senkte. Sie konnte nicht älter als sechzehn sein. Ich wollte dieses kleine, von Motten zerfressene, stinkende Zelt nicht in neun Monaten auch noch mit einem schreienden Baby teilen.

»Aber, Frankie, du hast keinen Grund, sauer auf Nell zu sein«, sagte der Mann lässig und sah mich mit einem zuckersüßen Lächeln an, bei dem er seine weißen Zähne zeigte. Zweifellos schenkte er es allen Frauen im Lager, bis sie ihn in ihr Bett ließen.

Ich blickte ihn finster an. »Sprich nicht mit mir. Schau mich nicht an. Und wage dich nie wieder in dieses Zelt. Sonst verrate ich den Soldaten, dass du sie mit deiner armseligen Geschichte, dass du dir das Bein verletzt hättest, als du vor deinem Massa weggelaufen bist, zum Narren hältst.« Mein Blick wanderte an ihm hinab. »Ich habe dich oft genug gesehen, wenn keine Soldaten in der Nähe waren. Dann kannst du plötzlich gehen, ohne zu humpeln.«

Beunruhigung trat in seine Augen, bevor er seine Gefühle schnell wieder verbarg. »Mein Bein geht dich nichts an. Außerdem habe ich es mir auf dem Weg von Georgia hierher wirklich verletzt.«

Ich trat einen Schritt auf ihn zu. »Wenn ich dich wieder in diesem Zelt erwische, geht es mich etwas an. Verstanden?«

Er zögerte nur einen Moment, bevor er ohne ein weiteres Wort ging.

»Warum hast du das gemacht, Frankie?«, jammerte Nell, als er fort war. »Hank hat gesagt, dass wir heiraten, wenn wir oben im Norden sind.«

Ich drehte mich zu ihr um und verstand nicht, wie ein Mädchen so dumm sein konnte. »Er wird dich nicht heiraten, Kind. Er war schon mit der Hälfte der Mädchen in diesem Lager zusammen. Das Einzige, was du von ihm bekommst, ist eine Krankheit, mit der Männer wie er die Frauen anstecken.«

Nell schmollte, war aber klug genug, den Mund zu halten. Ich zog die raue Decke von meinem Bett und brachte sie hinaus. Ich wollte gar nicht wissen, welches Ungeziefer dieser Mann darauf hinterlassen hatte. Während ich die Decke über die Leine hängte, die zwischen unserem und dem nächsten Zelt gespannt war, hörte ich, dass es auf der anderen Seite des Lagers laut wurde. Aufgeregte Stimmen, Lachen, Rufe. Ich konnte nicht sehen, was passierte, aber ich sah, dass fast alle in diese Richtung liefen.

Nell kam aus dem Zelt. »Was ist da los?«

»Woher soll ich das wissen, Mädchen? Am besten schauen wir einfach nach.«

Wir gesellten uns zu dem Pulk, der hauptsächlich aus Frauen, Kindern und alten Männern bestand und sich in Richtung Lagereingang bewegte. Als wir uns zum Rand des Gedränges vorgearbeitet hatten, konnte ich nur sehen, dass zwei oder drei Planwagen eingetroffen waren. Die Leute reckten die Köpfe, um bloß nichts zu verpassen. Da stieg eine Weiße in einem schwarzen Kleid und mit einem passenden schwarzen Hut auf einen der Wagensitze. Aber statt sich zu setzen, um das Pferdegespann zu lenken, wandte sie sich uns zu.

»Meine Damen und Herren, ich bin Illa Crandle.« Ihre kräftige Stimme war auch an dem Platz, wo ich stand, gut zu hören und die Leute wurden leiser. Sie war nicht groß oder auffällig schön, aber etwas an ihrem Auftreten sicherte ihr unsere Aufmerksamkeit.

»Ich komme aus Philadelphia, wo viele schon lange gegen die Sklaverei kämpfen.«

Ein Murmeln erhob sich in der Menge. Genauso wie ich hatten die anderen wahrscheinlich noch nie von auch nur einem Weißen gehört, der sich für das Ende der Sklaverei einsetzte. Nicht einmal die Unionssoldaten, die hier überall unterwegs waren, sprachen davon. Ihr Ziel war es, die konföderierte Armee zu besiegen und den Staatenbund wieder zusammenzuführen.

»Wir sind gekommen, um uns Ihrem Kampf anzuschließen«, fuhr die Frau fort und ließ ihren Blick über die Leute wandern, die vor den Wagen standen und von den Menschen vor mir verdeckt wurden. »Wir beabsichtigen, Schulen und Gemeinden zu gründen, und es ist unser Wunsch, Ihnen zu helfen, sich auf ein Leben ohne Sklaverei vorzubereiten. So Gott will, wird dieser Krieg bald zu Ende sein und Ihnen Freiheit bringen. Freiheit, Ihre Entscheidungen selbst zu treffen und dort zu leben, wo Sie wollen.«

Es dauerte einen Moment, bis ihre Worte richtig angekommen waren, aber schließlich stieg lauter Jubel aus der Menge auf. Neben mir schrie und hüpfte Nell wie ein Laubfrosch auf und nieder, aber ich blieb reglos stehen. Warum sollte ich mein Vertrauen, meine Hoffnung auf eine Weiße setzen? Illa Crandles Worte klangen nett, aber ich brauchte ihre Hilfe nicht. Ich brauchte niemandes Hilfe. Sobald der Krieg der Weißen zu Ende war, wollte ich den Staub von Nashville von meinen Füßen schütteln und nie mehr zurückschauen. Wohin ich gehen würde, wusste ich noch nicht, aber es würde meine Entscheidung sein und nicht die irgendeines Weißen.

Ich wandte mich ab und kehrte zum Zelt zurück, während die Menge noch weiter nach vorn drängte, um mehr von Illa Crandles Versprechen zu hören. Mich interessierten ihre Worte nicht.

Als ich mich dem Zelteingang näherte, hörte ich aus dem Inneren ein Rascheln. Schnell riss ich die Plane am Eingang zurück und meine Kinnlade fiel herunter. Vor mir stand Hank, den Jutebeutel mit meinen wenigen Habseligkeiten in den Händen.

»Was soll das?« Ich marschierte wütend ins Zelt und entriss ihm den Beutel. »Du hast kein Recht, hier einzudringen und meine Sachen zu durchwühlen!«

Weder Nell noch ich besaß irgendetwas von Wert, aber das ging eindeutig zu weit. Wut schoss durch meine Adern.

»Ich habe dir gesagt, dass du dich nie wieder in diesem Zelt blicken lassen sollst!« Ich sah von dem Beutel in meiner Hand zu ihm. »Du bist ein nichtsnutziger Kerl. Während diese Weiße da draußen von Freiheit und dem Ende der Sklaverei spricht, stiehlst du hier drinnen das wenige, was wir haben.« Ich wandte ihm den Rücken zu. »Die Yankees freuen sich bestimmt, wenn sie hören, dass dein Bein wieder ganz verheilt ist und du helfen kannst, ihre Gräben auszuheben.«

Ich war keine zwei Schritte weit gekommen, als sich sein Arm um meinen Hals legte und er mich vom Zelteingang zurückzerrte. Ich landete auf dem Lehmboden vor seinen Füßen und bekam keine Luft mehr.

»Du hältst lieber den Mund, Weib! Sonst sorge ich dafür, dass du ihn nie wieder aufmachst.« Von seinem verführerischen Lächeln war nichts mehr übrig. Jetzt knurrte er mich an wie ein räudiger Hund.

Im nächsten Moment traf sein Stiefel mein Kinn. Ich sah Sterne vor den Augen und schmeckte Blut. Bevor ich auch nur einen klaren Gedanken fassen konnte, trat er mich wieder und immer wieder.

Mich traf eine letzte Erkenntnis, ehe ich das Bewusstsein verlor:

Ich würde sterben, bevor ich wirklich lebte.

Kapitel 14

Als ich aufwachte, war ich von Stimmen und einer eifrigen Betriebsamkeit umgeben, aber ich konnte nichts sehen.

Zuerst dachte ich, ich wäre blind geworden, aber mit ein wenig Anstrengung konnte ich meine Augenlider so weit öffnen, dass ein winziger Lichtstrahl durchdrang. Schmerzen schossen durch meinen Kopf und ich machte die Augen schnell wieder zu.

War ich zurück auf der Plantage? War ich wieder ausgepeitscht worden?

»Wann wirst du es endlich lernen, Frankie?«, hatte Mammy immer gesagt. Diese Frage stellte ich mir auch nach so vielen Jahren immer noch.

»Ihre Augen sind stark geschwollen, meine Liebe.«

Die Stimme war freundlich, aber ich konnte sie nicht einordnen.

Bekannte Geräusche drangen an meine Ohren. Gespräche. Lachen. Ein strenger Befehl. Endlich begriff ich, dass ich nicht auf der Plantage war. Ich war immer noch im Camp.

»Hier«, sagte die Stimme. »Trinken Sie einen Schluck Wasser, um Ihren Durst zu stillen.« Angenehme Feuchtigkeit benetzte meine Zunge, aber der Becher wurde wieder weggenommen, bevor ich genug getrunken hatte.

Die Stimme gehörte nicht Nell oder einer der anderen Frauen aus dem Lager, die ich inzwischen alle gut kannte. Ich versuchte noch einmal zu erkennen, wer hier sprach, aber es war zu schmerzhaft, die Lider zu heben.

Ein kühles, feuchtes Tuch wurde sanft und schmerzlindernd über meine Stirn und meine Wangen gestrichen. Wer auch immer diese Frau war, die mich pflegte, sie war sehr einfühlsam.

»Ihre Wunden werden heilen, aber ich bin nicht sicher, ob Ihr Geist vielleicht mehr von Gott braucht, als ich Ihnen geben kann.«

Diese Worte ergaben irgendwie keinen Sinn und ich war zu müde, um mir darüber den Kopf zu zerbrechen. Ich hoffte, diese unbekannte Frau würde bei mir bleiben. Trotz der brutalen Schmerzen fühlte ich mich in ihrer Nähe seltsamerweise geborgen.

Ich döste ein, und als ich eine Weile später aufwachte, hörte ich wieder dieselbe Stimme.

»Ich habe Brühe für Sie, meine Liebe.«

Die Fremde hob vorsichtig meine Schultern an und schob ein Kissen darunter. Trotz meiner Schmerzen verkniff ich mir jeden Laut, da ich Angst hatte, sie würde sonst gehen. Ich hätte gern endlich gesehen, wer diese Frau war. Niemand im Lager hatte je einen anderen mit so viel Fürsorge behandelt.

»Wer sind Sie?« Meine Stimme war so heiser, dass ich sie kaum wiedererkannte.

Ein leises Lachen. »Essen Sie zuerst. Dann reden wir.«

Sie schob einen Löffel mit köstlicher warmer Brühe zwischen meine geschwollenen Lippen und fütterte mich, bis ich angenehm satt war. Ein Schluck kühles Wasser folgte.

»Ich heiße Illa Crandle. Ich gehöre zur *Religious Society of Friends* in Philadelphia.«

Ich war mehr als überrascht. Die weiße Frau, die ich auf dem Wagen gesehen hatte – was machte sie in meinem Zelt?

Ich versuchte wieder, die Augen aufzuschlagen, aber sie gehorchten mir noch immer nicht. »Was wollen Sie von mir?«

»Ich will Ihnen nur dienen. Ihre Freundin Nell hat mich geholt. Wir haben Sie hierhergebracht, um Ihre Wunden zu versorgen. Erinnern Sie sich daran, was passiert ist?«

Und ob ich mich erinnerte! Hank hatte mich so zugerichtet, aber das würde ich dieser Crandle nicht erzählen. Das ging sie nichts an. Sobald ich wieder auf den Beinen war, würde ich mich an Hank rächen.

»Sie sollten sich ausruhen.« Ich fühlte eine Bewegung neben mir und hörte das Rascheln ihres Rocks. »Ich komme später wieder. Vielleicht haben Sie dann mehr Lust auf eine Unterhaltung.«

Sie sprach leise mit jemandem in der Nähe, aber ich konnte ihre Worte nicht verstehen. Ich fragte mich, wie schwer meine Verletzungen waren und wer sonst noch davon wusste.

Als es leise wurde und ich spürte, dass ich allein war, erlaubte ich meinem geschundenen Körper, sich zu entspannen, aber meine Gefühle waren sehr aufgewühlt und ließen mir keine Ruhe. Ich war von jemandem meinesgleichen ausgeraubt und zusammengeschlagen worden und dann hatte eine weiße Frau liebevoll meine Wunden versorgt. Ein unbändiger Hass auf Hank brodelte in mir, wurde aber von der Verwirrung über die Freundlichkeit dieser Illa Crandle fast verdrängt.

Eine tiefe Hilflosigkeit überrollte mich und ich hasste mich dafür. Seit dem Tag, an dem ich von Mammy getrennt und verkauft worden war, verabscheute ich Hilflosigkeit. Als mich Aufseher geschlagen und wie ein Tier verfolgt hatten, war ich hilflos gewesen. Als Männer meinen Körper zu ihrem Vergnügen benutzt hatten und meine Babys gestorben waren, hatte ich nichts dagegen tun können.

Aber eines hatte ich nie aus der Hand gegeben: meine Gefühle. Niemand konnte mich zwingen zu lieben oder zu hassen. Das entschied ich selbst. Ich würde nicht zulassen, dass mir diese Weiße das raubte, selbst wenn sie mich noch so fürsorglich pflegte.

Als sie das nächste Mal kam, weigerte ich mich, mit ihr zu sprechen oder etwas zu essen. Ich dachte, sie würde beleidigt wieder gehen, aber die Minuten vergingen, in denen mir nur ihr leiser Atem verriet, dass sie immer noch neben meinem Feldbett saß.

Schließlich hatte ich die Nase voll. »Lassen Sie mich in Ruhe.«

Es war irgendwie absurd, das in die Stille hinein zu sagen, da sie kein einziges Wort gesprochen und nicht versucht hatte, mich zu berühren.

Noch mehr Schweigen füllte den Raum zwischen uns, bevor sie sagte: »Als junges Mädchen fand ich ein Rotkehlchen mit gebrochenem Flügel. Mein Vater erklärte mir, dass das arme Tier sterben würde, aber ich weigerte mich, das zu akzeptieren.« Sie lachte leise. »Papa hat immer gesagt, ich sei eigensinnig. Ich setzte den Vogel in einen Käfig und pflegte ihn. Wie durch ein Wunder überlebte er. An dem Tag, an dem Papa sagte, dass der Vogel in die Freiheit zurückkehren müsse, weinte ich.«

Trotz meiner Aufforderung, dass sie mich in Ruhe lassen solle, wartete ich nun beinahe gespannt auf das Ende der Geschichte.

»Ich brachte den Käfig an den Rand des Maisfelds. Als ich die Tür öffnete, flog das Rotkehlchen nicht weg. Einen Moment dachte ich, es wolle bei mir bleiben, und das erfüllte mich mit großer Freude. Aber plötzlich fand es die offene Tür. Ich werde nie vergessen, wie ich ihm nachschaute, als es davonflog, als wäre es nie verletzt gewesen. Es flog höher und höher, bis es schließlich im Wald verschwand.« Sie schwieg einen Moment, bevor sie leise hinzufügte: »Ich möchte Ihnen nur helfen zu fliegen.«

Am nächsten Tag ließ ich mir von ihr Suppe in den Mund löffeln. Ich ließ mir von ihr das Gesicht und die Arme waschen. Sie redete nicht und ich blieb auch stumm, aber das Schweigen war nicht unangenehm. Ich konnte sie immer noch nicht sehen, aber ihre Hände kannte ich inzwischen gut.

Am dritten Tag schlug ich die Augen auf und sah ihr glückliches Lächeln. »Guten Morgen.«

Sie sah anders aus, als ich sie von dem Tag, an dem sie im Lager angekommen war, in Erinnerung hatte. Heute trug sie eine schlichte Haube über ihrem ergrauenden Haar und ein dunkelblaues Kleid ohne die Verzierungen, die die meisten weißen Frauen so liebten.

»Vielleicht möchten Sie heute versuchen aufzustehen.«

Das wollte ich, aber sie sollte nicht glauben, sie hätte die Kontrolle über mich. Selbst in meinem Zustand weigerte ich mich, mich den Launen einer Weißen zu beugen.

Während sie mich fütterte, betrachtete ich meine Umgebung und stellte überrascht fest, dass ich mich in einem Zelt befand, das viel größer war als die Zelte, in denen wir Sklaven wohnten. Ein Vorhang trennte mein Bett vom Rest des Raums, aber ich konnte dahinter zwei Liegen mit bunten Quiltdecken sowie mehrere Truhen und einen kleinen Schreibtisch mit einem Stuhl sehen. Kisten und Kartons standen sauber gestapelt herum und ich fragte mich, was sich wohl darin befand.

Ich blickte mich weiter um, doch dann stockte mein Atem und ich starrte einen Stapel Bücher an, der neben dem Schreibtisch auf dem Boden lag.

Illa Crandle drehte sich um, um zu sehen, was meine Aufmerksamkeit erregt hatte. »Ah, wie ich sehe, haben Sie die Bücher für unsere Schule entdeckt.« Sie schaute mich wieder an. »Eine der wichtigsten Fertigkeiten, die wir freigelassenen Männern und Frauen vermitteln möchten, ist die Fähigkeit zu lesen und zu schreiben. Einige denken, Schule wäre nur etwas für Kinder, aber ich bin überzeugt, dass jeder Erwachsene davon profitiert, wenn er lesen lernt.«

Ich starrte sie an und konnte nicht glauben, was ich soeben gehört hatte. »Sie wollen Sklaven das Lesen beibringen?«

Sie lächelte. »Ja. Jungen und alten gleichermaßen. Das ist auch wichtig, um eine Arbeitsstelle zu bekommen und sicherzugehen, dass man nicht übervorteilt wird. Es gibt Leute, die glauben, Sie und viele andere sollten nicht lesen lernen, aber ich sehe das anders.«

Erinnerungen stürmten auf mich ein und katapultierten mich zu jenem Tag zurück, an dem mich der Aufseher mit Charlottes Buch erwischt hatte. Ich hätte damals so gern gewusst, was die Buchstaben und die gedruckten Wörter bedeuteten, aber das hatte mich einen hohen Preis gekostet. Jetzt boten diese Weiße und ihre Leute an, Sklaven das Lesen zu lehren. Ich war nicht sicher, wie ich damit umgehen sollte.

»Hätten Sie Interesse, es zu lernen?«

Mein Blick kehrte zu ihr zurück. Auch wenn sie absolut keine Ähnlichkeit mit meiner früheren Herrin hatte, konnte ich nichts anderes sehen als Mistress Sadies breites, blasses Gesicht und ihr hämisches Grinsen, als mich der Aufseher aus dem Haus gezerrt hatte. »Nein!« Ich wandte mich ab und hatte keinen Appetit mehr. »Ich habe kein Interesse an Ihren Büchern.«

Nach mehreren Momenten, in denen sie mich bloß ansah, stand sie auf. »Wie Sie wollen. Aber falls Sie es sich anders überlegen, können Sie sich die Bücher gerne ansehen. Wir haben einige über Naturwissenschaften und Geschichte und auch Erzählungen. Die Illustrationen sind ziemlich gut.«

Ich reagierte nicht auf ihre Worte und schließlich wandte sie sich ab und ließ mich in Ruhe.

Sie und mehrere andere weiße Frauen kamen den ganzen Tag immer wieder ins Zelt und verließen es nach einer Weile wieder. Eine jüngere Version von Illa Crandle brachte mir ein Mittagessen, bestehend aus Brot, das in Milch eingeweicht war, und in kleine Stücke geschnittenem Hähnchenfleisch. Obwohl mein Kinn ziemlich wehtat und geschwollen war, war nichts gebrochen, wofür ich sehr dankbar war.

Nell kam mich am Nachmittag besuchen. Ihr Blick wanderte durch das geräumige Zelt, bevor sie sich auf einen Stuhl neben meinem Bett setzte.

»Mrs Crandle hat dafür gesorgt, dass die Yankees Hank ins Gefängnis stecken.«

Diese Neuigkeit überraschte mich. »Woher wusste sie, dass er mich verprügelt hat?«

»Jemand hat ihn aus unserem Zelt kommen sehen und es ihr erzählt. Als die Soldaten ihn suchten, fanden sie ihn mit deinem Beutel.«

Ich musste grinsen, verzog aber bei den Schmerzen, die es auslöste, das Gesicht. »Ich schätze, er würde jetzt lieber diese Gräben ausheben, als in einem Yankee-Gefängnis zu sitzen.«

Nell zuckte die Achseln. Einen Moment später traten ihr jedoch Tränen in die Augen. »Es tut mir leid, Frankie! Es ist meine Schuld, dass er dich getreten hat. Wenn ich auf dich gehört hätte, wäre das nie passiert.«

Ich hätte beinahe die Hand ausgestreckt, um sie zu trösten, unterließ es aber, weil es zu wehgetan hätte. »Nein, das war nicht deine Schuld, Mädchen. Das ging allein von ihm aus. Aber pass auf dich auf, hörst du? Männer wie er sind Taugenichtse. Das nächste Mal könnte es sonst dich treffen.«

Sie nickte, dann schaute sie in den anderen Teil des Zeltes. »Mrs Crandle will eine Schule aufbauen. Sie sagt, wir müssen alle lesen und schreiben lernen, damit wir etwas aus uns machen können, wenn der Krieg vorbei ist. Sam kann schon richtig gut lesen.«

Ich hatte keine Lust, über die Schule zu sprechen, deshalb konzentrierte ich mich auf ein anderes Thema: »Wer ist Sam?«

Nell seufzte und ihr Blick wurde sehnsüchtig. »Er ist der attraktivste Mann, den ich je gesehen habe. Und er ist frei. Er ist mit Mrs Crandle aus Pennsylvania gekommen. Er liest uns jeden Abend aus der Bibel vor. Du kannst dir nicht vorstellen, wie spannend es ist, ihm zuzuhören.«

Ein freier Schwarzer. Bevor die Unionstruppen kamen, hatte es davon in Nashville nicht viele gegeben. Es war viel zu gefährlich, im Süden frei zu sein. Man konnte gefangen genommen und auf dem Sklavenmarkt verkauft werden. Aber seit die Unionsarmee die Stadt besetzt hatte, waren einige freie Schwarze aufgetaucht und bauten für die Unionsarmee Befestigungen um die Stadt.

Angesichts Nells Beschreibung dieses Mannes und ihrer albernen Schwärmerei für ihn konnte er mir gestohlen bleiben. Von einem Mann, der Bücher lesen konnte, wollte ich nichts wissen, egal, ob er frei oder ein Sklave war.

Ich schickte sie fort, da ich plötzlich erschöpft war. Nell versprach wiederzukommen. Sie hatte ohne Zweifel immer noch Schuldgefühle, weil sie Hank in unser Zelt gelassen hatte. Meine Augen fielen zu und ich träumte von Charlottes Buch.

Als ich wieder aufwachte, senkte sich bereits die Dämmerung über das Lager.

»Entschuldigung, dass ich Sie geweckt habe, Ma'am.«

Die tiefe Stimme überraschte mich. Eine große Gestalt auf der anderen Seite des Vorhangs trat an den Tisch. Er entfachte ein Streichholz und zündete die Laterne an. Als der Mann sie hochhob und das Licht auf sein Gesicht fiel, wusste ich sofort, wer er war.

Sam.

Der freie Schwarze.

Nell hatte recht: Er war auch der attraktivste Mann, den *ich* je gesehen hatte.

Trotzdem wollte ich nichts mit ihm zu tun haben.

Alden holte mich am nächsten Abend nach der Arbeit ab und fuhr wieder mit mir zu Frankie. Sie hatte uns eingeladen, auch heute mit ihr und Jael zu Abend zu essen, und ich konnte es kaum erwarten, mehr über Sam zu erfahren.

»Warum, glaubst du, hatte Frankie Angst vor Sam?«, fragte ich.

Alden steuerte das Auto durch die dunkler werdenden Straßen von Hell's Half Acre. Schwere Wolken hingen schon den ganzen Tag am Himmel und verliehen dem Viertel trotz des warmen Lichts, das aus den Fenstern drang, eine düstere, unheilvolle Atmosphäre.

Alden sah mich fragend an. »Wie kommst du darauf, dass sie Angst vor ihm hatte?«

»Ich glaube nicht, dass sie dachte, er würde sie verletzen oder ihr etwas antun. Aber sie hatte definitiv Angst vor ihm.«

Er schmunzelte. »Frauen sind rätselhaft. Verrate du mir, warum sie Angst hatte.«

Ich grinste. »Das habe ich noch nicht herausgefunden.« Nach einem Moment wurde ich ernst und erinnerte mich an Moss und wie er vor Frankies Augen ermordet worden war. »Nach allem, was sie durchgemacht hatte, fiel es ihr vermutlich schwer, an ein glückliches Leben zu glauben. Sie hatte ihre Mutter verloren und später ihre Babys und einen Mann, den sie geliebt hatte. Es muss beängstigend gewesen sein, wieder einen Menschen in ihr Herz zu lassen.«

Wir parkten vor Frankies gelbem Haus. Sie wartete schon auf uns.

»Jael hilft heute Abend einer Freundin mit ihren Kindern.« Sie führte uns in ihr kleines Wohnzimmer.

In der Küche brannte kein Licht.

»Mrs Washington, wir wollen nicht stören. Wir können ein anderes Mal wiederkommen.«

»Es stört mich nicht, euch junge Leute hier zu haben.« Sie zwinkerte Alden zu. »Und schon gar nicht, wenn ihr mir helft, das Essen auf den Tisch zu bringen.«

Ich lächelte. »Das tun wir sehr gerne.«

Alden stimmte mir sofort zu.

Wir gingen in die Küche. Wie sich herausstellte, hatten wir alle Lust auf Pfannkuchen und Spiegeleier. Die Hühner von Frankies Nachbarin hatten zum Glück fleißig gelegt. Wir machten uns an die Arbeit. Ich beobachtete überrascht, dass sich Alden in der Küche sofort wie zu Hause fühlte. Nachdem er im Ofen Feuer gemacht hatte, bot er an zu kochen, wenn wir Frauen den Teig anrührten, und erklärte, dass er seiner Mutter in der Pension oft geholfen habe, die Mahlzeiten zuzubereiten.

Frankie setzte sich an den Tisch und erklärte mir, wo das Mehl und die anderen Zutaten zu finden waren. Es war ein wenig ungewohnt, in Küchenschränken zu stöbern, die mir nicht gehörten, aber Frankie schien das nicht zu stören.

»Als ich im Camp lebte, gab es fast jeden Tag Pfannkuchen. Und dünne Suppe. Es kostete die Yankees wahrscheinlich viel

Geld, uns alle durchzufüttern. Wir konnten uns selbst nichts zu essen kaufen, da wir bis zu ihrem Eintreffen Sklaven gewesen waren. Ich hörte, dass es noch andere Lager wie unseres um Nashville herum gab und noch viele weitere in ganz Tennessee. Ich hörte auch Gerüchte, dass der Kommandant unseres Lagers Lebensmittel stahl, die für uns bestimmt waren, und sie in einem Laden, den er in der Stadt eröffnet hatte, verkaufte.« Sie schüttelte den Kopf und ihre Abscheu war ihr deutlich anzusehen. »Das Leben dort war nicht angenehm, aber ich hätte wahrscheinlich ein wenig dankbarer sein sollen.«

»Wie lange waren Sie im Lager?«, fragte Alden, der vor dem Herd stand. Die Eier zischten in einer großen Bratpfanne und verbreiteten einen köstlichen Duft.

»Die Yankees marschierten im Februar 1862 in Nashville ein. Der Krieg endete im April 1865.«

Alden stieß einen leisen Pfiff aus. »Drei Jahre sind eine lange Zeit, um unter solchen Bedingungen zu leben.«

Frankie nickte. »So ist es. Die Zelte, die sie uns zuteilten, waren erbärmlich. Auf den Planen breitete sich Schimmel aus und zum Teil hatten sie Löcher, durch die je nach Jahreszeit Kälte, Regen oder Hitze ins Innere hereindrang. Krankheiten grassierten: Ausschläge, Lungenkrankheiten, Fieber. Sie mussten sogar ein getrenntes Lager für Leute mit Pocken anlegen. Zu viele Menschen starben, die nicht hätten sterben müssen. Aber als Illa Crandle da war, wurde es deutlich besser. Sie wusste, wie sie mit den Unionsoffizieren umspringen musste, um das zu bekommen, was sie wollte.«

Frankies Stimme und Miene wurden weicher. »Und aus Gründen, die ich nie verstehen werde, war diese Frau fest entschlossen, etwas aus mir zu machen. Ich wusste nur nicht, was.«

Kapitel 15

Als meine Verletzungen geheilt waren, dachte ich, Illa Crandle würde mich in Ruhe lassen. Das war ein Irrtum.

Ich saß gerade auf einem Baumstumpf vor unserem Zelt in dem kleinen Schatten, den es warf, da die Nachmittagshitze fast unerträglich war. Die Regenfälle und die kühle Luft im Frühling waren nur noch eine ferne Erinnerung, die der gnadenlose Sommer verdrängt hatte. Nell und die anderen verschwanden jeden Tag in den Unterricht der neu gegründeten Schule, der unter einer der wenigen Eichen, die stehen gelassen worden waren, abgehalten wurde. Eine von Illas Helferinnen betätigte sich als Lehrerin und oft drang fröhliches Lachen zu mir herüber.

Ich hatte jedoch keine Lust, mich zu ihnen zu setzen. Sie würden irgendwann zu spüren bekommen, welche Folgen das Bücherlesen hatte.

»Hallo, Frankie.« Illa trat zwischen die Sonne und mich. »Ich habe eine Arbeit für Sie gefunden. Das ist wirklich ein Segen.«

Ich wollte nur, dass mich diese Frau in Frieden ließ, und reagierte nicht. Seit ich nicht mehr in ihrem Zelt lag, nervte sie mich jeden Tag. *Frankie, wie fühlen Sie sich? Frankie, Sie sollten etwas von dieser Suppe essen. Frankie, Frankie, Frankie.* Ich hatte einfach die Nase voll und hatte schon fast den Drang, mich zu verstecken, wenn ich wusste, dass diese Frau in der Nähe war. Ich war ihr dankbar, dass sie mich gesund gepflegt hatte. Ich hätte das für einen völlig fremden Menschen nicht getan, vor allem nicht, wenn die Rollen vertauscht gewesen wären und eine Weiße verletzt gewesen wäre. Aber ich war kein Kind mehr, das eine Mammy brauchte. Und eine weiße Mammy schon gar nicht. Ich wollte nicht bemuttert werden.

»Ich hoffe, Sie überlegen es sich anders. Sie werden für die Arbeit bezahlt.«

Mein Kopf fuhr hoch. Jetzt hatte sie meine volle Aufmerksamkeit. »Von wem?«

Sie kniete vor mir nieder und der dünne weiße Stoff ihrer Haube spähte unter dem Rand eines festeren schwarzen Hutes hervor, der ihr Gesicht vor der Sonne schützte. »Von der Armee.«

Ich schnaubte. »Die Armee zahlt nichts. Die Soldaten kommandieren uns nur herum, als wären wir ihre Sklaven.«

Seit Monaten beobachtete ich, wie die Soldaten jeden gesunden Mann und Jungen im Lager auf ihre Wagen luden und sie zwangen, Tag für Tag zu arbeiten: Bäume fällen, schleppen und zusammenschnüren. Zwangsrekrutiert nannte die Armee das. Ich nannte es Sklaverei ohne Eigentumsrecht. In Nashville waren alle Bäume gefällt worden, große und kleine, alte und junge, um Material für den Bau der Befestigungen, Unterkünfte für die Offiziere und Forts zu liefern, einschließlich dessen gleich auf dem Hügel vor unserem Lager. Stunde für Stunde schufteten diese Männer und Jungen. Die Arbeit war genauso anstrengend und kräftezehrend wie das, was sie als Sklaven getan hatten. Ich hörte mir abends am Lagerfeuer ihre Geschichten an. Viele sagten, dass einige weiße Soldaten aus dem Norden fast genauso schlimm waren wie die Plantagenbesitzer. Und soweit ich wusste, hatte keiner den zugesagten Lohn bekommen.

»Sie werden Sie bezahlen.« Illa Crandle unterstrich ihre Worte mit einem kräftigen Kopfnicken. »Dafür habe ich gesorgt.«

Ich schaute sie an und fragte mich zum hundertsten Mal, warum sich diese weiße Frau so sehr für uns Sklaven einsetzte. Warum sie sich so sehr um mich kümmerte. Sie könnte zu Hause in Pennsylvania sein, wo es genug zu essen gab und der Krieg weit fort war. Wer bei halbwegs klarem Verstand würde ein solch bequemes Leben aufgeben, um hierherzukommen?

Schließlich schnaubte ich, da ich wusste, dass sie nicht aufgeben würde, bis ich mich mit ihrem Angebot auseinandersetzte. »Was müsste ich machen?«

»Wäsche waschen.«

Oh nein! Hatte die Hitze das Hirn dieser Frau verschmort?

Alle hatten die riesigen Wäschezuber vor dem Soldatenlager gesehen. Zig schwarze Frauen arbeiteten über heißem Feuer und wuschen die Laken, Decken und Kleidung der Yankees. Diese Knochenarbeit wünschte ich niemandem. Es gab einfach zu viele Soldaten und zu viel Wäsche.

Ich schüttelte den Kopf. »Ich habe kein Interesse.«

»Sie müssten nicht für die ganze Kompanie waschen. Sie würden nur für die Offiziere arbeiten und auch nur für die, die kein Haus oder Hotelzimmer in der Stadt haben.«

Obwohl die Vorstellung, Wäscherin zu werden, mir nicht gefiel, überschlug ich schnell, wie viele Männer im Fort und in der Garnison Uniformen trugen, die sie als Offiziere auswiesen. Es waren viel weniger als die vielen Hundert Soldaten, die überall herumliefen.

»Warum können die Frauen drüben im Soldatenlager nicht ihre Wäsche waschen?«

»Die Offiziere wollen, dass ihre Sachen getrennt behandelt werden.«

Das leuchtete mir ein. Ich dachte nun ernsthaft über das Angebot nach, war jedoch noch immer nicht überzeugt. Denn es bedeutete trotzdem, dass ich in der Hitze des Tages draußen stehen und mich über einen heißen Kessel beugen müsste, um die Kleidung von weißen Männern zu waschen. »Wie viel bezahlen sie?«

»Vier Dollar im Monat.«

Trotz meines Widerstrebens regte sich eine gewisse Aufregung in mir. Ich war noch nie für meine Arbeit bezahlt worden. Einige Schwarze, mit denen ich im Lager gesprochen hatte, erzählten von Herren, die ihnen erlaubt hatten, ein wenig Geld zu verdienen. Sie hatten sich bei anderen als Helfer verdingen dürfen oder die Erlaubnis bekommen, die Ernte zu verkaufen, die sie in ihrer Freizeit gesät und geerntet hatten. Aber ich hatte noch nie eine eigene Münze in der Hand gehabt. Nur bei seltenen Gelegenheiten hatte mich Mr Waters zu Besorgungen geschickt, bei denen ich Geld hatte mitnehmen müssen. Er hatte die Münzen abgezählt, sie in einen Beutel gesteckt und mir aufgetragen, ihn nicht zu öffnen. Nicht einmal, wenn ich im jeweiligen Geschäft angekommen war, durfte ich sie herausholen. Ich sollte den Beutel einfach dem Ladenbesitzer geben und das Geld nicht anrühren.

Woher wusste man, wie viel ein bestimmtes Geldstück wert war? Und was war mit Papiergeld? Es gab so vieles, was ich noch über diese Welt lernen musste, bevor ich mich darin zurechtfinden könnte. Vielleicht wäre es gar nicht so schlecht, die Wäsche der Offiziere zu waschen, wenn ich dafür bezahlt wurde. Der Gedanke, mein eigenes Geld zu haben, war jedenfalls wirklich verlockend.

Illa wartete. Ich überlegte hin und her. Schließlich holte ich tief Luft. »Ich mache es«, sagte ich und biss schnell die Zähne zusammen, da ich befürchtete, dass ich meine Worte sonst zurücknehmen könnte.

Meine Zustimmung überraschte sie offenbar, denn sie zog ihre grauen Brauen so weit hoch, dass sie unter ihrem Hut verschwanden. Einen Moment später erhellte ein Lächeln ihr Gesicht. »Sie haben mich ja ganz schön auf die Folter gespannt, Frankie.« Sie stand auf. »Morgen früh fangen Sie an. Am besten arbeiten Sie zu Tagesbeginn, bevor es zu heiß wird.«

Wenn irgendeine andere weiße Frau so etwas gesagt hätte, hätte ich gelacht und gedacht, dass sie keine Ahnung vom Arbeiten und von heißen Tagen habe. Aber über Illa lachte ich nicht, denn sie arbeitete härter als die meisten Sklaven. Sie versorgte die Kranken, trug Babys mit Koliken auf dem Arm umher, half beim Kochen, schlichtete Streit und tat einfach alles, was getan werden musste. Sie hatte sich schnell die Bewunderung fast aller im Lager und auch vieler Soldaten erworben.

In diesem Moment kam zu meinem Unmut Sam auf uns zu. Er lächelte, tippte an seinen Hut und nickte mir höflich zu. »Miss Frankie. Hier draußen ist es wirklich heiß. Vielleicht möchten Sie zu den anderen unter den Baum kommen? Dort ist es ein wenig kühler.«

Ich grüßte ihn flüchtig und wandte mich ab. Ich hätte nicht sagen können, warum, aber dieser Mann war mir sehr unsympathisch. Er war zu höflich. Zu attraktiv. Zu … alles.

»Frankie hat zugestimmt, die Wäsche für die Offiziere zu waschen«, erzählte ihm Illa mit unüberhörbarer Freude.

Ich schaute weder sie noch Sam an.

»Das ist eine sehr gute Nachricht! Die Offiziere werden Ihnen für Ihre Arbeit bestimmt dankbar sein.«

Es wäre grob gewesen, ihn völlig zu ignorieren. Deshalb nickte ich kurz, ohne jedoch aufzublicken. Ich stand auf und wischte den Staub von meinen Händen. »Ich gehe lieber ins Zelt, um aus der Sonne zu kommen.«

»Wir treffen uns bei Tagesanbruch bei den Offiziersunterkünften.« Illa lächelte mich an. »Die Morgenluft wird uns nach dieser Hitze guttun.«

Ohne es zu wollen, blickte ich zu Sam hinüber. Beim Grinsen zeigte er die Zähne, die genauso gerade und weiß waren wie die von Hank. Er war bestimmt sehr stolz auf sie, da er sie die ganze Zeit zeigte.

Bevor er noch etwas sagen konnte, verschwand ich im Zelt und erinnerte mich zu spät, warum ich vorhin hinausgegangen war: Die Luft hier drinnen war furchtbar stickig und heiß. Trotzdem wollte ich warten, bis die beiden fort waren, bevor ich mich wieder nach draußen wagte.

Ich legte mich auf meine Liege, da ich dachte, dass es angenehmer wäre, wenn ich mich einfach nicht rührte. Ich schloss die Augen und stellte mich schlafend, für den Fall, dass jemand hereinschauen sollte. Doch mein Verstand arbeitete auf Hochtouren.

Ich hatte eine Arbeit. Eine richtige Arbeit. Zum ersten Mal in meinem Leben würde ich für das, was ich tat, bezahlt werden.

Ich riss die Augen auf. Plötzlich verdrängte Panik meine Freude.

Ich hatte nie viel mit den Soldaten zu tun gehabt. Sie waren nicht besonders freundlich und Nell und ich hielten lieber Abstand zu ihnen. Waren die Offiziere fordernd und grausam wie Sklavenbesitzer? Und wenn ich ihre Kleidung ruinierte? Laugenseife konnte unberechenbar sein. Und was war mit ihren blauen Jacken? Die Wolle, aus der sie gemacht waren, konnte man sicher nicht waschen. Wie sollte ich sie sauber bekommen? Welche Strafe würde mich erwarten, wenn ich etwas falsch machte? Würden sie mich schlagen? Mich zu Hank ins Gefängnis stecken?

Mein Herz hämmerte.

Vielleicht hätte ich diese Arbeit doch nicht annehmen sollen. Ich hatte nie zuvor für Weiße Wäsche gewaschen. Nicht einmal für Mr Waters. Er und seine Familie hatten Haussklaven gehabt, die sich um ihre persönlichen Bedürfnisse kümmerten.

»Du bist ein kluges Mädchen, Frankie. Du kannst alles schaffen, wenn du willst.« Mammys Stimme in meinem Kopf beruhigte meine rasenden Gedanken.

Mammy hatte immer solche Dinge gesagt und versucht, mir weiterzuhelfen, obwohl ich so eigensinnig war. Ich konnte mich nicht erinnern, was ich damals hatte erreichen wollen, aber ich spürte ihre Ermutigung in diesem Moment genauso deutlich wie die Hitze dieses Sommertages. In der kurzen Zeit, die mir mit ihr vergönnt gewesen war, hatte sie versucht, mir

Selbstvertrauen zu geben, obwohl das im direkten Gegensatz zu unserer Stellung als Sklaven zu stehen schien. Ich wusste, dass sie den Halls eine gehorsame Sklavin gewesen war, aber sie hatte ihren Wunsch nach Freiheit und ihre Hoffnung auf ein besseres Leben für ihre Kinder nie aufgegeben. Vielleicht hatte Selbstvertrauen nichts damit zu tun, was andere dachten oder taten. Vielleicht war es tief in unserem Inneren und wartete nur darauf, freigelassen zu werden wie eine Wasserquelle, die an die Oberfläche sprudelt.

Was würde Mammy dazu sagen, dass ich für Geld die Unterhosen von Yankee-Offizieren waschen würde?

Ich musste schmunzeln, doch dann wurde ich ernst.

Ich dachte in letzter Zeit viel an Mammy. Als ich ins Lager gekommen war, hatte ich sie anfangs gesucht. Jeden Tag hatte ich die Neuankömmlinge gefragt, ob sie Lucindia von der Plantage der Halls kannten, aber niemand hatte von ihr gehört. Ich träumte davon, sie zu finden, wenn wir irgendwann wirklich frei waren.

Ich atmete tief ein und wieder aus.

Sie würde wollen, dass ich diese Arbeit machte. »Ich werde alles tun, damit du stolz auf mich bist, Mammy«, flüsterte ich in den heißen Wind hinein, der ins Zelt wehte.

Am nächsten Morgen war ich schon lange vor Tagesanbruch auf den Beinen. Von Nells Zeltseite kam ein leises Schnarchen, während ich hinausschlich, um den Tag zu begrüßen. Ich hatte das Lager in den Monaten, die ich bereits hier lebte, nicht oft verlassen. Wohin hätte ich auch gehen sollen? Wir mussten zwar keinen Pass bei uns haben wie früher als Sklaven, aber die Soldaten, die den Eingang bewachten, fragten mich jedes Mal, zu welchem Zweck ich das Lager verlassen wollte, bevor sie mich passieren ließen. Mrs Illa sagte, die Soldaten seien da, um uns vor unseren früheren Besitzern und vor Leuten, die uns entführen und verkaufen wollten, zu beschützen, aber ich hatte jedes Mal das Gefühl, etwas Unrechtes zu tun, wenn ich ihre versteinerten Gesichter sah.

Das Soldatenlager befand sich zwischen unserem Camp und dem Fort. Als ich dorthin marschierte, kam ich mir wie eine Außenseiterin vor. Niemand belästigte mich und einige Männer nickten sogar höflich, als ich an ihnen vorbeikam, aber die meisten beachteten mich überhaupt nicht. Ich sah mehrere Frauen aus dem Lager, die bereits über den Feuerstellen kochten oder Wäschekörbe trugen.

Wie versprochen, wartete Illa am hinteren Ende des Soldatenlagers, wo die Offiziere wohnten, auf mich. Diese Männer schliefen nicht in Zelten wie die einfachen Soldaten. Für sie waren Hütten und einige größere Unterkünfte gebaut worden.

»Guten Morgen, Frankie.« Illas strahlendes Lächeln machte der Sonne Konkurrenz, die gerade am östlichen Horizont aufging und den Himmel mit rosafarbenen, blauen und goldenen Tönen färbte. »Ich freue mich, dass Sie eingewilligt haben, diese Aufgabe zu übernehmen. Ich denke, Sie werden sie als lohnend empfinden.«

Ich folgte ihr in den hinteren Teil eines der größeren Gebäude. Mehrere große Kessel hingen über kreisförmig aufgebauten Ziegelsteinen, in deren Mitte die Reste eines Feuers glommen. Ich zählte insgesamt fünf davon. Dahinter waren Leinen in Reihen gespannt, an denen ich die Kleidung zum Trocknen aufhängen konnte.

»In den Unterkünften der Männer steht jeweils ein Korb, in den sie ihre schmutzige Wäsche werfen.« Mrs Illa deutete zu den Hütten. »Sie sollten sich merken, welcher Korb wem gehört, um die Wäsche nicht zu vertauschen.«

Nervosität machte sich in mir breit. Ich hatte mir keine Gedanken über das eigentliche Waschen gemacht und nicht überlegt, wie ich mir merken wollte, welches Hemd welchem Offizier gehörte. Ich würde besonders aufmerksam sein müssen, wenn ich die Schmutzwäsche holte.

»Es gibt reichlich Seife, obwohl ich sagen muss, dass es die stärkste Laugenseife ist, die ich je benutzt habe. Passen Sie auf Ihre Hände auf, wenn Sie die Waschbretter benutzen, und setzen Sie so oft wie möglich die Kellen ein.« Sie deutete zu den großen Kesseln. »Sam kommt heute Morgen und hilft Ihnen, das Wasser zu schleppen und Feuer zu machen.«

Als ich das hörte, fuhr ich zu ihr herum. »Ich brauche seine Hilfe nicht!«

Illa ignorierte meinen harten Ton. »Es ist sehr mühsam, das ganze Wasser zu schleppen.« Ihr Blick wanderte zu meiner kaputten Hand.

»Ich brauche seine Hilfe nicht«, wiederholte ich energisch.

Ein Moment verging, doch dann gab sie nach. »Wie Sie wollen. Wenn Sie es sich anders überlegen, ist er in der Nähe. Er arbeitet auch für die Offiziere. Er erledigt Besorgungen für sie, kümmert sich um ihre Pferde und hilft ihnen, wo er kann.«

»Ich dachte, er arbeitet für Sie.«

»Nein. Sam ist vor zehn Jahren von einer Plantage im Osten von Tennessee geflohen und hat sich nach Philadelphia durchgeschlagen. Als er von unserer Mission hier in Nashville hörte, wollte er sich uns anschließen.«

Das war wirklich erstaunlich. Ein entlaufener Sklave, der das Risiko einging, wieder gefangen zu werden, um denen zu helfen, die noch nicht frei waren? Ich mochte ihn trotzdem nicht, aber ich musste zugeben, dass ich jemanden, der so etwas tat, ein wenig bewundern musste.

Illa ließ mich daraufhin allein und ich begann, viele Eimer Wasser zu schleppen, um die Kessel zu füllen. Die Pumpe war nicht weit von der Stelle entfernt, an der ich arbeitete, aber die vollen Eimer waren in der Tat schwer. Ich blieb jedoch dabei, dass ich Sam nicht um Hilfe bitten würde. Als ich alle fünf Kessel gefüllt hatte, zündete ich das Feuerholz an. Ich brauchte viel heißes Wasser zum Waschen, aber ich hatte vor, alles kalt nachzuspülen. Das würde Zeit, Kraft und Holz sparen.

Sobald ich alles vorbereitet hatte, ging ich zur ersten Hütte. Ich klopfte an die Tür, aber niemand reagierte. Ich blickte mich um. Sollte ich ohne Aufsicht einfach in die Privatunterkunft eines Offiziers der Unionsarmee gehen? Niemand schien sich darum zu kümmern, dass ich an der Tür stand. Die Soldaten gingen ihrer Arbeit nach und beachteten mich nicht.

Ich legte die Hand an den Türgriff und schluckte. Mit einem letzten Blick hinter mich trat ich in die Hütte. Ein ähnliches Feldbett wie mein eigenes war ordentlich von einer Armeedecke bedeckt. In der Ecke stand ein kleiner Schreibtisch, auf dem Landkarten und Papiere ausgebreitet waren. An mehreren Haken hingen verschiedene Kleidungsstücke. Links von mir stand der Wäschekorb an der Wand, genau, wie Illa es beschrieben hatte.

Ich eilte hin, schnappte ihn mir und war auch schon wieder draußen. Ich wollte auf keinen Fall den Eindruck erwecken zu trödeln oder womöglich beschuldigt werden, Dinge mitgehen zu lassen.

Im Laufe des Morgens holte ich ein halbes Dutzend Körbe. Nur einmal war der Besitzer der Wäsche anwesend. Der junge Leutnant saß gerade an seinem Schreibtisch und schrieb einen Brief, als ich in die offen stehende Tür trat. Er blickte mich kaum an und deutete nur zu dem Korb in der Ecke, als ich sagte, dass ich wegen der Wäsche da sei.

Ich befolgte Illas Rat und erstellte einen Plan, um die Kleidungsstücke der einzelnen Offiziere nicht durcheinanderzubringen. Die Hütten waren in einer Reihe angeordnet und in dieser Reihenfolge wusch ich die Wäsche, spülte sie aus und hängte sie auf. Nach meiner anfänglichen Abneigung, die persönliche Kleidung der Männer zu waschen, war ich bald so beschäftigt, dass ich nicht einmal mehr merkte, was genau ich gerade schrubbte.

Wenn ich zu den Hütten und dann wieder zu den Waschzubern ging, sah ich jedes Mal Sam. Sein ständiges Lächeln blieb unverändert, wenn er die Offiziere, Soldaten und früheren Sklaven grüßte. Es spielte keine Rolle, wem er begegnete; alle wurden mit diesem Lächeln und einem höflichen Wort begrüßt.

Im Laufe des Nachmittags wurde ich in der Hitze der glühenden Sonne und der brennenden Feuer immer erschöpfter. Ich hatte seit Jahren nicht mehr so schwer geschuftet, nicht einmal, als ich auf den Tabakfeldern gearbeitet hatte. Mein Körper war diese Belastung nicht gewohnt und die Muskeln in meinem Rücken und in meinen Armen ächzten. Ich wusste, dass mir am nächsten Morgen alles wehtun würde.

In der Nähe stand ein dürrer Baum, der die Fällarbeiten überlebt hatte. Ich setzte mich in seinen dürftigen Schatten. Ich hatte alle Hemden, Socken und Unterhosen der Offiziere gewaschen und zum Trocknen aufgehängt. Ich konnte nur hoffen, mit meinem müden Gehirn würde ich nicht doch noch etwas durcheinanderbringen, wenn ich die Wäsche von der Leine nahm und bügelte. Ich musste noch die Kessel leeren und die Feuer löschen, aber mein Rücken protestierte dagegen.

»Ein wenig Regen wäre wirklich sehr angenehm.«

Ich blickte auf und entdeckte Sam, der nur einige Schritte von mir entfernt stand. Ausnahmsweise lächelte er nicht, sah mich aber trotzdem freundlich an. Der Schweiß lief ihm übers Gesicht.

Er hielt mir eine Feldflasche hin. »Ich dachte, Sie mögen vielleicht einen Schluck kühles Wasser.«

Meine erste Reaktion war Verärgerung. Warum glaubte er, er wüsste, was ich brauche?

Aber dann merkte ich, wie viel Durst ich hatte. Ich hatte mir noch keine Zeit genommen, um etwas zu trinken oder zu essen, da ich so darauf konzentriert gewesen war, an meinem ersten Tag alles gut zu machen. Kein Wunder, dass mir schwindelig war.

»Bitte sehr.« Er reichte mir die Flasche und ich trank, bis kein Tropfen Wasser mehr übrig war.

Mit einem schwachen Achselzucken gab ich ihm die leere Flasche zurück. »Ich habe anscheinend ganz vergessen, in dieser Hitze etwas zu trinken.«

Er nickte. »Sie wollen bestimmt keinen Sonnenstich bekommen.« Sein Blick wanderte von mir zu den Reihen sauberer Wäsche, die im heißen Wind flatterten. »Sie sind wirklich sehr fleißig. Die Männer schätzen das. Die letzte Frau haben sie weggeschickt, weil sie faul war. Bei Ihnen brauchen sie sich in dieser Hinsicht wohl keine Sorgen zu machen.«

Obwohl ich diesen Mann nicht mochte, vertrieb sein Kompliment meine Unsicherheit ein wenig. »Ich hoffe nur, dass ich ihre Unterhosen nicht verwechsle, wenn ich sie aufräume.«

Seine Reaktion war ein kurzes, tiefes Lachen. Der Klang gefiel mir.

»Ich kann gerne die Kessel für Sie leeren, Miss Frankie, während Sie sich um die anderen Sachen kümmern.«

Ich wollte nicht in seiner Schuld stehen, brachte aber nicht mehr die Kraft auf, es selbst zu erledigen. Ich würde sie Sam – dieses eine Mal – überlassen, aber er sollte nicht glauben, dass er mir damit einen Gefallen täte.

»Wie Sie wollen.« Ich zuckte teilnahmslos mit den Schultern. »Ich muss noch einiges sortieren und ich will eins der Hemden flicken.«

Ein Grinsen umspielte seine Mundwinkel. »Ja, Ma'am.«

Trotz der Hitze marschierte er mit schwungvollen Schritten davon. Ich schaute ihm zu, wie er die dicken Lappen nahm, die ich benutzt hatte, um mir nicht die Hände zu verbrennen, und den schweren Kessel hochhob, als wiege er nicht mehr als ein oder zwei Pfund. Die Muskeln in seinen Armen traten hervor und spannten sich an, aber er ließ sich nicht anmerken, wie anstrengend diese Arbeit war.

Ich schob mich auf die Beine und machte den Waschbereich sauber. Als

Sam den letzten Kessel geleert hatte, war ich fertig und konnte in mein Zelt zurückkehren.

»Es wäre mir eine Freude, Sie nach Hause zu begleiten, Miss Frankie.« Er nickte höflich und lächelte. »Ich gehe sowieso in dieselbe Richtung.«

Obwohl ich ihm für seine Hilfe mit den Kesseln dankbar war, hatte ich keine Lust, noch mehr Zeit mit ihm zu verbringen. »Ich bin sicher, dass ich das auch allein ganz gut schaffe.« Widerstrebend fügte ich hinzu: »Danke, dass Sie das Wasser geleert haben.«

Ich ging auf das Lager zu und hoffte, er würde mir nicht folgen. Als ich einige Schritte gegangen war, hörte ich ihn sagen: »Bis morgen, Miss Frankie.«

Ich konnte mich nicht davon abhalten, mich noch einmal zu ihm umzudrehen.

Sein breites Lächeln ging mir den ganzen restlichen Abend nicht mehr aus dem Kopf.

Kapitel 16

Als ich Marys Auto in der Einfahrt sah, stöhnte ich leise.

Wir hatten unseren Abend mit Frankie ein wenig früher beendet, als ich geplant hatte. Sie war beim Erzählen ihrer Geschichte fast eingeschlafen. Deshalb hatten wir uns verabschiedet und versprochen, am Wochenende wiederzukommen. Alden hatte mich abgesetzt und war gerade weggefahren.

Ich blickte die Straße hinab. Ich könnte zu Grandma Lorena gehen, ohne dass jemand etwas merken würde. Seit Frankie Sadie Hall erneut erwähnt hatte, ließ mich dieser Name nicht mehr los. Vielleicht könnte mir Grandma helfen, das Rätsel zu lösen.

Stimmen und Lachen drangen durch ein offenes Fenster in den Garten.

Wenn sie ihre Kommentare zu meiner Arbeit und Frankie unterlassen würden, hätte ich nichts dagegen, Zeit mit meiner Mutter und mit meiner Schwester zu verbringen. Ich liebte die beiden wirklich, auch wenn ich vielleicht oft einen anderen Eindruck vermittelte.

Ich trat leise ins Haus und stellte meine Sachen im Wohnzimmer ab. Aus der Küche fiel Licht in das angrenzende Esszimmer, in dem es dunkel war, da die Abendbrotzeit längst vorbei war. Nach dem Börsencrash hatten wir einiges verkaufen müssen, unter anderem das Silberbesteck und Mamas Porzellan. Der Anblick des leeren Geschirrschranks in der Ecke machte mich immer noch traurig.

»Sie braucht einen Mann. Wie soll sie je einen anständigen Gatten finden, wenn sie damit weitermacht?« Mamas Stimme übertönte das Plappern und Kichern der Kinder.

Über welche von Marys Freundinnen sprachen sie jetzt schon

wieder? Von ihren Klassenkameradinnen waren nicht mehr viele unverheiratet, aber einige schienen sich damit abgefunden zu haben, allein zu bleiben.

»Hast du den Mann, der sie immer abholt, schon kennengelernt? Mr Norwood, nicht wahr?«

Bei Marys Frage blieb ich abrupt vor der Küchentür stehen. Sie sprachen über *mich*.

»Nein. Sie bringt ihn nicht mit ins Haus.« Mama gab einen missmutigen Ton von sich. »Ich kann mir nicht vorstellen, dass er ein Gentleman ist, wenn er nicht einmal aussteigt und zur Tür kommt.«

»Er holt sie ja nicht zu einem Date ab. Sie arbeiten zusammen.«

Ich dankte Mary stumm für ihr Verständnis.

»Trotzdem wäre es nett, wenn er dich und Daddy kennenlernen würde«, fügte sie hinzu.

Ich verdrehte die Augen. Hatten sie nichts Wichtigeres zu besprechen als meine Beziehung zu Alden?

»Wie soll sie unverheiratete junge Männer kennenlernen, wenn sie ihre ganze Zeit dort in …« Mama brach ab, dann zischte sie: »… in diesem Viertel verbringt? Allein schon der Gedanke daran macht mich krank. Das ist für niemanden ein guter Aufenthaltsort und schon gar nicht für jemanden von *uns*.«

»Es ist wirklich sonderbar, dass es ihr Spaß macht, diese Leute zu interviewen. Außer mit Dovie hatte Lulu nie mit irgendwelchen Schwarzen zu tun, glaube ich.«

»Natürlich nicht.« Mama klang beleidigt. »Wir haben euch Mädchen so erzogen, dass ihr euren Platz in der Gesellschaft kennt. Wenn sich das herumspricht, hat sie keine Chance mehr auf eine gute Ehe. Ich will mir gar nicht vorstellen, was Peggy Denny sagt, wenn sie das erfährt. Für sie spielt es keine Rolle, dass diese Arbeit nur vorübergehend ist. Sie wird dafür sorgen, dass jeder weiß, wo und mit wem Rena ihre Zeit verbringt.«

In diesem Moment näherte sich das Tapsen kleiner Füße. Meine Nichte erschien im Türrahmen und blickte zu mir hinauf.

»Mama!«, rief sie so laut, dass es bestimmt sogar die Nachbarn hören konnten. »Tante Rena ist da!«

Ich konnte mich nicht länger verstecken. Das Letzte, wonach mir jetzt der Sinn stand, war, mich gegen ihren Tratsch zu verteidigen, aber es war zu spät, um in mein Zimmer zu fliehen. Also rauschte ich in die Küche und zwang mich zu einem Lächeln. »Was für eine nette Überraschung, dass meine Schwester, meine Nichte und meine Neffen hier sind!«

Mamas Miene verriet leichte Schuldgefühle, aber Mary sah mich an, als wisse sie genau, dass ich ihr Gespräch belauscht hatte.

»Ich dachte, du wärst zum Abendessen bei *dieser Frau.*« Mama rümpfte die Nase, als wäre mir ein übler Geruch von Frankies Haus bis nach Hause gefolgt.

»Ja, aber sie war ein wenig müde. Deshalb sind wir nicht lange geblieben.«

Buddy tapste zu Mama und hob die Arme. Sie beugte sich nach unten, um ihn hochzuheben, und verzog das Gesicht. »Kleiner Mann, du brauchst eine frische Windel.«

Mary wollte aufstehen, aber Mama bedeutete ihr, sitzen zu bleiben. »Ich bringe ihn nach oben und bade ihn. Dann ist er schon bettfertig, wenn ihr nach Hause kommt.« Sie schaute Mary vielsagend an. »Du kannst dich mit deiner Schwester unterhalten.«

Sie trug Buddy aus dem Zimmer. James und Holly folgten ihr dicht auf den Fersen und bettelten, auch baden zu dürfen. Ihre Stimmen wurden leiser, als sie die Treppe hinaufstiegen.

Bevor Mary etwas sagen konnte, hob ich die Hand. »Ich will kein Wort über meine Arbeit beim *FWP*, über Mamas Meinung dazu oder darüber, was Peggy Denny sagen würde, hören.«

Marys Brauen wanderten nach oben. »Du brauchst nicht so grob zu sein, Lulu. Ich weiß, dass du uns gehört hast. Ich wollte dich nur fragen, wie dein Tag war.«

Sie schien es ernst zu meinen, deshalb ließ ich die Hand sinken. »Ich hatte einen guten Tag. Die Frau, die ich interviewt habe, war vor dem Krieg Haussklavin. Es war interessant zu hören, wie anders ihr Leben im Vergleich zu dem der Sklaven, die auf den Feldern gearbeitet haben, war.«

Mary seufzte. »Homers Vater will für uns eine Haushälterin einstellen, aber Homer will nicht, dass eine fremde Schwarze seine Sachen durchwühlt.«

Das war alles, was ihr dazu einfiel? »Was hat das mit der Frau zu tun, die ich interviewt habe?«

Sie blickte mich verständnislos an. »Nichts. Aber als du erwähnt hast, dass sie eine Hausbedienstete war, hat mich das erinnert, dass wir eine Haushälterin brauchen. Ich habe Homer vorgeschlagen, dass wir ein weißes Hausmädchen einstellen könnten, aber das hält er für eine noch schlechtere Idee.«

Mein Blut kochte fast über. »Ich spreche von Sklaverei, Mary. Diese Leute wurden nicht eingestellt, um zu arbeiten – sie wurden dazu gezwungen. Sie hatten keine Wahl. Wenn sie sich nicht fügten, wurden sie geschlagen und schließlich an jemand anderen verkauft.«

Mary runzelte die Stirn. »Warum beschäftigst du dich plötzlich so sehr mit Sklaverei? Mama macht sich Sorgen um dich und ich verstehe jetzt auch, warum.«

»Weil ich mich für jemand anderen als nur für mich interessiere?«

Diese Bemerkung saß.

»Ich interessiere mich für meine Familie, Lulu! Ich habe drei Kinder, die bei allem auf mich angewiesen sind. Ihr Vater ist …« Sie presste die Lippen zusammen und blickte weg.

Schuldgefühle überrollten mich. Ich hätte sie nicht angreifen sollen. »Das weiß ich, Mary. Es tut mir leid.«

»Du weißt nicht alles«, flüsterte sie, und als sie den Kopf hob und mich wieder anschaute, standen Tränen in ihren Augen. »Ich weiß nicht, wie lange ich noch bei Homer bleiben kann.«

Wir blickten einander an. Ihre leisen Worte schockierten mich und sie wirkte ein wenig überrascht, dass sie sie laut ausgesprochen hatte.

»Du denkst daran, ihn zu verlassen?« Obwohl ich fand, dass sie sich schon längst von diesem Taugenichts hätte trennen sollen, war die Situation offenbar noch ernster, als ich geahnt hatte.

Ihre schmalen Schultern hoben sich zu einem Achselzucken. »Ich habe es so satt, Lulu. Er ist ständig mit seinen Kumpels unterwegs, trinkt und spielt. Ich weiß, dass er auch mit anderen Frauen zusammen ist.«

Ich sank auf den Stuhl auf der anderen Seite des Tisches. »Oh, Mary«, seufzte ich.

»Ich bin nicht dumm. Ich weiß, was er treibt. Ich habe immer gehofft, Papa Whitby könnte Homer zur Vernunft bringen oder ihn mit Geld wenigstens ein wenig kontrollieren.« Sie wischte eine Träne weg, die über ihre blasse Wange gelaufen war. »Er hat gestern seine Stelle verloren. Ich habe es Mama noch nicht erzählt.«

Ich nahm ihre Hand, etwas, das ich seit Jahren nicht mehr gemacht hatte. Diese schwesterliche Geste trieb ihr neue Tränen in die Augen. Es wäre dumm von mir, ihr einen Rat geben zu wollen, da ich selbst weder verheiratet war noch Mutter war. Was würde sie machen, falls sie ihren Mann verließ? Wie konnte sie allein drei Kinder versorgen?

Wir saßen mehrere Minuten schweigend da, dann drückte sie meine Hand und stand auf. »Erzähle bitte Mama nichts davon. Ich möchte nicht, dass sie sich Sorgen macht. Wenigstens jetzt noch nicht.«

Ich nickte. »Ich verdiene beim *FWP* nicht viel, aber wenn du und die Kinder etwas braucht …«

Sie lächelte traurig. »Papa Whitby ist zu mir und seinen Enkeln immer großzügig. Wir kommen schon klar.«

Nachdem Mary mit ihren Kindern nach Hause gefahren war, wünschte ich Mama eine gute Nacht und ging in mein Zimmer. Ich war zu aufgedreht, um mich schlafen zu legen. Deshalb nahm ich mein Notizbuch und blätterte zu den Seiten, die ich bei Frankie gefüllt hatte. Ihre Zeit im Contraband Camp erwachte vor meinem geistigen Auge zum Leben. Ich überlegte, wo sich dieses Lager befunden hatte. Über siebzig Jahre waren seitdem vergangen, deshalb gab es wahrscheinlich längst keine Hinweise mehr darauf. Trotzdem würde ich gern mehr darüber wissen.

Ich blätterte zu einem leeren Blatt Papier und machte mir eine Notiz.

Wo war das Contraband Camp bei Nashville?

Noch mehr Fragen gingen mir durch den Kopf. Ich hielt sie ebenfalls schriftlich fest: *Wo war die Plantage der Halls? Wie war Sams Nachname? Lebt irgendjemand sonst aus diesem Lager heute noch?*

Ich klopfte mit dem Bleistift auf das Notizbuch und wünschte, ich hätte Antworten darauf. Ich ließ mich aufs Bett fallen und starrte zur Decke hinauf.

Wann war Frankies Geschichte für mich so viel mehr geworden als ein Interview für das *FWP?* Ich dachte an den Tag zurück, an dem wir uns kennengelernt hatten. Es hatte mich ziemlich schockiert, dass sie 101 Jahre alt war. Sie hatte in ihrem Leben so viel gesehen. Sogar noch mehr als Grandma Lorena. Frankies Geschichten, dass sie verkauft und geschlagen worden war, waren furchtbar, aber ihr Mut, der ihr geholfen hatte, das alles zu überleben, berührte mich tief in meinem Inneren, an einem Ort in mir, von dessen Existenz ich bislang nichts gewusst hatte.

War es nicht genau das, worum es im Leben gehen sollte? Zu kennen und gekannt zu werden? Andere zu ermutigen und die Lasten zu teilen, die wir alle tragen? Sollten wir uns nicht unabhängig von der Hautfarbe alle umeinander kümmern? Meine eigene Schwester litt, aber ich hatte ihr in den letzten Jahren nicht besonders viel Mitgefühl entgegengebracht. Mit meinem Vorwurf, sie würde sich nur für sich selbst interessieren, war ich wie der Esel, der den anderen Langohr nennt, wie man so schön sagt. Seit dem Börsencrash war ich in Selbstmitleid versunken. Meine Arbeit bei der Zeitung hatte es mir ermöglicht, das Leben, das ich verloren hatte, ein Stück weit zurückzuerlangen, aber dann hatte man mir gekündigt. Die Stelle beim *FWP* hatte ich ursprünglich hauptsächlich angenommen, um etwas zu tun, was mir wieder das Gefühl gab, die Person zu sein, die ich vor sieben Jahren gewesen war. Aber Frankie und alles, was sie durchgemacht hatte, verdienten viel mehr. Vielleicht halfen mir die Zeit und eine gewisse Reife, das jetzt deutlicher zu sehen, als ich es vor einigen Jahren gesehen hätte. Wenn die erschütternden Ereignisse des 29. Oktober nicht gewesen wären, hätte ich bestimmt nie eine solche Stelle angenommen. Ich wäre nie auf den Gedanken gekommen, nach Hell's Half Acre zu gehen, weder in Begleitung noch allein. Die Not der Sklaven aus früheren Zeiten wäre mir genauso fremd geblieben wie meiner Mutter. Ich hätte Frankie Washington nie kennengelernt und nie ihre Geschichte gehört.

Ich setzte mich auf und blickte durchs Fenster zum Nachthimmel hinauf, erstaunt, welche Wege meine Gedanken eingeschlagen hatten.

Obwohl ich das nie für möglich gehalten hätte, erkannte ich, dass aus dem Börsencrash und all den Veränderungen, die er in mein Leben gebracht hatte, tatsächlich etwas Gutes entstanden war.

Als mich Alden am Samstagmorgen abholte, um mit mir zu Frankie zu fahren, hatte ich eine Bitte an ihn: »Würde es dir etwas ausmachen, vorher zur Bibliothek zu fahren?« Ich wusste, dass wir nicht weit von dem stattlichen weißen Kalksteingebäude in der Eighth Avenue entfernt waren. »Es gibt ein Buch, das ich gern lesen würde.«

»Kein Problem, wir können hinfahren. Um welches Buch handelt es sich?« Er steuerte das Auto in Richtung Bibliothek.

»*Onkel Toms Hütte* von Harriet Beecher Stowe.«

Er nickte. »Das ist eine gute Idee. Meine Mutter hat dieses

Buch. Ich habe es als Jugendlicher gelesen und denke, es hat mir geholfen, die Sklaverei besser zu verstehen.« Er warf mir einen Blick zu, als wir auf den Parkplatz bogen. »Als Präsident Lincoln Mrs Stowe traf, würdigte er sie als Verfasserin des Buches, das zum Ausbruch des Krieges beigetragen hat.«

Ich erinnerte mich, in der Schule von *Onkel Toms Hütte* gehört zu haben, aber meine Lehrerin hatte uns dieses Buch nicht empfohlen. Dabei hatte es offenbar selbst Präsident Lincoln gelesen. Ich war neugierig, ob die Geschichten aus Frankies Leben Ähnlichkeit mit dem hatten, was die Figuren im Buch erlebten.

Die Bibliothekarin mit der Adlernase runzelte finster die Stirn, als ich nach dem Titel fragte. »Wozu will eine junge Frau wie Sie so etwas lesen?«

Ich lächelte nur. »Um zu lernen.«

Alden, der neben mir am Tresen stand, hielt sich die Hand vor den Mund, um sein Grinsen zu verbergen.

Die Bibliothekarin schnaubte, bevor sie in ihren Karteikarten nach dem Standort des Buches suchte. Als sie widerwillig losging, um es zu holen, trat die junge Frau, die sie derweil am Ausgabetresen vertrat, zu uns. Sie blickte sich nach allen Seiten um, um sicherzustellen, dass niemand zuhörte, dann beugte sie sich vor und flüsterte: »Es gibt auch eine ausgezeichnete Biografie über Mrs Stowe, falls Sie daran Interesse haben.«

Ich nickte eifrig und sie lief los, während die ältere Bibliothekarin, das Gesicht zu einer Grimasse verzogen, als hätte sie in einen sauren Apfel gebissen, zu uns zurückkam.

»Ich weiß nicht, warum wir dieses Buch überhaupt hier haben. Werke wie dieses wühlen nur Vergangenes wieder auf, das man lieber ruhen lassen sollte.«

Genau wie Mama würde sich diese Frau nicht davon überzeugen lassen, dass die *FWP*-Interviews mit ehemaligen Sklaven etwas Gutes bewirkten. Es hätte also keinen Sinn, ihr meine Gründe, warum ich dieses Buch ausleihen wollte, zu erklären. Zum Glück kehrte die jüngere Frau bereits mit der Biografie zurück und die Bibliothekarin mit der sauren Miene überließ mich ihr.

»Ich bewundere Mrs Stowes Bücher«, erklärte die junge Frau, während sie meinen Namen in die Listen der Leute eintrug, die sie vor mir ausgeliehen hatten. Viele waren es nicht.

»Danke.« Ich nahm die Bücher. »Mir wird es bestimmt genauso gehen.«

Als wir kurze Zeit später bei Frankie ankamen, hatte Alden eine Überraschung für sie und für mich.

»Ich habe heute eine Kamera mitgebracht.« Er holte einen glänzenden schwarzen Kasten aus einer Lederhülle. Die zwei Glaslinsen vorn erinnerten an die großen Augen einer Eule. »Die *Works Progress Administration* hofft, neben den Geschichten so viele Fotos wie möglich von früheren Sklaven zu bekommen.«

Frankie betrachtete das seltsam aussehende Gerät. »Nun denn. Das letzte Foto von mir wurde aufgenommen, als ich eine junge Frau war. Die Kameras sehen heutzutage anders aus. Diese hier ist viel kleiner als die, die ich in Erinnerung habe.«

Alden nickte. »Sie ist sehr leicht zu bedienen.« Er öffnete die Oberseite und betätigte einen Knopf. Dabei erklärte er uns den Vorgang, bevor er Frankie wieder anschaute. »Wären Sie denn bereit, sich fotografieren zu lassen?«

Zuerst war ich nicht sicher, ob sie einwilligen würde. Aber nach einem langen Moment erhellte ein zögerliches Lächeln ihr Gesicht. »Wenn die Regierung ein Foto von der alten Frankie will, kann ich ihr diesen Gefallen gern tun.«

Während Alden die beste Belichtung für das Bild zu finden versuchte, bat mich Frankie, mit in ihr Schlafzimmer zu kommen. »Ich möchte mich gern ein bisschen frisch machen. Wenn du nichts dagegen hast, könntest du mir helfen.«

Ich folgte ihr durch den schmalen Flur in das Zimmer auf der rechten Seite. An jenem ersten Tag hatte ich bei meiner Suche nach einem Badezimmer nur kurz einen Blick hineingeworfen.

Jetzt hatte ich Zeit, mich genauer in dem spärlich möblierten Raum umzusehen.

»Ein schöneres Kleid habe ich nicht. Dieses hier muss reichen. Aber ich habe vor ein paar Jahren diese Ohrringe bekommen.« Frankie öffnete eine schlichte Holzschatulle, die auf einer Kommode stand, und nahm zwei Silberohrringe heraus. »Ich trage so etwas heutzutage nicht mehr, aber als ich jünger war, hat es mir Spaß gemacht, mich hin und wieder herauszuputzen.« Sie reichte mir die Ohrringe. »Würdest du mir helfen? Ich fürchte, meine arme alte Hand schafft das nicht.«

»Gern.« Ich hatte Grandma Lorena oft bei ihrem Schmuck geholfen. Es erschien mir irgendwie richtig, Frankie so nahe zu sein und ihr bei etwas zu helfen, was Frauen jeder Hautfarbe kannten.

Als ich die Ohrringe angebracht hatte, betrachtete sie sich in dem alten Wandspiegel, dessen abgeblättertes Silber an den Rändern das Bild verzerrte. »Wahrscheinlich findest du es albern, dass sich eine alte Frau für ein Bild hübsch machen will«, sagte sie und brachte mit einem kleinen Kamm ihr kurzes weißes Haar in Ordnung.

»Ich finde das überhaupt nicht albern.« Unsere Blicke begegneten sich im Spiegel. »Ich bin froh, dass Alden daran gedacht hat, eine Kamera mitzubringen.«

»Ihr beide scheint euch gut zu verstehen.«

Mein Gesicht begann zu glühen. »Wir werden langsam Freunde.«

Sie drehte sich zu mir um und sah mich mit einem leichten Lächeln an. »Mhm. Freunde ist gut.«

Wir kehrten ins Wohnzimmer zurück und stellten fest, dass Alden inzwischen auf die Veranda hinausgegangen war.

»Hier draußen ist das Licht perfekt. Mrs Washington, wenn Sie sich bitte hierhin setzen. Ich gehe die Stufen hinab und fotografiere Sie von unten.«

Frankie setzte sich auf einen der Stühle und drehte sich zu Alden, während ich aus dem Weg ging. Ihre Hände lagen auf ihrem Schoß und dabei verdeckte ihre Rechte ihre verkrümmten Finger. Ein schlichter Goldring, der mir bisher nie aufgefallen war, funkelte im Sonnenlicht.

Alden schaute in die Kamera, probierte verschiedene Winkel aus, schüttelte aber schließlich stirnrunzelnd den Kopf.

»Vielleicht sollten Sie Rena ansehen«, sagte er und deutete zu mir.

Ich stand auf dem Weg zwischen den Blumen gleich unterhalb der Verandastufen.

Frankie nickte, drehte den Kopf und sah mich an. Ich dachte, sie würde lächeln, doch sie setzte einen nachdenklichen Blick auf. Bevor Alden das Foto machen konnte, hob sie ihre rechte Hand und hielt sie nachdenklich an ihre Lippen.

Ich hörte die Kamera klicken.

»Perfekt!« Alden drehte an einem Rädchen und lächelte.

Frankie blickte immer noch an mir vorbei. Erst als ich wieder auf die Veranda trat, schien sie sich von ihren Gedanken loszureißen.

»Komisch, an dieses Foto habe ich jahrelang nicht mehr gedacht.«

Alden sah mich fragend an.

Ich zuckte die Achseln.

»Von welchem Foto sprechen Sie, Mrs Washington?«

»Irgendwann, nachdem mir Illa Crandle die Stelle als Wäscherin besorgt hatte, kam ein Fotograf ins Contraband Camp. Eines Tages holte er mehrere Schwarze zusammen, um uns zu fotografieren.« Sie schmunzelte. »Wir mussten ewig lang still stehen, bis dieser Mann endlich hinter seinem schwarzen Tuch hervorkam und sagte, dass er das Bild im Kasten habe. Wir konnten uns nicht vorstellen, wie dieses Ding funktionierte, und überlegten, ob er uns nur auf den Arm nahm. Jahre später brachte ein Professor ein Buch über den Krieg hier in Tennessee heraus. Er hielt einen Vortrag an der Fisk University und ich ging hin, um ihn mir anzuhören. Ob ihr es glaubt oder nicht, er hatte doch tatsächlich eine Kopie dieses Fotos dabei!«

»Erinnern Sie sich an den Namen dieses Professors?«, fragte Alden, dessen Augen interessiert funkelten.

Frankie schüttelte den Kopf. »Nein, das ist zu lange her. Aber ich habe mich gefreut, das Bild zu sehen. Ich konnte mich nicht an alle Leute erinnern, aber Mrs Illa und Nell waren auch mit drauf.«

»Und Sam?«, fragte ich. Nach der Vertrautheit in ihrem Schlafzimmer reichte mein Mut, um ihr diese Frage zu stellen.

Ihre Mundwinkel hoben sich. »Ja, Sam war auch auf dem Foto. Und wer hätte das gedacht? Er war der Einzige, der gelächelt hat.«

Kapitel 17

Sam.

Irgendwie schien ich diesem Mann nicht entkommen zu können. Wenn ich Wasser brauchte, war er da und brachte es mir. Wenn mir versehentlich das Feuer ausging, hatte er es innerhalb weniger Minuten wieder entfacht. Trotz meiner abweisenden Worte und unfreundlichen Blicke schien er den Wink mit dem Zaunpfahl nicht zu verstehen und ließ mich einfach nicht in Ruhe.

»Die Leute reden über dich, Frankie.«

Nell und ich hatten uns in Decken eingewickelt und saßen auf unseren Betten, um den kalten Oktoberwind abzuwehren, der um das Zelt wehte. Illa Crandle erlaubte sonntags keine Arbeit, daher hatten wir diesen Tag trotz des schlechten Wetters zu unserer freien Verfügung.

»Was juckt mich das?« Ich gab mich lässig, aber innerlich kochte ich. Es gefiel mir nicht, wenn über mich getratscht wurde.

»Sie fragen sich, warum du so gemein zu Sam bist, obwohl doch jeder sieht, dass er dich mag.«

Ich schnaubte. »Dieser Mann mag jeden. Ich bin für ihn nichts Besonderes.«

»Das sehen die meisten ganz anders.«

»Du solltest lieber nichts auf solches Geschwätz geben, Mädchen. Und es auch nicht weiterverbreiten.«

Wir saßen eine Weile schweigend da, dann fragte Nell: »Warum magst du Sam nicht? Es gibt keinen netteren Mann als ihn.«

Ich wollte mit niemandem über ihn sprechen und schon gar nicht mit ihr. Aber ich wusste, dass sie keine Ruhe geben würde. Also beschloss ich, ehrlich zu sein. »Ich mag ihn nicht, weil ich nicht glaube, dass er echt ist. Ich glaube, er ist wie diese Porzellanpuppen mit einem aufgemalten Lächeln.« Ich schaute sie vielsagend an. »Genauso wie Hank.«

Nell schüttelte den Kopf. »Oh nein, Frankie! Sam ist ganz anders als Hank.«

»Woher willst du das wissen? Du hast ja nicht mal erkannt, dass Hank ein Widerling ist, als er auf dir lag.«

Nell blickte mich verletzt an. »Vielleicht nicht. Aber Sam ist wirklich ganz anders als er. Du solltest zu den Bibelstunden kommen, die er hält. Sie sind nicht nur für die, die in der Schule lesen lernen.«

Nell und die anderen sprachen ständig von den Geschichten, die Sam vorlas, seit er hier war. Sie diskutierten über faszinierende Ereignisse, von denen ich noch nie etwas gehört hatte: eine große Flut und Könige und Heilungen, aber ich weigerte mich, mich nach dem Essen zu ihnen zu setzen. Während sich Abend für Abend viele Schwarze um Sam und sein Buch versammelten, ging ich ins Zelt und fiel nach dem langen Arbeitstag müde ins Bett.

Irgendwann nach meinem Gespräch mit Nell wurde meine Neugier dann jedoch zu groß. Als sich nach dem Abendessen wie gewohnt eine Gruppe um Sam versammelte, schloss ich mich an, hielt mich aber im Hintergrund und hoffte, unbemerkt zu bleiben. Ich musste zugeben, dass es schon etwas Besonderes war, einem Schwarzen beim Lesen zuzuhören. Ich hätte nie gedacht, dass ich so etwas je erleben würde. Doch es löste auch Gefühle in mir aus, mit denen ich mich lieber nicht auseinandersetzen wollte.

Am nächsten Tag kam Sam zu mir, während ich bis zu den Ellbogen in einem Zuber mit heißem Laugenwasser steckte.

»Miss Frankie«, sagte er und drehte seinen Hut in den Händen. Er wirkte so nervös, wie ich ihn nie zuvor gesehen hatte. »Ich muss Ihnen etwas sagen.«

Ich richtete mich auf und wischte die Hände an meiner Schürze ab. »Dann schießen Sie los. Ich habe zu tun und kann nicht den ganzen Nachmittag hier stehen und reden.«

Er nickte, dann holte er tief Luft. »Es wird Ihnen nicht gefallen. Ich sage dem Herrn immer wieder, dass das ein Irrtum sein muss, aber er lässt nicht locker.«

Ich runzelte die Stirn. Hatte er etwas von dem Whiskey getrunken, den einige Soldaten verbotenerweise im Camp verkauften? Ich hatte Sam nie trinken gesehen, aber gerade benahm er sich wirklich sonderbar. »Welchen Unsinn reden Sie da?«

»Das ist kein Unsinn, Frankie. Als ich in Philadelphia war, hat mir der Herr gesagt, dass ich in Tennessee meine Frau finden werde.«

Meine Augen weiteten sich. Er meinte damit doch bestimmt nicht …?

»Und ich habe sie gefunden.« Er schaute mich direkt an.

Ich trat einen Schritt zurück, da ich befürchtete, er würde vielleicht versuchen, mich zu packen.

»Aber es ist so«, sprach er todernst weiter, »dass ich erst heiraten will, wenn wir frei sind. Wirklich frei.«

»Ich dachte, Sie sind frei«, sagte ich, obwohl ich mich auf dieses verrückte Gespräch eigentlich überhaupt nicht einlassen wollte.

Er nickte. »Ich habe mich zum freien Mann erklärt, als ich von der Plantage floh und mich nach Philadelphia durchschlug. Aber wenn mich mein früherer Besitzer fände, hätte er das Recht, mich wieder wie seinen Sklaven zu behandeln. Genauso ist es bei Ihnen. Bei allen hier.« Aus seiner Miene sprach Traurigkeit. »Das, was wir jetzt haben, ist keine echte Freiheit, Frankie. Wenn die Yankees diesen Krieg verlieren, ist es damit vorbei. Wir könnten in den Norden fliehen, aber dadurch wäre das eigentliche Problem nicht gelöst. Ich will, dass wir unser neues gemeinsames Leben als Mann und Frau als *freier* Mann und *freie* Frau beginnen.«

Seine Grundüberzeugung klang zwar vernünftig, aber ich war nicht die Frau, die er suchte.

»Das klingt alles schön und gut, aber Sie sollten am besten weiter nach dieser Frau suchen. Ich werde nie heiraten!«

Ein träges Lächeln umspielte seine Lippen. »Mir kannst du widersprechen, Frankie, aber dem Herrn nicht.«

Ich blickte ihm nach, als er davonging, und hatte das Gefühl, dass Sam etwas wusste, was ich nicht wusste – und das gefiel mir überhaupt nicht.

Der Herbst ging in den Winter über und das Leben im Lager nahm seinen gewohnten Lauf. Hin und wieder fand ich ein Geschenk von Sam auf meinem Bett oder neben dem Seifenbehälter auf dem Wäscheplatz. Anfangs waren es nur Kleinigkeiten. Ein hübsches Ahornblatt. Ein extra Stück Käse, das in ein Tuch eingewickelt war. Als Nell entdeckte, dass er mir ein Paar warme Handschuhe hingelegt hatte, geriet sie in Verzückung.

»Dieser Mann ist total in dich verliebt, Frankie!« Sie seufzte. »Ich wünschte, mich würde auch jemand so lieben.«

Normalerweise schalt ich sie in solchen Momenten. Ich hatte keine Lust, über Sam zu sprechen. Niemand sollte wissen, dass meine Gefühle für ihn weicher geworden waren, seit er mir verkündet hatte, dass er mich heiraten wolle. Ehrlich gesagt verspürte ich bei dem Gedanken an diese Möglichkeit inzwischen sogar eine gewisse freudige Aufregung. Aber meistens packte mich die kalte Angst, wenn sich unsere Blicke im Lager begegneten und Sam mir sein besonderes Lächeln schenkte. Es war nicht das breite Grinsen, das er aufsetzte, wenn er mit anderen sprach. Es war sanfter, weniger auffallend. Persönlicher.

Was wäre, wenn ich Sam mein Herz schenkte und ihm etwas Schreckliches zustieße? Wenn die Konföderierten den Krieg gewannen, wäre keiner von uns Sklaven frei. Wer wusste schon, wo wir enden würden, wenn das alles vorbei war. Ich könnte es nicht ertragen, mit anzusehen, wie er verkauft wurde – oder noch etwas Schlimmeres mit ihm passierte. Nein, es war am besten, Abstand zu ihm zu halten. Mir und allen anderen zu sagen, dass Sam mir egal war. Wenn ich das oft genug tat, würde mein verwirrtes Herz das vielleicht irgendwann glauben.

Weihnachten kam mit strahlendem Sonnenschein, aber es war eiskalt. Alle hatten den Tag frei und wir genossen ein gutes Essen aus gebratener Wildgans und Rüben, die Illas *Society of Friends* für uns besorgt hatte. Nach diesem Luxus wollte ich mir ein wenig die Beine vertreten. Als Sam an meiner Seite auftauchte, brachte ich es nicht über mich, ihn an einem so schönen Festtag wegzuschicken.

»Ich träume davon, eines Tages Weihnachten in meinem eigenen Haus zu feiern«, sagte er und überraschte mich mit dieser sentimentalen Träumerei. So etwas hatte ich mir noch kein einziges Mal vorgestellt. Weihnachten war immer nur ein Fest der Weißen gewesen.

»Wie würdest du feiern?«, fragte ich.

Er grinste. »*Wir* werden einen großen Baum haben, mit hübschen Schleifen und Kerzen geschmückt. Darunter liegen Geschenke für all unsere Kinder.«

Ich blieb stehen. »Wie viele planst du denn?«

»So viele, wie der Herr uns schenkt.«

Ich ließ diese Bemerkung unkommentiert. Er hatte schon vor einer Weile angefangen, *uns* und *wir* zu sagen, wenn er von der Zukunft sprach. Anfangs hatte mich das gewaltig aufgeregt, besonders, wenn er auch noch behauptete, der Herr hätte ihm dies und jenes über ihn und mich gesagt. Aber im Laufe der Monate hatte ich mich daran gewöhnt und es störte mich nicht mehr so sehr. Ich hatte immer noch nicht vor, diesen Verrückten zu heiraten, aber ich war zu dem Schluss gekommen, dass er harmlos war.

Wir stiegen den Hügel hinter dem Lager halb hinauf. Das Fort, das die Armee baute, befand sich ganz oben. Wir blieben stehen und ließen unsere Blicke über Nashville schweifen. Von hier oben aus betrachtet hatte es kaum noch Ähnlichkeit mit der Stadt, in der ich gelebt hatte, nachdem ich von Mr Waters gekauft worden war. Von den Bäumen stand fast keiner mehr; aus ihnen waren Befestigungsanlagen gebaut worden, um die Stadt vor Angriffen zu schützen. Es kursierten ständig Gerüchte, dass die Konföderierten entschlossen waren, Nashville zurückzuerobern, aber bei den vereinzelten Scharmützeln waren sie nie nah genug gekommen, um es versuchen zu können. Doch trotz der Routine des Lagerlebens war die Zukunft ungewiss. Nichts war sicher.

»Ich habe etwas für dich, Frankie.«

Sams Stimme riss mich aus meinen Gedanken. Ich drehte mich um und sah, dass er ein kleines, in Papier gewickeltes Päckchen, das mit einem Faden zugebunden war, in der Hand hielt.

»Ich kann nicht ...«

»Bevor du anfängst zu diskutieren, will ich dir die Geschichte hinter diesem Geschenk erzählen.«

Ich verbarg mein Lächeln. Er kannte mich inzwischen gut.

»Als ich nach Philadelphia kam, war ich voll Selbstvertrauen«, begann er. »Ich hatte es geschafft, der Sklaverei zu entkommen und mich in den Norden durchzuschlagen. Dort versuchte ich, eine Arbeit zu finden, aber niemand wollte mich einstellen. Tag für Tag suchte ich nach einer Stelle, aber ich fand keine. Bald litt ich Hunger, aber ich konnte mich nicht überwinden zu stehlen, wie es einige der anderen entkommenen Sklaven taten, um zu überleben. Es war kurz vor Weihnachten und ich hatte keinen Platz, an dem ich schlafen konnte. Ich hatte Angst zu erfrieren, wenn ich zu lange still lag. Deshalb begann ich zu gehen, ohne zu wissen, wohin. Es wurde dunkel und ich schleppte mich die Stufen zu einem Gebäude hinauf, um mich vor dem Schnee zu schützen.« Er blickte zum klaren Himmel hinauf und war zweifellos dankbar für den warmen Sonnenschein auf seinem Gesicht. »Es war das Haus von Mrs Annabelle Gaddis. Sie war eine Quäkerin wie Mrs Illa. Sie nahm mich auf und sagte ihrer Köchin, sie solle mir etwas zu essen geben. Sie hatte viele Dienstboten, aber sie bot mir dennoch eine Stelle an, damit ich mir meinen Lebensunterhalt verdienen konnte. Zu Weihnachten schenkte sie mir das hier.« Er reichte mir das Päckchen. »Sie sagte, eines Tages würde es mir mehr bedeuten als Silber und Gold.«

Ich schaute das eingewickelte Päckchen an. »Etwas, was dir so viel bedeutet, kann ich nicht annehmen.« Ich wollte es ihm zurückgeben, aber er schüttelte den Kopf.

»Ich will dir mehr geben als Silber und Gold, Frankie.« Seine leise Stimme berührte einen Teil von mir, den ich längst für tot gehalten hatte. Tränen schossen mir in die Augen und ich wandte den Blick ab.

Auf sein Drängen hin löste ich den Faden und ließ das braune Papier fallen. In meinen Händen lag ein kleines Buch. Sein schwarzer Ledereinband war an den Ecken gebrochen und sah abgegriffen aus, aber die Goldbuchstaben vorn funkelten im Sonnenlicht.

Ich starrte es an und kehrte in Gedanken zu dem Tag zurück, an dem ich Miss Charlottes Buch gestohlen und in den Händen gehalten hatte. Oh, wie sehr ich wünschte, ich hätte es an jenem Tag ins Feuer geworfen!

»Mrs Annabelle hat mich lesen gelehrt«, fuhr Sam fort, ohne zu ahnen, welche schmerzlichen Erinnerungen sein Geschenk in mir weckte. »Das hier ist ein Buch mit den Psalmen aus der Bibel. Viele wurden von einem Mann namens David geschrieben. Er war vor langer Zeit König. Die Psalmen erzählen uns alles von Gott und bezeugen, dass wir ihm vertrauen können. David sagt, Gott ist unser himmlischer Vater, der uns liebt. Für Sklaven wie uns, die nie einen Vater hatten, finde ich das sehr tröstlich.«

Ich atmete schwer und starrte das Buch an, hin- und hergerissen zwischen dem Wunsch, es als kostbaren Schatz an meine Brust zu drücken, und dem Drang, es in den Cumberland River zu werfen, als wäre es verflucht. Ich hob den Kopf und schaute Sam an, wütend darüber, dass er solche widerstreitenden Gefühle in mir auslöste. »Was soll ich mit einem Buch anfangen? Ich kann nicht lesen.«

Meine harten Worte und meine Undankbarkeit änderten nichts an seinem liebevollen Gesichtsausdruck. »Ich lehre dich lesen.«

Schon zum zweiten Mal seit Beginn unseres Gesprächs stiegen mir Tränen in die Augen und verrieten mich. Ich drückte ihm das Buch an die Brust. »Ich will dein Buch nicht. Ich will nicht lesen. Und deinen Gott will ich schon gar nicht. Kannst du mich nicht einfach in Ruhe lassen?«

Ich drehte mich um und lief davon. Meine Sicht war so verschleiert, dass ich kaum sah, wohin ich lief. Ich wusste nur, dass ich fortmusste. Von Sam. Von meinen Erinnerungen. Von allem. Die Gefühle, die er und sein Buch in mir losgetreten hatten, waren zu schmerzlich.

Der Saum meines Kleides blieb an einem niedrigen Baumstumpf hängen. Ich stürzte und schlug mir die Knie auf. Am Boden hockend schlug ich die Hände vor mein Gesicht und weinte. Um Mammy. Um das unschuldige Kind, das ich gewesen war, bevor ich ihr entrissen worden war. Um meine Babys. Um Moss. Alles kam heraus, wie eine Flut, die sich zu lange angestaut hatte, und ich schluchzte hemmungslos.

Ich wusste nicht, wie lange ich dort auf der gefrorenen Erde gekniet hatte, aber irgendwann versiegten meine Tränen. Mein Atem ging stockend, das einzige übrige Zeichen meines Schmerzes. Ich hob den Kopf und hielt mein Gesicht in die Sonne. Was musste Sam jetzt von mir denken?

Die Antwort auf diese Frage bekam ich, als ich aufstand und zum Lager zurückging. Er kniete dort, wo ich ihn zurückgelassen hatte, auf der Erde und hielt das kleine Buch in den Händen. Tränen benetzten seine Wangen und seine Augen waren geschlossen, aber sein Mund bewegte sich tonlos. Ich wusste, dass er betete. Für mich.

Da sah er auf und unsere Blicke begegneten sich. Langsam erhob er sich und wandte die Augen nicht von mir ab. »Du brauchst keine Angst mehr zu haben, Frankie.«

Von allem, was er hätte sagen können, waren diese sanften, unerwarteten Worte genau das, was mein müdes Herz brauchte. Ohne nachzudenken oder zu zögern, sank ich in seine wartenden Arme.

Er hielt mich lange fest und wiegte mich im kalten Wind.

»Siehst du es denn nicht, Frankie?«, fragte er nach einer ganzen Weile. »Der Tag, an dem ich vor Mrs Annabelles Tür landete, veränderte mein Leben. Ich dachte, ich hätte die Freiheit gefunden, als ich vor meinem Besitzer weglief, aber das hatte ich nicht. Noch nicht. Freiheit kommt, wenn wir die Wahrheit über Gott wissen. Er liebt jeden von uns grenzenlos. Auch dich, Frankie.«

Ich schüttelte den Kopf und meine Wange rieb über den rauen Stoff seiner Jacke. »Das stimmt nicht«, widersprach ich, obwohl ich mir von ganzem Herzen wünschte, dass es so wäre. Ich schob mich von Sams Brust weg, um ihm in die Augen sehen zu können. »Wenn Gott mich liebt, warum hat er mich dann als Sklavin zu leben bestimmt? Warum wurde ich verkauft und von meiner Mammy getrennt? Ich habe gesehen, wie Menschen schreckliche Dinge angetan wurden, Menschen wie dir und mir. Wenn dein Gott uns liebt, warum lässt er dann dieses ganze Elend zu?« Ich deutete mit einer weit ausholenden Handbewegung auf unser Camp und das Soldatenlager dahinter. Erneut schüttelte ich den Kopf. »Es ist dumm von dir, ihm zu vertrauen. Falls es ihn überhaupt gibt.«

»Der Apostel Paulus hat gesagt: ›Uns hält man für Narren, weil wir an Christus glauben.‹« Er lachte leise. »Ich schätze also, ich bin in guter Gesellschaft.« Dann blickte er auf das kleine Buch in seinen Händen hinab, bevor er wieder mich ansah. »Bitte nimm das Buch, Frankie. Keiner von uns weiß, was morgen kommt. Es gäbe mir großen Frieden, wenn ich weiß, dass du es hast, falls mir etwas zustoßen sollte.«

Mein Körper und meine Gefühle waren ausgelaugt. Mir fehlte die Kraft, um mit Sam zu streiten. Ich wollte auf keinen Fall daran denken, dass ihm etwas Schlimmes zustoßen könnte und welche Schuldgefühle ich hätte, wenn ich das nicht für ihn tun würde. Ich nahm das Buch. Keiner von uns sprach ein Wort, während wir ins Lager zurückkehrten.

Als ich in mein Zelt trat, war ich dankbar, allein zu sein. In meiner momentanen Verfassung hätte ich Nells Geplapper nicht ertragen können. Ohne das Buch anzusehen oder auch nur eine Seite umzublättern, schob ich es unter mein Bett und warf eine schmutzige Schürze darüber.

Ich war Sam für seine Freundlichkeit und seine tröstenden Worte dankbar, aber ich wollte sein Buch nicht.

Es konnte meinetwegen bis zum Ende des Krieges unter diesem Bett liegen bleiben.

ଔ

Alden bot an, zum Laden in der Nähe des Capitol Building zu fahren und Hähnchensalat-Sandwiches für uns zu kaufen. Jael kam rechtzeitig nach Hause, um uns Gesellschaft zu leisten, und wir unterhielten uns und lachten und genossen eine weitere gemeinsame Mahlzeit an Frankies kleinem Tisch.

»Ich hoffe, meine Frage stört Sie nicht – aber haben Sie je lesen gelernt?«, fragte Alden, als er nach dem Essen aufstand, um Jael beim Abräumen des Geschirrs zu helfen. Sie stapelten die Teller auf der Arbeitsplatte, dann setzten sie sich beide wieder an den Tisch.

Frankie lehnte sich auf ihrem Stuhl zurück. »Sklaven war das Lesen ja verboten. Das ist heute kaum noch vorstellbar, wo so gut wie alle jungen Leute in der Schule und am College lesen, schreiben und rechnen lernen.« Sie lächelte Jael an. »Ich bin sehr stolz auf die Fortschritte, die wir seit dem Ende des Kriegs erreicht haben.«

Ich schlug das Notizbuch auf, das ich neben mich gelegt hatte, und notierte ihre Worte. Hatte sie Aldens Frage vergessen? Ich wollte sie gerade wiederholen, als Frankie weitersprach.

»Heute weiß ich, dass ich tatsächlich Angst hatte.« Sie rieb geistesabwesend ihre entstellten Finger. »Ich hatte für ein Buch einen sehr hohen Preis bezahlt. So irrational das heute vielleicht klingen mag, hatte ich das ungute Gefühl, Sams Buch könnte mich erneut in große Schwierigkeiten bringen, wenn ich lernte, die Wörter auf diesen Seiten zu lesen.«

Jael beugte sich vor und berührte Frankies Hand.

»Illa Crandle war eine eigensinnige Frau. Genauso eigensinnig wie ich.«

Bei dieser Bemerkung mussten wir alle lächeln.

»Sam hatte ihr anscheinend von dem Buch erzählt, denn eines Tages kam sie zu mir und verkündete: ›Frankie, ich bringe Ihnen das Lesen bei, ob Sie wollen oder nicht.‹ Ihr könnt euch vorstellen, dass ich einiges dagegen einzuwenden hatte. Aber sie entwickelte die Strategie, immer dann aufzutauchen, wenn ich die Hände in die heiße Seifenlauge getaucht hatte und Wäsche schrubbte. Ich konnte nicht weglaufen und musste ihr zuhören, während sie von Buchstaben und ihrer Aussprache erzählte. Sie buchstabierte *Kessel* und *Seife* und *Wasser*, erklärte mir die einzelnen Buchstaben und malte sie in den Sand.« Frankie schloss die Augen. »Ich kann diese Frau heute noch vor mir sehen: die Hände in die Hüften gestemmt und mit ihrem alten schwarzen Hut auf dem Kopf, der ihre Augen vor der Sonne schützte. Bald reizte es mich tatsächlich wieder ganz neu, lesen zu lernen. Nell brachte Bücher von Illa mit in unser Zelt. Es waren dieselben, die ich bei ihr gesehen hatte, als Illa mich nach Hanks Misshandlungen gesund gepflegt hatte. Auch Nell musste das Lesen erst noch richtig lernen und buchstabierte mühsam die Wörter und sie übte so eifrig, dass ich sie mehr als einmal aufforderte, endlich den Mund zu halten. Ich bin sicher, dass Illa sie dazu angestiftet hatte.«

»Illa scheint eine Frau gewesen zu sein, die mir gefallen hätte«, sagte Alden lachend.

Frankie schürzte die Lippen. »Sie wusste, dass sie gewonnen hatte, als sie ein Wort falsch buchstabierte und ich sie korrigierte. Natürlich ahnte ich damals nicht, dass der Fehler Absicht gewesen war.«

Ich schmunzelte. Illa schien in der Tat eine kluge Frau gewesen zu sein.

»Ich konnte wegen meiner Arbeit nicht zur Schule gehen. Deshalb begann Illa, mich nach dem Abendessen zu unterrichten. Es dauerte nicht lange, bis ich tatsächlich lesen konnte. Ich las alle Bücher aus ihrem Regal. Als die Offiziere davon hörten, boten mir einige an, mir auch von ihnen Bücher zu leihen.« Sie runzelte die Stirn. »Sam war der Einzige, der nicht mitfeierte, dass ich lesen konnte. Er hielt seit Weihnachten Abstand zu mir und daraus konnte ich ihm keinen Vorwurf machen. Wenn ich ihn im Lager oder auf dem Waschplatz sah, war er höflich wie immer, aber er hatte aufgehört, von einer gemeinsamen Zukunft zu sprechen. Ich versuchte, mir einzureden, dass das genau das war, was ich gewollt hatte, aber innerlich hatte ich das Gefühl, etwas ganz Besonderes verloren zu haben.«

Sams und Frankies Geschichte erinnerte mich an die von Grandma Lorenas und Grandpa Jims. Genauso wie Grandpa hatte Sam die Menschen geliebt, wie sie waren, aber sowohl Frankie als auch Grandma hatten erst noch einiges lernen müssen, bevor die Liebe hatte wachsen können.

Ich warf einen verstohlenen Blick zu Alden und meine Wangen begannen zu glühen, als ich überlegte, ob ich von ihm auch einiges lernen könnte.

»Eines Tages war ich allein in meinem Zelt«, erzählte Frankie weiter. »Es war Sonntag und Nell und die anderen waren beim Gottesdienst, den Illa und ihre Helferinnen durchführten. Ich tastete den Boden unter meinem Bett ab, weil mir etwas heruntergefallen war, als meine Finger das Buch berührten, das mir Sam geschenkt hatte. Mit stockendem Atem zog ich es heraus. Wahrscheinlich hatte ich es nicht wirklich vergessen, aber als ich es an diesem Tag fand, war es, als hätte ich einen kostbaren Schatz entdeckt.«

Frankie hob die Hand an ihr Gesicht und ich bemerkte, dass ihr eine Träne über die Wange lief.

»Ich setzte mich mit diesem Buch auf mein Bett. *Buch der Psalmen* stand in goldenen Buchstaben auf dem Einband. Ich schlug es vorsichtig auf und konnte nur staunen, dass ich ein Buch in den Händen hielt, das mir gehörte. Ein Buch, das mir niemand wegnehmen konnte. Ich begann zu lesen und verschlang Seite um Seite. Als ich zum 23. Psalm kam, konnte ich nicht weiterlesen. Ich las diese Zeilen immer und immer wieder und jedes Mal war es, als würde Sonnenschein eine dunkle Stelle beleuchten.« Sie blickte uns mit glänzenden Augen lächelnd an. »Da verstand ich. Ich verstand, was mir Mammy über Gott und seine Barmherzigkeit hatte sagen wollen. Ich verstand, dass die Besitzer, die mich geschlagen und verkauft hatten, ganz anders waren als mein himmlischer Vater. Diese Menschen waren Sünder, genau wie ich. Ich verstand, dass in dieser Welt schlimme Dinge passieren und dass wir alle durch das Tal des Todesschatten gehen werden. Aber ich brauchte nicht mehr in Angst zu leben. Die Dinge, die ich in meinem schmerzvollen Leben als Sklavin erlitten hatte, bedeuteten nicht, dass Gott nicht gut wäre oder dass er mich nicht lieben würde.«

Wir saßen lange schweigend da und ihre Worte ließen mir keine Ruhe. Ich hatte Gott die Schuld für den Börsencrash gegeben und für die Veränderungen, zu denen ich dadurch gezwungen worden war. Ich hatte ihm die Schuld für die Fehler meiner Eltern gegeben und sogar für Marys unglückliche Ehe. Aber war es fair, Gott für alles Schlimme, das passierte, verantwortlich zu machen? Spielten die Entscheidungen der einzelnen Menschen keine Rolle?

»Als ich Sam am nächsten Tag sah, merkte er sofort, dass etwas anders war. Wir unterhielten uns lange. ›Du hast Frieden mit Gott geschlossen‹, sagte er. Ja, ich hatte Frieden mit ihm geschlossen. Sam und ich begannen eine entspannte Freundschaft und verbrachten fast unsere ganze Freizeit zusammen, wir lasen und unterhielten uns viel. Ich hatte meine Arbeit und hätte beinahe geheult, als ich zum ersten Mal meine eigenen Goldmünzen in der Hand hielt. Das Leben im Lager war nicht immer angenehm, aber ich war so glücklich wie lange nicht mehr. Aus Tagen wurden Wochen und Monate. Ehe ich michs versah, lebte ich seit zweieinhalb Jahren in diesem Lager.« Sie schwieg einige Momente lang und schaute aus dem Fenster. Am Himmel waren dunkle Wolken aufgezogen. »Den Tag, an dem ein Reiter ins Soldatenlager galoppierte, werde ich nie vergessen. Es war im November 1864. Ich räumte gerade Wäsche in die Unterkunft des befehlshabenden Offiziers, als der junge Mann mit kreidebleichem Gesicht angeritten kam. Ich kann mich genau an seine Worte an den General erinnern: ›Sir‹, sagte er völlig atemlos. ›Die Armee von Tennessee ist auf dem Vormarsch und steuert auf Nashville zu.‹«

Kapitel 18

Chaos.

Absolutes Chaos brach aus, nachdem der Bote dem General diese Nachricht überbracht hatte. Wie eine aufgescheuchte Hühnerschar schwirrten die Leute rufend, schreiend und streitend durchs Lager.

Sollten wir fliehen? Sollten wir bleiben, wo wir waren? Würden uns die Yankees vor den Konföderierten beschützen? Niemand hatte eine Antwort auf diese Fragen und diese Unsicherheit verängstigte alle.

»Wie geht es weiter, Frankie? Ich will nicht zu meinem Massa zurück.« Nells Augen waren vor Panik geweitet, während wir in Decken gehüllt in unserem Zelt saßen, weniger wegen des Novemberwetters, das relativ mild war, sondern vielmehr, um die nackte Angst abzuwehren. Stimmen, aus denen Ärger und Ungewissheit sprachen, wurden vor unserem Zelt immer lauter. Wir beide hatten uns zurückgezogen, nachdem wir Sam und Illa Crandle erfolglos in der Menge gesucht hatten. Ich hoffte, Sam würde bald zu mir kommen und Antworten für uns haben.

Eine Träne lief über Nells Wange. Mir fiel auf, dass ich nie auf die Idee gekommen war, die junge Frau zu fragen, wie ihr Leben in der Sklaverei ausgesehen hatte. Aus dem Entsetzen in ihren Augen angesichts der Möglichkeit, in dieses Leben zurückkehren zu müssen, schloss ich, dass es genauso schlimm gewesen sein musste wie meines.

»Keiner weiß, was kommen wird, Mädchen«, erklärte ich und blickte sie streng an. »Aber eins sage ich dir: Wir gehen nicht zu unseren früheren Besitzern zurück. Das werden die Yankees und Mrs Illa nicht zulassen.«

Ich betete, dass das stimmte. Inmitten des ganzen Tumults hatte ich einige sagen hören, dass sie lieber im Kampf gegen die Rebs, wie wir die konföderierten Soldaten nannten, sterben würden, als in die Sklaverei zurückzukehren. Vermutlich ging es mir irgendwo tief in meinem Inneren genauso. Eine Reihe von Männern beschloss, auf der Stelle in die Armee einzutreten. Obwohl ich von Mr Waters nicht misshandelt worden war, wollte ich nicht wieder seine Sklavin sein und in einem Schuppen hinter seiner Lagerhalle leben müssen. Ich hatte die Freiheit geschmeckt und ich hatte nicht die Absicht, sie wieder aufzugeben.

Schließlich wurde es draußen ruhig. Ich vermutete, dass die anderen sich nun wie Nell und ich in ihren Zelten verkrochen hatten. Wir konnten nichts anderes tun, als abzuwarten. Abzuwarten, bis die Armee von Tennessee eintraf. Abzuwarten, bis die Yankees uns beschützen würden. Falls sie das konnten.

Als ich einige Zeit später Sams Stimme hörte, wäre ich vor Erleichterung beinahe auf die Knie gesunken. Nell war in einen unruhigen Schlaf gefallen, deshalb ging ich mit Sam zum Rand des Contraband Camps. Im Fort Negley oben auf dem Hügel herrschte hektischer Betrieb. Soldaten brachten Kanonen in Stellung, schleppten Versorgungsgüter von einem Ort zum anderen und hielten am südlichen Horizont Ausschau nach der konföderierten Armee.

»Kommen sie wirklich, Sam?«

Ich musste nicht erklären, wen ich meinte. Sein ernstes Nicken verriet, dass er wusste, von wem ich sprach.

»Hoods Armee lagert unten bei Spring Hill. Er hat Schofields Männer aus Columbia vertrieben und jetzt ziehen sie in Richtung Norden.«

»Sie kommen also nach Nashville.«

»Es sieht ganz danach aus.«

Wir standen schweigend da und schauten zu, wie sich die Soldaten auf die Schlacht vorbereiteten. Ich wusste nicht, warum ich gedacht hatte, der Krieg würde uns nie erreichen. Vielleicht, weil mein Leben in so angenehm ruhigen Bahnen zu verlaufen begonnen hatte. Es war nicht perfekt, aber ich war hier im Lager zufrieden und wartete auf die Befreiung. Doch da die konföderierte Armee nun praktisch vor unserer Tür stand, schien diese weiter entfernt als je zuvor.

»Was wird jetzt passieren?« Ich klang schon fast wie Nell. Sam wusste nicht alles, aber vielleicht konnte er mir zumindest ein paar Antworten geben.

»Mrs Illa bereitet alles für die Verwundeten vor, die wir bekommen werden. Obwohl es in der Stadt bereits einige Militärlazarette gibt, ist zu befürchten, dass sie nicht ausreichen werden. Provisorische Lazarette müssen mit Material und Verbänden ausgestattet werden. Sie würde sich über deine Hilfe freuen.«

Starke Schuldgefühle regten sich in mir. Ich hatte gar nicht an die Männer gedacht, die im Kampf sterben oder verwundet werden würden, sondern nur an mich selbst. »Ich gehe zu ihr.«

Er nahm meine Hand und küsste meinen Handrücken, ohne sich an meinen kaputten Fingern zu stören. »Und ich werde den Offizieren helfen, wo ich kann.«

Die Vorstellung, dass Sam in die Nähe der Schlacht geraten könnte, gefiel mir gar nicht.

»Sobald die Schießerei beginnt, läufst du zum Fort, hörst du?« Er schaute mich ernst an, um jeden Widerspruch im Keim zu ersticken. »Und du bleibst dort, bis alles vorbei ist.«

Ich konnte nur nicken, da mir die Angst die Kehle zuschnürte.

Wir kehrten zu meinem Zelt zurück. Bevor er mich verließ, schenkte er mir dieses besondere Lächeln, das nur ich von ihm bekam. »Wenn das alles vorbei ist, Frankie, heiraten wir. Ich lasse kein Nein gelten.«

Ich blickte ihm nach, als er zu den Kalksteinmauern des Forts marschierte, und staunte, dass Gott einen so guten Mann in mein Leben geführt hatte. »Bitte pass auf ihn auf«, flüsterte ich.

Zwei Abende später hörten wir bei Sonnenuntergang in der Ferne im Süden Kanonenfeuer.

Ein Ruf ertönte: »Franklin ist unter Beschuss!«

Allen stand die Angst ins Gesicht geschrieben, als Nell und ich aus unserem Zelt eilten. Wir standen mit den anderen im Freien und lauschten entsetzt in die Ferne. Die Schlacht dauerte fünf lange Stunden, dann wurde es still.

Es war noch dunkel, als Illa am nächsten Morgen kam und mich weckte. »Die Schlacht in Franklin war grauenvoll! Tausende sind tot und weitere Tausende verwundet. Ich fahre hin, um zu helfen. Frankie, Sie müssen unsere Vorbereitungen hier fortsetzen. Ich fürchte, Nashville wird der Hand des Todes nicht entrinnen.«

Ich weckte Nell und wir gelangten ohne Schwierigkeiten in die Stadt. Die Soldaten waren viel zu sehr damit beschäftigt, sich auf die Rebs vorzubereiten, als dass sie sich für uns Frauen interessiert hätten. Schofields Armee war in der Nacht so schnell wie möglich nach Nashville gezogen. Auf den Straßen waren unzählige Unionssoldaten unterwegs und auch in den Lagern, Forts und in der Stadt herrschte dichtes Gedränge.

In den letzten zwei Tagen hatte ich mich Illa und vielen anderen Helferinnen in den Lazaretten angeschlossen, die in der ganzen Stadt in Bürogebäuden, Fabriken, Hotels und sogar in Kirchen eingerichtet worden waren. Wir überprüften den Bestand des Materials, das für die Versorgung der vielen Verwundeten, die wir erwarteten, nötig sein würde. Während ich durch die Stadt ging, erinnerte ich mich an Mr Waters' Angst, die Yankees würden seine Lagerhalle übernehmen, und ich stellte mir vor, wie die Halle jetzt mit Krankenbettreihen statt mit Warenregalen gefüllt war.

Obwohl es Aufgabe der Armee war, die Lazarette mit Ärzten, Medikamenten und Nahrung zu versorgen, waren wir den ganzen Tag damit beschäftigt, Laken zu zerreißen, um daraus Verbände herzustellen, Böden zu schrubben und Mrs Michaels, die Leiterin, auch bei allem anderen zu unterstützen, was anfiel. Ihre Mitarbeiterinnen hatten alle Hände voll zu tun und ich fragte mich, wie es wohl wäre, als Krankenschwester zu arbeiten.

Als ich Mrs Michaels am Ende des langen Tages aufsuchte und ihr mitteilte, dass wir ins Lager zurückkehrten, sagte ich zu ihr: »Wenn die Verwundeten eintreffen, würde ich gern helfen.«

Sie musterte mich mit ernster Miene. »Wer die grauenvollen Folgen einer Schlacht nicht mit eigenen Augen gesehen hat, kann sie sich nicht vorstellen. Die meisten Männer, die hierherkommen, werden nicht überleben. Viele verlieren Arme und Beine. Täglich erwarten einen neue Herausforderungen – Infektionen, Wundbrand, Ruhr … Ein Krankenhaus ist kein Ort für Menschen mit einer schwachen Konstitution.«

Ich ließ mich nicht abschrecken. »Ich musste in meinem Leben schon viel sehen und habe bestimmt keine schwache Konstitution!«

Nach einigen Momenten nachdenklichen Schweigens nickte sie schließlich. »Wenn wir das, was wir über die Anzahl der Verwundeten in Franklin gehört haben, glauben können, habe ich Angst, was uns erwartet, wenn hier die Kämpfe erneut ausbrechen. Wir sind für jeden dankbar, der helfen kann und will.«

Illa kam am nächsten Tag nicht zurück, deshalb blieben Nell und ich im Lager. Ich hatte immer noch meine Arbeit bei den Offizieren und auf mich wartete viel schmutzige Wäsche. Den ganzen Morgen plagte uns ein eisiger Nieselregen und gegen Mittag kam die Nachricht, dass weitere zigtausend Unionssoldaten in der Nacht mit Schiffen eingetroffen waren. Nell und ich stiegen zusammen mit vielen anderen den Hügel hinauf, um einen Blick über die Stadt hinweg auf den Cumberland River zu werfen. So weit das Auge reichte, tummelten sich auf dem breiten Fluss Boote und Schiffe jeder Form und Größe. Ein Mann in der Nähe erklärte, es seien Militärschiffe und gepanzerte Kanonenboote, das Beste, was die Unionsmarine zu bieten habe. Ich erschauerte bei der Vorstellung, welchen Schaden Kanonen von einem der großen Schiffe anrichten konnten.

Es dauerte nicht lange, da strömten noch mehr Männer in blauen Uniformen ins Soldatenlager und Fort. Ein General namens Thomas war jetzt Oberbefehlshaber der Truppen in Nashville und ich hörte, wie einer der Offiziere sagte, dass sie fast sechzigtausend Mann stark seien. Ich hatte keine Ahnung, wie der Gegner es mit einer solchen Streitkraft aufnehmen sollte, aber Kundschafter brachten weiterhin Nachrichten und teilten den Offizieren mit, dass die konföderierten Truppen südlich der Stadt Stellung bezogen hatten.

Drei Tage nach der Schlacht in Franklin stapfte ich, nachdem ich wieder stundenlang Wäsche gewaschen hatte, im Regen durch den Matsch. Ich wollte einfach nur in mein Bett, aber es war fast kein Durchkommen durch das Soldatenlager. Seit dem Morgen waren Tausende Zelte wie Unkraut aus dem Boden geschossen. Kaum ein Quadratzentimeter des schlammigen Bodens war noch frei.

Zusammen mit den neuen Soldaten kamen Scharen von sogenannten Marketenderinnen, weiße und schwarze gleichermaßen. Ich senkte den Kopf und sah die geschminkten Frauen, die trotz der eisigen Dezembertemperaturen aufreizende Kleider trugen, nicht an.

Zwei Jahre zuvor waren weiße Frauen, die davon lebten, ihren Körper an Soldaten zu verkaufen, zusammengeholt und in den Norden verfrachtet worden, da die Heeresleitung gehofft hatte, dadurch die Krankheit, die sich besorgniserregend viele Männer zuzogen, eindämmen zu können. Ihren Platz hatten jedoch schnell schwarze Frauen eingenommen, die bereit waren, alles zu tun, um zu überleben, wodurch dieses Problem weiterhin bestand.

Ich wusste, wie erbärmlich das Leben der Neuankömmlinge war, und war dankbar, keine von ihnen zu sein.

Völlig erschöpft und durchnässt kam ich bei unserem Zelt an. Ich sehnte mich nach trockener Kleidung und Schlaf. Nells Stimme begrüßte mich. Einen Moment später sah ich Sams Lächeln und mein Herz schlug sofort höher.

»Hallo, Frankie.« Er war von Kopf bis Fuß mit Matsch bedeckt.

»Meine Güte, was hast du denn gemacht? An dir klebt ja halb Tennessee!«

Er lächelte. »Sie lassen uns im Westen der Stadt Gräben ausheben.«

»Ich dachte, das hätten sie schon vor Jahren gemacht?!«

»Das haben sie auch. Im Süden und Westen sind Gräben auf einer Länge von zehn Kilometern, aber der neue Kommandant will mehr.«

Ich wünschte, Nell säße nicht mit im Zelt und könnte uns nicht zuhören. Ich wollte Sam nach der Schlacht von Franklin fragen und hätte gern gewusst, ob er in Erfahrung gebracht hatte, wann hier in Nashville die Kämpfe beginnen würden. Aber Nell sollte nicht noch mehr Angst bekommen. Seit Mrs Michaels von Amputationen, Krankheiten und solchen Dingen gesprochen hatte, litt das Mädchen unter Albträumen.

»Ich kann nicht bleiben. Wir haben beobachtet, dass die Rebs Feldschanzen aufbauen. Sie sind keinen halben Kilometer mehr von der Linie der Yankees entfernt. Ich soll einen der Wagen fahren, die den Soldaten Material hinabbringen.«

Enttäuschung regte sich in mir. Ich hatte gehofft, die Armee würde Sam nicht mehr brauchen und er wäre bald endlich nicht mehr in unmittelbarer Gefahr. »Hast du etwas von Mrs Illa gehört?«

Er schüttelte den Kopf. »Vielleicht kann sie nicht zurückkommen, weil Hoods Armee zwischen Franklin und Nashville lagert.«

Daran hatte ich nicht gedacht. Ich machte mir große Sorgen um die freundliche Frau.

Sam setzte seinen mitgenommenen Hut auf. »Ich gehe jetzt am besten zurück.«

Ich folgte ihm zur Zeltöffnung.

Bevor er in den Regen hinaustrat, drehte er sich um und flüsterte: »Vergiss nicht, was ich dir gesagt habe: Sobald der Kampf beginnt, läufst du ins Fort.«

Ich nickte und dann war er fort. Bald danach hörte der Regen auf und der Kanonenbeschuss setzte ein. Gott sei Dank wurde es nach kurzer Zeit wieder ruhig, aber dieses Knallen und Krachen hatten genügt, um alle nervös zu machen. Während wir in der Schlange zum Abendessen anstanden – es gab nur eine dünne, wässrige Brühe –, fiel mir auf, dass hauptsächlich Frauen und Kinder im Lager waren. Viele neue Gesichter befanden sich darunter. Genau wie Sam waren die Männer und die älteren Jungen eingezogen worden, um die Befestigungen um die Stadt herum zu verstärken.

Irgendwann in der Nacht wurden wir von lauten Schüssen geweckt, die die Erde zum Beben brachten. Ich wickelte meine Decke fest um mich und steckte den Kopf aus dem Zelt. Sterne funkelten am schwarzen Himmel, aber die Luft war von Schreien erfüllt.

»Sie schießen von den Kanonenbooten auf die Rebs!«, schrie jemand.

Ich überlegte, ob der Zeitpunkt gekommen war, um uns hinter den Mauern des Forts in Sicherheit zu bringen, aber es sah nicht so aus, als würden die Konföderierten zurückschießen. Wenigstens nicht mit Waffen, die so stark waren wie die Kanonen der Yankees.

Die Boote auf dem Cumberland River feuerten den ganzen nächsten Tag auf den Feind. Nell und ich blieben in unserem Zelt und schließlich fragte ich sie nach ihrem Leben in der Sklaverei. Ihre Geschichte war genauso traurig wie meine: Ihr Besitzer hatte ihren Körper für sein Vergnügen missbraucht und sie hatte zwei Babys bekommen, noch bevor sie vierzehn gewesen war. Beide Kinder waren ihr weggenommen und verkauft worden, um die Schande des Mannes zu vertuschen. Das musste ein unbeschreiblicher Schmerz für sie gewesen sein. Ich dachte an die Babys, die ich verloren hatte. Irgendwie war es leichter zu wissen, dass sie tot waren, als wenn sie als Sklaven leben müssten und ich sie nicht beschützen könnte.

»Was hast du vor, wenn der Krieg vorbei ist und wir frei sind?«, fragte ich, um das Gespräch in eine positivere Richtung zu lenken.

Ein leichtes Lächeln umspielte ihre Lippen. »Ich würde gern einen guten Mann finden und ein eigenes Haus haben.«

Ich wünschte ihr, dass dieser Traum in Erfüllung gehen würde.

»Und du? Wirst du Sam heiraten?«

Dieser Gedanke jagte mir eine Todesangst ein. Nicht, weil ich Sam nicht gemocht hätte. Ich mochte ihn. Irgendwie hatte er sich in mein Leben geschlichen, und wenn ich mir die Freiheit ohne ihn vorstellte, wurde ich traurig. Aber alle, die ich je geliebt hatte, waren mir genommen worden. Was, wenn ich Sam tatsächlich mein Herz öffnete und der Liebe zu ihm Raum gäbe – und dann würde ihm etwas zustoßen?

Ich zuckte die Achseln und wandte mich ab. »Er ist ein guter Mann, aber ich weiß nicht, ob ich heiraten will.« Ich stand auf und beendete damit das Gespräch. »Ich gehe jetzt spazieren.«

Mit dem Vorhaben, die Wäsche der Offiziere zu sortieren und alles für die Arbeit am nächsten Tag vorzubereiten, marschierte ich zum Soldatenlager hinüber. Bis die Schlacht anfing, brauchten die Männer weiterhin saubere Kleidung.

Da erregte eine kleine Menschenansammlung meine Aufmerksamkeit. Ich gesellte mich zu der Gruppe, die zusah, wie vier mit Schlamm bedeckte Männer in den grauen Uniformen der Konföderation mit vorgehaltenen Waffen zu einem Wagen geführt wurden.

»Was ist hier los?«, fragte ich die Frau, die neben mir stand.

»Die Unionssoldaten haben Gefangene genommen«, antwortete sie.

Aus den blassen, ausgemergelten Gesichtern der Männer sprach tiefe Resignation. Mir fiel auf, dass zwei von ihnen barfüßig waren, obwohl Dezember war. Einen kurzen Moment lang hatte ich Mitgefühl. Ich hatte Gerüchte über Camp Chase, das Gefangenenlager der Union oben im Norden, gehört. Wie nicht anders zu erwarten, wurden die Kriegsgefangenen dort nicht freundlich behandelt. Andererseits hatten sich diese Männer, die hier in den Wagen geladen wurden, entschieden, für die Sache der Konföderation zu kämpfen. Waren sie Sklavenbesitzer gewesen? Grausame Herren wie der Mann, dem Nell gehört hatte, oder wie die Halls, durch deren Schuld ich mit einer verkrüppelten Hand und ohne Familie leben musste?

Schon taten sie mir nicht mehr leid.

Einige der Umstehenden bespuckten den Wagen, als er an uns vorbeirollte, und ich ertappte mich dabei, dass ich auch mitmachte. Zum Teufel mit diesen Männern!, dachte ich. Sie verdienten nichts Besseres, denn sie hatten selbst andere brutal behandelt.

Ich versuchte, in den nächsten drei Tagen, die wir warteten, meine normale Arbeitsroutine wiederaufzunehmen. Nell bot an, mir beim Wäschewaschen zu helfen, und ich war dankbar für ihre Gesellschaft. Das Krachen der Kanonen von den Gefechten, die im Süden ausgetragen wurden, war an den sonnigen Tagen ständig zu hören und wir erfuhren, dass mehrere Männer verwundet in ein Krankenhaus in der Stadt gebracht worden waren. Von Illa hörten wir nichts und es beunruhigte mich sehr, dass sie immer noch nicht zurückgekehrt war. Ich nahm meinen ganzen Mut zusammen und fragte einen der Offiziere, ob Illa durch die Linie der Konföderierten gelangen könnte, falls sie versuchte, nach Nashville durchzukommen, aber er hielt das für höchst unwahrscheinlich. Die Rebs würden niemanden, der Sympathien für die Unionstruppen hatte, passieren lassen. Auch keine Frau.

Als ich am Donnerstag erwachte, wehte ein bitterkalter Wind von Norden her. Trotz der eisigen Temperaturen krachten die Kanonen weiter und das Knallen der Gewehre hallte bis zum Einbruch der Nacht durchs Land. Der nächste Tag brachte Schneeregen, der schließlich in richtigen Schnee überging. Nell und ich blieben fast den ganzen Tag im Zelt, wickelten uns in unsere zu dünnen Decken und zitterten vor Kälte. Wenn wir uns hin und wieder hinauswagten, dann nur, um vor einem der vielen Lagerfeuer zu kauern, die das Gelände übersäten. Ich sah, dass Holzzäune und sogar Möbel als Brennstoff benutzt wurden, weil Feuerholz durch die vielen Fällungen längst Mangelware war.

Unter diesen harten Bedingungen lagen die Nerven blank. Die Bewohner des Lagers waren ebenso wie die vielen Hundert Soldaten nur schlecht auf eine so eisige Kälte vorbereitet. Fragen wie die, wem welche Decke gehörte oder wer das Feuer hatte ausgehen lassen, lösten plötzlich heftige Streitereien aus. Da so viele Mäuler zu füttern waren, wurden die Lebensmittel rationiert. Ich nahm die Goldmünzen, die ich unter meinem Bett vergraben hatte, und ging trotz der ständig herrschenden Bedrohung in die Stadt. Ich fand einen Bäcker, an den ich mich aus den Tagen, in denen ich für Mr Waters gearbeitet hatte, erinnerte. Der Mann war immer nett zu mir gewesen und ich vertraute darauf, dass er ehrlich war, da ich bisher nie etwas mit meinem eigenen Geld gekauft hatte und seinen Wert nicht einschätzen konnte. Für zwei Münzen gab er mir einen Laib Brot und etwas gepökeltes Fleisch, das er vor den Händen der Soldaten hatte retten können. Ich dankte ihm und eilte ins Lager zurück. Die vielen Männer in blauen Uniformen, an denen ich auf dem Weg vorbeikam, überraschten mich. Ich nahm an, dass viele von ihnen nie zuvor in Nashville gewesen waren und trotz der nahenden Schlacht die Sehenswürdigkeiten der Stadt besichtigen wollten. Es kursierten Gerüchte, dass es nicht nur auf den Schlachtfeldern heiß herging. Auch in den Kneipen und Bordellen herrschte durch den starken Ansturm an Soldaten wohl Hochbetrieb.

Zwei weitere Tage vergingen, ohne dass sich viel änderte. Wir fragten uns allmählich, ob es überhaupt zu einem Kampf kommen würde oder ob die zwei Seiten einfach weiterhin ihre Stellungen verteidigen würden. Das Warten strapazierte die Nerven unter uns Lagerbewohnern sehr stark, doch die Soldaten schienen damit keine Probleme zu haben. Nach fast vier Jahren Krieg hatten sie wahrscheinlich schon oft genug warten müssen.

Jeden Tag hielt ich nach Sam Ausschau, aber ich wurde wieder und wieder enttäuscht. Ich hoffte, dass er es warm und trocken hatte und sicher war.

Am Sonntagnachmittag war es immer noch eiskalt, aber die Leute schienen sich auf einen Ruhetag einzustellen. Selbst die Kanonen schwiegen und gönnten uns eine dringend benötigte Atempause von der ständigen Angst.

Ich beschloss, zum Fort zu gehen und mich umzusehen. Sam meinte ja, dass wir dort sicher wären, wenn die Kämpfe erst einmal begannen, aber ich hatte noch nie einen Fuß hinter diese hohen Kalksteinmauern gesetzt. Deshalb hielt ich es für das Beste, mich mit der Umgebung vertraut zu machen, bevor es ernst wurde.

Ich stieg den Hügel zum Ausfallstor hinauf, dem einzigen Eingang in das große Fort. Die Holzpforten waren geschlossen und ohne Sam oder Illa als Begleitung hatte ich nicht den Mut, mich dem Wachposten zu nähern. Stattdessen lief ich außen um die riesige Mauer herum und hielt nach einem Versteck für Nell und mich Ausschau, wohin wir flüchten konnten, wenn die Schießerei losging.

Oben auf dem Saint Cloud Hill hatte man eine gute Aussicht. Die ganze Gegend um die Stadt herum sah auf beiden Seiten des Flusses wie ein einziges großes Zeltlager aus. Rauchschwaden von Tausenden Lagerfeuern stiegen zum klaren Himmel auf und dieser friedvolle Anblick täuschte beinahe über die ungewisse Zukunft der Soldaten hinweg. Im Norden tummelten sich die Kriegsschiffe auf dem Cumberland River; ihre Masten schaukelten im kalten Wind. Hügel, die jetzt kahl und baumlos waren, übersäten den Horizont in allen Richtungen. Ich sah das neu fertiggestellte Capitol Building, das wie ein Zeichen von Stärke im Sonnenschein glänzte. Im Süden, eine halbe Meile jenseits der Franklin Pike, herrschte im Fort Casino reger Betrieb. Ich konnte keine Details erkennen, aber ich stellte mir vor, dass ihre Artillerie der von Fort Negley ähnlich war.

Ich war etwas außer Atem, daher blieb ich stehen und lehnte mich an die hohe Mauer. Ich hatte mir nie die Zeit genommen, um mir das Fort anzusehen, obwohl ich seit Jahren in seinem Schatten lebte, aber jetzt staunte ich über die gelungene Arbeit. Ich hatte mit eigenen Augen gesehen, wie Männer jeweils zu zweit diese dicken Kalksteinblöcke den Hügel hinaufgeschleppt hatten, wo sie so aufgebaut worden waren, dass die Leute von einem riesigen Stern sprachen. Obwohl ich es von meinem Standpunkt aus nicht sehen konnte, wusste ich, dass das Fort in der Mitte von einem hohen Verteidigungszaun und Türmen beherrscht wurde. Sollte der Feind die Mauern durchbrechen, würde der Zaun als letzter Schutz der Männer im Inneren dienen. Soldaten, die hoch über mir postiert waren, standen angriffsbereit bei den Kanonen, während andere als Beobachtungsposten und Wachleute eingesetzt waren.

Ich hob den Blick und sah eine große Flagge, die hoch oben an einem Mast gehisst war. Wild flatternd verkündete sie der Welt, dass dieses Fort Unionsgebiet war und sich alles andere als leicht einnehmen lassen würde. Während ich zu den Sternen und Streifen auf der Flagge hinaufschaute, konnte ich nur hoffen, dass sie auch dann noch da oben hängen würde, wenn die Kämpfe vorbei waren. Ein Schaudern lief über meinen ganzen Körper und ich weigerte mich, auch nur daran zu denken, was es bedeuten würde, wenn das Fort von den Konföderierten eingenommen werden sollte.

Zufrieden, dass Nell und ich auf der Nordseite ausreichend Deckung haben würden, stieg ich den Hügel wieder hinab. Eine Gruppe junger Soldaten kam gut gelaunt und lachend auf mich zu. Da ich diejenige war, die nicht hierhergehörte, trat ich an den Wegrand.

»Ma'am.« Der Mann, der das Schlusslicht der Gruppe bildete, tippte höflich an seinen Soldatenhut, als er an mir vorbeiging.

Mir fiel auf, dass etwas Glänzendes auf den Boden fiel, aber er marschierte weiter, ohne es zu bemerken. Ich ging hinüber und hob den kleinen Gegenstand auf. Es war ein Messingknopf, in den das Emblem der Unionsarmee eingeprägt war.

»Sir!«, rief ich.

Er drehte sich um und ich hielt den Knopf hoch, der genauso aussah wie die vielen Knöpfe, die ich in den letzten zwei Jahren an Offiziersjacken genäht hatte.

»Ich glaube, der hier hat sich von Ihrer Uniform gelöst.«

Mit überraschter Miene blickte er auf seine Jacke hinab. Als er näher trat, sagte er: »Danke, Ma'am. Ich wollte diesen lockeren Knopf schon die ganze Zeit festnähen, seit wir an Land gegangen sind.«

Ich reichte ihm den Knopf und erwartete, dass er sich abwenden und weitergehen würde.

»Ich bin Albert Underwood von der Neunten Indiana-Leichtartillerie.« Er deutete auf seine Kameraden, die inzwischen schon weiter oben auf dem Hügel waren. »Wir wollen uns das Fort ansehen.«

»Es freut mich, Ihre Bekanntschaft zu machen, Sir.« Aus irgendeinem Grund dachte ich an die Mutter dieses Jungen und überlegte, was sie wohl zu ihm sagen würde, wenn sie wüsste, dass er bald dem Feind gegenüberstehen würde. »Passen Sie auf sich auf, wenn die Kämpfe beginnen.«

Dankbar lächelte er mich an. »Das mache ich, Ma'am.«

Ich blickte ihm nach und betete, dass Gott Albert Underwood beschützen möge.

Auf meinem Rückweg kam ich am Friedhof vorbei, auf dem über siebenhundert Sklaven ihre letzte Ruhe gefunden hatten. Die Männer und Frauen waren an Krankheiten gestorben, die im Lager nach wie vor grassierten, oder an Verletzungen, die sie sich beim Bau des Forts zugezogen hatten. Ich fragte mich unwillkürlich, wie viele Gräber noch hinzukommen würden, wenn die Kämpfe erst einmal begannen.

Der nächste Tag brachte mehr kalte Luft, Schnee und Hunderte berittene Soldaten. Dass die Kavallerie den Fluss überquerte, bedeutete, dass der Kampf nun unmittelbar bevorstand, wenn man den Gerüchten, die im Lager kursierten, Glauben schenkte. Doch obwohl am nächsten Tag der Schnee von Regenfällen abgelöst wurde, blieben die Soldaten im Lager.

An einem nebligen Morgen weitere drei Tage später brach endlich lauter Jubel aus, während eine Soldatenreihe nach der anderen hinausmarschierte und in Richtung Süden aufbrach. Bis zum Mittag war die Luft vom Rauch der Kanonen und Gewehre erfüllt, deren Krachen und Knallen aufs Neue unablässig von den Hügeln widerhallten. Nell und ich nahmen unsere Decken und unsere anderen wenigen Habseligkeiten und stiegen den Hügel zum Fort hinauf. Viele andere aus dem Lager hatten das Gleiche im Sinn. Da es uns nicht erlaubt war, im Inneren des Verteidigungszauns Schutz zu suchen, versteckten wir uns an den Nordmauern, wo wir vor einem möglichen Beschuss abgeschirmt waren.

Jedes Krachen der Kanonen ließ mich innerlich erzittern. Ich steckte mir die Finger in die Ohren, aber es half nichts.

Als die Sonne unterging, legte sich eine angenehme Stille über das Fort. Weiter südlich, wo die Unionsarmee den Feind zurückdrängte, waren immer noch Schüsse zu hören, aber wir und das Fort waren unbeschadet geblieben.

Nell und ich waren kaum zurück in unserem Zelt, als mich ein lauter Ruf wieder ins Freie holte.

»Die Krankenhäuser sind mit Verwundeten überfüllt!«, rief eine weiße Frau, die ich nie zuvor gesehen hatte. »Wer bereit ist zu helfen, soll bitte schnell kommen!«

Kapitel 19

Am Sonntagmorgen stand ich früh auf, obwohl ich am Abend zuvor lange wach geblieben war und an *Onkel Toms Hütte* gelesen hatte. Die Geschichte war zwar anders als Frankies Schilderungen aus dem wahren Leben, aber trotzdem löste sie die gleichen Gefühle in mir aus. Ich konnte mir gut vorstellen, wie die Amerikaner, besonders die Menschen in den Südstaaten, dieses Buch aufgenommen hatten, als es 1852 zum ersten Mal erschienen war. Gegner der Sklaverei im Norden waren über die Behandlung der Sklaven sicher aufgebracht gewesen, während sich Weiße im Süden beschwert hatten, weil sie in einem so schlechten Licht dargestellt wurden.

Alden plante, mich um zehn abzuholen und zu Frankie zu bringen. Er könne nicht bleiben, hatte er mit unübersehbarer Enttäuschung gesagt, aber er komme später gern wieder, um mich nach Hause zu fahren.

Ich schlich die Treppe hinab und seufzte erleichtert auf, als ich die Küche noch dunkel vorfand. Mama war nicht erfreut gewesen, weil ich gestern den ganzen Tag fort gewesen war; deshalb hoffte ich, sie mit einem fertig vorbereiteten Frühstück besänftigen zu können, bevor ich ihr gestand, dass ich plante, auch heute nicht zu Hause zu sein.

Ich öffnete die Kühlschranktür und holte die Zutaten heraus, die ich brauchte. Die leeren Fächer waren nicht zu übersehen. Normalerweise fuhr Mama samstags, an ihrem freien Tag in der Näherei, zum Markt. War sie gestern nicht einkaufen gewesen?

Ein einladender Kaffeeduft erfüllte die Küche, als sie eine Stunde später mit dunklen Ringen unter den Augen im Türrahmen erschien. Sie schien ehrlich überrascht zu sein, dass die Pfannkuchen und Spiegeleier schon fertig waren.

»Guten Morgen. Ich dachte, ich mache dir ein Frühstück.« Ich lächelte sie vom Herd aus an und deutete auf mein Friedensangebot, das bereits auf dem Tisch stand. Ich schenkte ihr eine Tasse Kaffee ein und gab ein wenig Milch dazu. »Komm, setz dich.«

Einen kurzen Moment verharrte sie, wo sie war, dann nahm sie am Tisch Platz. »Das ist eine nette Überraschung, Rena. Danke.«

Ich setzte mich auf meinen Stuhl rechts von ihr. »Ich weiß, dass ich in letzter Zeit oft nicht hier war. Deshalb wollte ich gemütlich mit dir frühstücken.«

Sie bedachte mich mit einem argwöhnischen Blick, begann dann aber ohne eine weitere Bemerkung zu essen. Wir unterhielten uns über das milde Wetter und die Blumenbeete hinter dem Haus, die für den Winter fertig gemacht werden mussten. Sie stellte ein paar Fragen nach Alden und ich erzählte ihr, was ich über sein Leben in Chicago wusste.

Nach einer Weile warf Mama einen Blick auf die Uhr. »Wir müssen uns für die Kirche fertig machen. Mary und die Kinder kommen nach dem Gottesdienst zu uns. Es wäre nett, wenn du zur Abwechslung ein wenig Zeit mit deiner Nichte und deinen Neffen verbringen würdest.«

Ich verdarb ihr die gute Laune nur ungern, doch es ließ sich leider nicht vermeiden. »Ich gehe heute Morgen nicht zum Gottesdienst. Ich habe Frankie versprochen, dass wir versuchen, heute ihr Interview abzuschließen.«

Mamas Miene wurde hart. »Du lässt den Gottesdienst ausfallen, um nach Hell's Half Acre zu fahren? Das ist wirklich ironisch, findest du nicht? Ist es dieser Frau denn nicht wichtig, den Tag des Herrn zu ehren?«

»Mama, Frankie ist 101 Jahre alt. Sie geht kaum noch aus dem Haus. Aber ich weiß, dass sie an Gott glaubt. Erst gestern hat sie uns von dem Tag erzählt, an dem sie mit ihm Frieden geschlossen hat.«

Mama schnaubte. »Was sollte sie schon gegen Gott haben können?«

Ich ließ mir mit meiner Antwort Zeit, da ich unser Gespräch nicht in einem Streit beenden wollte. Ich wünschte mir einfach, dass Mama die Wahrheit über die Sklaverei erkennen und begreifen würde, welche Ziele das *FWP* mit diesen Interviews verfolgte. »Sie war Sklavin, Mama. Sie gehörte einem anderen Menschen. Sie litt unter den Händen ihrer Besitzer, sie wurde körperlich entstellt und von ihrer Familie getrennt und verkauft. Wenn mein Leben so aussähe, würde ich wahrscheinlich schon mit Gott hadern. Du etwa nicht?«

In der Küche wurde es still. Schließlich entspannten sich Mamas Schultern ein wenig. »Ich nehme an, es gibt Aspekte der Sklaverei, die ich nie bedacht habe. Aber das ist alles so lange her. Deshalb sehe ich nicht ein, warum es wieder ausgegraben werden muss. Wenn du in dieses Viertel fährst und mit dieser Frau sprichst, änderst du damit nichts an der Vergangenheit, Lorena Ann.«

»Das weiß ich. Aber vielleicht kann sich dadurch die Zukunft zum Besseren ändern.«

Sie lachte humorlos. »Die einzige Zukunft, auf die es sich auswirkt, ist deine. Sobald die Leute erfahren, wo du deine Zeit verbringst, wird sich kein junger Mann, der etwas taugt, mehr um dich bemühen wollen. Das kannst du mir glauben.«

Ich dachte an Alden und daran, wie aufmerksam er Frankie zuhörte, wenn sie aus ihrem Leben erzählte. Ich hatte Mühe, das Lächeln zu unterdrücken, das sich auf meine Lippen schleichen wollte.

»Mama, wenn ein junger Mann nicht sehen kann, wie wertvoll das, was ich mache, ist, will ich mit ihm nichts zu tun haben.« Ich berührte ihre Hand und wartete, bis sie mich ansah. »Du brauchst dir um mich keine Sorgen zu machen. Versprochen. Ich tue endlich etwas, was mir wirklich Spaß macht. Und ich werde auch noch dafür bezahlt. Das ist doch ein Grund, sich zu freuen, oder nicht?«

Nach einem weiteren langen Schweigen seufzte sie. »Ich bin

froh, wenn deine Arbeit abgeschlossen ist. Ich brauche dich.« Sie warf einen Blick zur geschlossenen Arbeitszimmertür. »Dein Vater ist krank. Ich habe ihn die ganze Nacht gepflegt.«

»Was hat er?« Abgesehen von der ständigen Betrunkenheit und ihren Begleiterscheinungen.

»Sein Bauch ist geschwollen und schmerzt. Außerdem quält ihn starke Übelkeit.«

Sorge keimte in mir auf und verdrängte meine gewohnte Gleichgültigkeit gegenüber meinem Vater. »Glaubst du, es ist etwas Ernstes?«

»Das weiß ich nicht. Hoffentlich sehe ich Dr. Ridley heute im Gottesdienst. Ich würde ihn gern um Rat fragen.«

Mein Blick wanderte zum Kühlschrank und ich begriff, dass Mama aus diesem Grund nicht auf dem Markt gewesen war. »Es tut mir leid, dass ich nicht da war, um dir zu helfen.«

Sie musterte mich nachdenklich. »Was an dieser Frankie findest du so faszinierend, dass du immer wieder zu ihr gehst?«

Ich zuckte leicht mit den Schultern. »Sie ist in einer Zeit groß geworden, von der ich bisher nur gelesen habe, und hat Dinge erlebt, die wir nie erleben werden. Erst gestern hat sie uns von der Schlacht von Nashville erzählt. Ich kann mich kaum erinnern, was ich in der Schule darüber gelernt habe, aber wenn ich Frankie zuhöre, habe ich das Gefühl, selbst dort gewesen zu sein.« Mamas entsetzter Blick brachte mich zum Schmunzeln. »Ich meine nicht die ganzen Gräuel, sondern die Gefühle beim Warten auf den Beginn der Kämpfe, das Frieren in der eisigen Kälte.« Ich erinnerte mich, dass Alden und Frankie über den Wiederaufbau des Forts aus dem Bürgerkrieg gesprochen hatten. »Wusstest du, dass die *Works Progress Administration* Fort Negley wiederaufbaut? Wäre es nicht wunderbar, es real vor sich zu sehen und darin spazieren zu gehen?«

Mama gab einen verächtlichen Ton von sich. »Wir haben die Schlacht von Nashville verloren, Rena. Warum in aller Welt sollten wir wollen, dass uns eine Erinnerung daran von einem Hügel mitten in der Stadt anstarrt?«

In diesem Moment begriff ich, dass Mama und ich die Vergangenheit nie mit den gleichen Augen sehen würden.

Eine Stunde später brach Mama zur Kirche auf. Zuvor sah sie noch nach Dad und stellte fest, dass er friedlich schlief. In mir regten sich Gewissensbisse, weil ich nicht anbot, zu Hause zu bleiben, bis sie zurückkam, aber bei der Vorstellung, mich mit meinem Vater auseinanderzusetzen, konnte ich es nicht erwarten, aus dem Haus zu kommen, sobald ich Aldens Auto in die Einfahrt biegen hörte.

Frankie wartete auf mich, als wir vor ihrem Haus vorfuhren.

»Kommt Alden nicht mit ins Haus?«

»Nein«, antwortete ich und hoffte, meine Enttäuschung war mir nicht zu sehr anzusehen. Ein Freund von der *Works Progress Administration* wollte sich mit Alden treffen; den Grund für dieses Treffen hatte er mir aber nicht genannt. Als ich mich umdrehte, sah ich, dass er Frankie zuwinkte, bevor er losfuhr.

»Dann sind wir heute nur zu zweit. Jael ist im Gottesdienst. Sie singt gern im Chor und es macht ihr Freude, die Kinder in der Sonntagsschule zu betreuen.« Ihr Blick wanderte zu dem kleinen Beutel, den ich in der Hand hielt. Ich hatte Alden gebeten, am Markt anzuhalten, damit ich Schweinekoteletts und Gemüse kaufen konnte.

»Ich würde uns gern ein Mittagessen kochen, wenn du nichts dagegen hast.«

Sie schmunzelte vergnügt. »Ich habe bestimmt nichts dagegen, mir ein Essen kochen zu lassen. Ich habe in meinem Leben viel in der Küche gestanden und bin gern bereit, sie euch jungen Leuten zu überlassen.«

Nachdem wir die Lebensmittel weggeräumt und uns Kaffee eingeschenkt hatten, setzten wir uns ins Wohnzimmer.

»Ich kann mich nicht erinnern, wo ich gestern aufgehört habe«, sagte Frankie und blickte aus dem Fenster. »Als ihr weg wart, lief der Film in meinem Kopf weiter. Es ist schwer, die Erinnerungen abzuschalten, wenn sie einmal in Gang gekommen sind.«

Ich holte mein Notizbuch heraus und blätterte zur letzten Seite. »Du hast erzählt, dass eine weiße Frau, die du vorher nie gesehen hattest, ins Lager kam und Freiwillige suchte, die bereit waren, in den Lazaretten zu helfen.«

»Ach, ja. Jetzt erinnere ich mich.« Sie schüttelte den Kopf und kniff die Augen zusammen, als sähe sie diese lange zurückliegende Szene genau vor sich. »Diese Mrs Michaels hatte recht. Man kann sich nicht vorstellen, welch schrecklichen Dinge eine Kugel bei einem Menschen anrichten kann. Nell wollte nicht mitkommen und das war in Ordnung. Aber ich und einige andere stiegen in den Wagen, der schon wartete. Wir fuhren in die Stadt, hatten aber keine Ahnung, worauf wir uns einließen. Man hätte meinen können, es wäre Markttag, so voll waren die Straßen, obwohl es schon dunkel wurde. Zig Armeewagen, sogenannte Krankenwagen, waren unterwegs. Sie brachten die Verwundeten in die Lazarette und fuhren zum Schlachtfeld zurück, um die nächsten zu holen.«

Frankie trank einen Schluck Kaffee. Dann stellte sie ihre Tasse auf den niedrigen Tisch zwischen uns. Sie hatte die Augen geschlossen und ich fragte mich nicht zum ersten Mal, ob es für eine Frau ihres Alters gut war, sich so intensiv an all das Leid aus der Vergangenheit zu erinnern.

»Ich betrat das Lazarett und verließ es tagelang nicht mehr. Ich wusste nicht, was außerhalb der Mauern dieser alten Gewehrfabrik passierte. Auch das Gefühl für die Tageszeit hatte ich schnell verloren und merkte nur, dass es wieder Nacht wurde, wenn jemand die Lampen anzündete. Ich kann mich nicht entsinnen, gegessen oder geschlafen zu haben, nicht einmal, dass ich zur Toilette gegangen bin, aber wahrscheinlich habe ich das alles getan.« Sie hob den Kopf und sah mich mit einem schmerzerfüllten Blick an. »Wenn ich gewusst hätte, was mich erwarten würde, als diese Frau ins Lager kam und freiwillige Helferinnen suchte, hätte ich auf dem Absatz kehrtgemacht und hätte das Weite gesucht.«

Blut.

Überall Blut. Es war überall, es klebte auf den Holzböden, an den Wänden, an mir.

»Mehr Licht! Ich kann nichts sehen!« Der Armeearzt brüllte, obwohl ich ihm am Operationstisch direkt gegenüberstand. Er sah mich nicht an, sondern konzentrierte sich auf den Soldaten, dessen Bein er gerade abgesägt hatte. Zum Glück hatte der Patient mit dem Schreien aufgehört, sobald das Chloroform zu wirken begonnen hatte, aber es fiel kaum auf, dass er verstummt war, da im ganzen Gebäude so viele Schmerzensschreie widerhallten.

Ich hielt die Petroleumlampe höher, obwohl mir längst die Arme wehtaten, und wandte die Augen von dem widerlichen Schauspiel unter mir ab. Es war bestimmt schon weit nach Mitternacht. Ich war irgendwann, als die Waffen endlich geruht hatten, im Krankenhaus eingetroffen und jetzt strömten verwundete und sterbende Männer in Scharen durch die Eingangstür im Erdgeschoss.

»Machen Sie diesen Mann sauber. Dann kommen Sie und assistieren mir beim nächsten Patienten.« Der grauhaarige Mann tauchte seine Hände in eine Schüssel mit blutrotem Wasser und schien die Farbe dabei gar nicht zu bemerken. Dann ging er zu einem anderen stöhnenden Mann weiter.

Ich gab keine Antwort. Weil ich es nicht konnte – ich war einfach zu erschöpft. Ich stand nur da und hielt die Laterne, deren Licht auf die roten Pfützen auf dem langen Tisch und die aschgraue Haut des Mannes, dessen Leben soeben völlig verändert worden war, fiel.

»Geben Sie mir die Laterne. Ich löse Sie ab.«

Ich hob meine müden Augen und sah eine weiße Frau neben mir stehen. Sie trug eine Schürze über ihrem dunklen Kleid, die mit Blut getränkt war. Ich hatte sie unten gesehen, als ich angekommen war. Ihre Befehlsstimme hatte die Geräusche der vielen Menschen übertönt, während sie Männern, die Verwundete ins Gebäude gebracht hatten, Anweisungen erteilt hatte. Die am schwersten Verletzten waren daraufhin die Treppe hinaufgetragen worden, damit sie oben operiert werden konnten, andere hatten warten müssen, bis sie an die Reihe kamen.

Ich reichte ihr die Laterne.

»Unten gibt es Kaffee. Und belegte Brote. Ruhen Sie sich ein wenig aus. Ich habe gehört, dass die Kämpfe fortgesetzt werden, sobald die Sonne aufgeht. Das bedeutet, dass wir weitere Patienten bekommen, wenn es hell ist.«

Ich nickte und verließ den Raum. Mein Magen rumorte beim Anblick der Eimer mit rot gefleckten Lappen auf dem Gang, die darauf warteten, dass sie jemand auswusch, um wieder benutzt werden zu können. Der Geruch von Blut, Schießpulver und Tod lag schwer in der Luft. Panik und Übelkeit stiegen in mir auf. Ich musste fort von hier! Ich wollte hinaus in die Dunkelheit fliehen und nie wieder zurückkehren. Ich hatte zu viel gesehen. Zu viele Männer verloren ihre Gliedmaßen, zu viele ihr Leben.

Als ich unten an der Treppe ankam, erstarrte ich bei dem Anblick, der sich mir bot.

Die Verwundeten belegten jeden Quadratzentimeter der umfunktionierten Waffenfabrik. Einige lagen totenstill, während andere stöhnten und vor Qualen brüllten. Krankenschwestern und freiwillige Helferinnen liefen herum und versorgten die Männer, so gut sie konnten, aber es waren einfach zu viele, die Hilfe benötigten.

Eine ältere Frau auf der anderen Seite des Raums schaute mich an. »Sind Sie gekommen, um hier zu helfen?«

Ich schüttelte den Kopf und stürmte eilig davon, bevor sie weitersprechen konnte. Als ich gerade die Hand auf den Türgriff legen wollte, ging die Tür auf und ein Soldat mit einem verwundeten Mann auf den Armen versperrte mir den Weg.

»Helfen Sie ihm!«, flehte er und sah mich mit angsterfüllten Augen an. »Er ist mein Freund und er ist schwer verletzt.«

Aus einer Wunde im Bauch des Mannes tropfte Blut auf den Boden. Seine Augen waren verdreht und ich wusste sofort, dass er nicht überleben würde. Keiner der Ärzte würde versuchen, ihn zu retten.

»Das kann ich nicht!«, zischte ich und stolperte an ihm vorbei hinaus in die kalte Nacht. Ich eilte die breiten Stufen zur Straße hinab, fest entschlossen, dem Grauen zu entfliehen, aber da brachte mich etwas am Boden fast zu Fall. Ich beugte mich nach unten und keuchte. Ein Mann lag vor meinen Füßen und starrte leblos ins Leere.

Als sich meine Augen an die Dunkelheit gewöhnten, erkannte ich, dass in beiden Richtungen vor dem Krankenhaus unzählige weitere Kampfopfer lagen. Frauen mit Laternen versorgten die Lebenden unter ihnen; Männer mit Tragen brachten die Toten weg.

Heiße Tränen liefen über meine Wangen und gefroren beinahe in der kalten Luft. Wie konnte ich weglaufen und diese armen Seelen im Stich lassen? Sie hatten für meine Freiheit gekämpft, egal, ob sie das bewusst getan hatten oder nicht. Zu viele waren bereits gestorben. Es gab nicht genügend Helferinnen und Ärzte, um den unablässigen Ansturm bewältigen zu können. Sie brauchten Hilfe. Von jedem, der mit anpacken konnte.

Ich blickte zu den Sternen über mir hinauf und mein Atem bildete dichte kleine Wolken. »Ich schaffe das nicht«, flüsterte ich. »Ich kann einfach nicht mehr.«

»Ma'am?«, rief ein Soldat ganz in der Nähe mit schwacher Stimme. Sein blasses Gesicht wurde vom fahlen Licht, das durchs Fenster auf die Straße fiel, beleuchtet. Blut und Schmutz klebten an seiner Uniform, aber er war so jung, dass er mich an Albert Underwood erinnerte. »Ma'am, kann ich etwas Wasser haben?«

Eine einfache Bitte. Nur Wasser, um seine ausgetrockneten Lippen zu benetzen. Eine Kleinigkeit, die ihm ein wenig half, während er auf der harten, gefrorenen Erde lag, verwundet und mit unsicherer Zukunft. Konnte ich ihn ignorieren und weggehen?

Ich warf einen letzten flüchtigen Blick in Richtung Süden, wo sich das *Contraband Camp* befand, dann nickte ich. »Ich hole Ihnen Wasser.«

Damit drehte ich mich um und kehrte ins Lazarett zurück.

Tage und Nächte vergingen. Ich hätte nicht sagen können, wie lange ich schon Verwundete versorgte. Die Schlacht hatte zwei bitterkalte Tage lang gedauert, bis die Konföderierten den Rückzug angetreten hatten und ihnen die Unionstruppen dicht auf den Fersen gefolgt waren. Während die Menschen in der Stadt unser Überleben feierten, wussten wir im Lazarett, zu welch hohem Preis dieser Sieg errungen worden war.

Ich saß neben dem Bett eines bärtigen Soldaten, dessen Kopf und Arme verbunden waren, und löffelte ihm Brühe in den Mund. Keiner von uns sprach ein Wort. Ich stellte fest, dass den meisten Männern Schweigen lieber war als leere Worte. Hier und da ein Husten oder das leise Murmeln von Gesprächen hatten das schreckliche Stöhnen und Schreien der Verwundeten nach und nach abgelöst, je länger die Schlacht zurücklag. Nun musste sich der lange Heilungsprozess vollziehen.

In der Nacht hatte es wie aus Eimern gegossen, doch jetzt fiel nur noch leichter Nieselregen vor dem Fenster. Es war uns gelungen, die übrigen Männer ins Gebäude zu bringen, bevor sie völlig durchnässt waren, obwohl vielen von ihnen nicht mehr geholfen werden konnte.

Ich wusste inzwischen, dass die weiße Frau, die ich am ersten Tag gesehen hatte, Miss Annie Bell war. Eine Krankenschwester flüsterte ehrfurchtsvoll, dass Miss Bell schon bei anderen Schlachten gewesen war, einschließlich der von Gettysburg. Das erinnerte mich daran, wie ich mich gefühlt hatte, als ich Mrs Michaels geholfen hatte, im Lazarett zwei Straßen weiter alles für die Verwundeten vorzubereiten. Dass diese Frauen bereit waren, so viel von sich selbst zu geben, um Fremden zu helfen, war mir ein Rätsel, auf das ich immer noch keine Antwort gefunden hatte, aber jetzt stand ich an ihrer Seite.

»Es reicht.« Der Soldat drehte sein Gesicht von dem Löffel, den ich ihm hinhielt, weg. Er schloss die Augen und schickte mich damit unmissverständlich weg.

»Ich bin in der Nähe, falls Sie es sich anders überlegen und doch noch etwas wollen.« Ich stand auf und steuerte auf die provisorische Küche zu, um eine neue Schüssel mit Brühe für einen anderen verwundeten Soldaten zu holen. So viele waren nicht in der Lage, selbst zu essen, da sie Gliedmaßen verloren, Knochenbrüche oder starke Verbrennungen erlitten hatten. Immer wieder betrachteten einige Männer meine entstellte Hand und ich fragte mich, was sie wohl dachten.

»Sie leisten hier ausgezeichnete Arbeit.«

Ich drehte mich um und bemerkte Miss Bell, die mich von der Treppe aus beobachtete. Sie kam die letzten Stufen herab. Mir fiel auf, dass sie sich eine saubere Schürze umgebunden hatte, aber ihr verschmutztes Kleid hatte sie nicht gewechselt.

»Danke, Ma'am.«

»Diese Männer zu versorgen, ist nicht leicht. Sie haben Dinge gesehen und getan, die die meisten Menschen nie erleben werden. Ihre Heilung, innerlich und äußerlich, braucht viel Zeit.«

Ich hatte nie einen Soldaten im Krieg gesehen, aber ich selbst hatte auch schon genug Kämpfe erlebt. Ich wusste, was sie meinte. »Ja, Ma'am.«

Sie musterte mich. »Frankie, nicht wahr?«

Ich nickte.

»Wenn der Krieg zu Ende ist, sollten Sie sich überlegen, Krankenschwester zu werden, Frankie. Ich glaube, Sie haben das Zeug dazu.«

Ich blickte ihr nach und staunte über ihre Worte. Sie wäre mit ihren Komplimenten vielleicht nicht so großzügig gewesen, hätte sie gewusst, dass ich in der ersten Nacht nach der Schlacht mit dem Gedanken gespielt hatte, sie und die verwundeten Männer im Stich zu lassen. Trotzdem nahm ich mir ihre freundlichen Worte zu Herzen.

Am folgenden Tag reinigte ich gerade die Wunde am Bein eines Soldaten, als ich merkte, dass jemand hinter mir stand. Ich drehte mich um. »Mrs Illa!« Schnell stellte ich die Schüssel ab, die ich vor Überraschung fast mit dem Schmutzwasser überschüttet hätte, und war vor Erleichterung überglücklich. Mir war erst bewusst geworden, wie wichtig diese Frau in meinem Leben war, als sie nicht mehr da gewesen war. »Gütiger Himmel, wir haben uns solche Sorgen um Sie gemacht! Wir haben Sie gesucht, bevor die Kämpfe begannen, aber die Soldaten sagten, dass niemand durch die Linie der Konföderierten kommen könne.«

Illa lächelte mich müde an. Sie wirkte unendlich erschöpft. »Eine Weile habe ich mir auch große Sorgen gemacht, aber wir konnten uns retten. Wir versuchten zurückzukommen, aber es war, wie Sie sagen: Die Konföderierten ließen uns nicht durch. Ein Bauer gleich südlich von Nashville nahm uns bei sich auf und gewährte uns Unterschlupf. In der schlimmsten Phase haben wir uns in seinem Keller versteckt gehalten.«

Ich hatte so viele Fragen und wollte ihr so viel erzählen, aber dafür war jetzt nicht der richtige Zeitpunkt. »Sam wird sich sehr freuen, dass Sie zurück sind. Ich habe ihn das letzte Mal gesehen, bevor die Kämpfe begannen. Ich warte auf ihn, aber ...« Ich brach mitten im Satz ab. Ihre Miene verriet, dass sie Neuigkeiten hatte. »Mrs Illa? Wissen Sie etwas?«

»Oh, meine Liebe.« Ihre Unterlippe zitterte. »Es tut mir so leid, Ihnen das sagen zu müssen: Sam wurde in der Schlacht schwer verwundet.«

Mein Atem stockte, während mein Herz vor Angst zu rasen begann. *Bitte, Gott, nein!*

Tränen traten in Mrs Illas Augen, als sie meine Hand ergriff. »Sie müssen zu ihm gehen, Frankie. Ich weiß nicht, wie viel Zeit ihm noch bleibt. Er liegt im Sterben.«

Als ich mir in diesem Moment ein Leben ohne Sam vorstellte, dachte ich, ich würde auch sterben.

Kapitel 20

Ein Klopfen an der Tür unterbrach uns. Vielleicht war das ganz gut. Frankie war still geworden und aus ihrem Gesicht sprach erdrückender Schmerz. Sie schien gar nicht zu merken, dass jemand vor ihrer Tür stand. Deshalb erhob ich mich, um zu öffnen.

Alden begrüßte mich mit einem fröhlichen »Hallo«. Als ich nicht antwortete, verblasste sein Lächeln. »Was ist passiert?«

Ich warf einen Blick hinter mich und stellte fest, dass Frankies Augen zu waren. Wie schon so oft war ich mir nicht sicher, ob sie eingeschlafen oder tief in den schlimmen Erinnerungen versunken war. Ich drehte mich wieder zu Alden um und winkte ihn auf die Veranda, wo ich die Tür leise hinter uns zuzog.

»Frankie hat mir gerade erzählt, dass Sam in der Schlacht verwundet wurde. Illa sagte, er liege im Sterben.«

Aldens Schultern sackten nach unten. »Das ist ja furchtbar!«

Auch mich drückte der Schmerz nieder. Das war gewissermaßen irrational, da die Ereignisse, von denen Frankie erzählt hatte, immerhin über siebzig Jahre zurücklagen. Aber Sam war für mich in den Erzählungen lebendig geworden und ich trauerte um ihn.

»Ich dachte, du hättest heute keine Zeit, um Frankie zu besuchen«, wechselte ich das Thema, um die abgrundtiefe Traurigkeit zu vertreiben.

»Tom, mein Freund, musste nach Memphis aufbrechen, bevor es zu spät für die Fahrt wird.« Alden schien mir unbedingt etwas sagen zu wollen; er hatte so eine spezielle Miene aufgesetzt.

»Und?«

Er grinste. »Und er denkt, er kann mir helfen, eine Arbeit bei der *WPA* hier in Nashville zu bekommen. Eine feste Stelle.«

Ich keuchte. »Wirklich?«

»Die *WPA* hat hier mehrere Projekte, unter anderem den Wiederaufbau von Fort Negley. Ich weiß nicht genau, um was für einen Job es sich handelt, aber ich habe ihm gesagt, dass ich auf jeden Fall daran interessiert bin.«

»Das sind ja wunderbare Neuigkeiten!«, rief ich aufgeregt.

Er lächelte. »Ich hatte gehofft, dass dich das freuen würde.«

Wir sahen uns einen langen Moment an und ich fühlte, wie Wärme in meine Wangen stieg. Verlegen wandte ich mich ab. »Komm mit rein. Du kommst gerade rechtzeitig, um mit mir das Mittagessen vorzubereiten.«

Schmunzelnd folgte er mir ins Haus. Frankies Augen waren wieder offen. Als sie Alden erblickte, erhellte sich ihr Gesicht. »Sieh einer an, wer mich endlich wieder besuchen kommt!«

Alden ging zu ihr, beugte sich nach unten und küsste sie auf die Wange. »Ich bin gekommen, sobald ich konnte.«

Sie strahlte. Mir wurde ganz warm ums Herz, als Alden neben ihr niederkniete und ihr erzählte, dass er möglicherweise eine feste Arbeitsstelle bekommen würde. Während er ihr mehr erzählte, ging ich schon einmal in die Küche. Ich konnte nicht genau sagen, wann es passiert war, aber irgendwie waren wir alle Freunde geworden. Der Gedanke erfüllte mich mit Freude.

Ich schnitt gerade Karotten und Kartoffeln als Beilage zu unseren gebratenen Schweinekoteletts, als Alden kurze Zeit später in die Küche kam, um mir zu helfen.

»Frankie hat sich ein wenig schlafen gelegt«, berichtete er, während er sich am Spülbecken die Hände wusch. Er nahm ein Handtuch von einem Haken und schaute mich an. »Sie hat mir auch von Sam erzählt. Nach dem Mittagessen will sie die Geschichte zu Ende erzählen.«

»Es ist alles so traurig. Ich verstehe das nicht.«

»Was verstehst du nicht?« Er packte die Koteletts aus und würzte sie mit Salz und Pfeffer. Ich fand es immer noch erstaunlich, dass er sich in der Küche so gut zurechtfand. Soweit ich wusste, hatte mein Vater noch nie gekocht.

»Frankie hatte schon so viel durchgemacht. Warum durfte sie nicht einfach mit Sam glücklich sein?«

Wir arbeiteten eine ganze Weile schweigend weiter. Schließlich sagte Alden: »Du meinst vermutlich, dass *Gott* ihr ein wenig Glück hätte gönnen sollen.«

Ich schaute ihn an. »Ja. Gott ist doch voller Liebe und Güte. Warum hat er die Sklaverei überhaupt zugelassen?«

Er schmunzelte. »Da fragst du den Falschen. Ich bin nicht einmal sicher, ob ich an Gott glaube.«

Ich erinnerte mich daran, dass er vor einigen Tagen etwas Ähnliches zu Frankie gesagt hatte. »Ich finde, es gibt zu viele Beweise auf der Welt, um nicht an einen Schöpfer zu glauben. Sieh dir nur an, wie kompliziert der menschliche Körper ist. Und die vielen unterschiedlichen Tiere, Pflanzen, Blumen, Obst- und Gemüsearten.« Ich hielt eine lange Karotte hoch. »Wie soll das alles ohne Gott entstanden sein?«

Alden lehnte sich an die Arbeitsplatte und sah mich schmunzelnd an. »Wie gesagt, da bist du bei mir nicht an der richtigen Adresse. Dein Argument klingt logisch, aber trotzdem beantwortet es deine Fragen nicht. Wenn Gott existiert, warum gibt es dann so viel Leid und Schmerz auf der Welt? Warum schnippt er nicht einfach mit den Fingern und macht das Leben aller Menschen glücklich?«

Das war genau das, was ich schon so lange wissen wollte. Als es zum Börsencrash gekommen war und mein Leben implodiert war, hatte ich Gott nach dem Warum gefragt. Aber seit ich Frankie und ihre Geschichte kannte, wurde mir mehr und mehr bewusst, dass meine Familie und ich nicht wirklich Not litten. Wir hatten immer noch ein schönes Haus, Essen auf dem Tisch und konnten im Notfall mit Grandma Lorenas Hilfe rechnen. Der Grund für die Verluste, die wir erlitten hatten, waren die Fehler meines Vaters. Sie waren nicht Gottes Schuld.

»Ich glaube nicht, dass wir die Rätsel des Lebens vor dem Mittagessen lösen werden«, sagte ich und war dankbar dafür, dass ich mit ihm so zwanglos über jedes Thema sprechen konnte. Im Gegensatz zu meinem Vater widersprach Alden nicht aus Prinzip, nur um seine Meinung durchzusetzen.

Unser Gespräch wandte sich anderen Dingen zu, während Alden Feuer im Ofen machte. Er briet die Koteletts an und ich kochte die Karotten und die Kartoffeln. Es war seltsam, wie wohl ich mich in Frankies Küche fühlte und wie selbstverständlich ich auf ihrem altmodischen Herd kochte – aber auf eine gute Art. Fast, als gehörte ich zu ihrer Familie und wäre keine Fremde, die vor etwas über einer Woche zum ersten Mal vor ihrer Tür gestanden hatte.

Als sie eine Stunde später in die Küche kam, war das Essen fertig. »Sieh einer an, was ihr jungen Leute gemacht habt! Es riecht köstlich.«

Wir setzten uns zu dritt an den Tisch. Frankie beugte den Kopf und wir folgten ihrem Beispiel.

»Danke, Herr, für den Reichtum aus deinen Händen. Segne diese zwei guten Menschen, die für eine alte Frau ein Mittagessen gekocht haben. Amen.«

Während wir aßen, unterhielt uns Alden mit Geschichten aus seinem Leben in Chicago. Er erzählte von dem Fremden, der in die Pension seiner Eltern gezogen war, als er selbst noch ein Kind gewesen war. Später hatte sich herausgestellt, dass dieser Mann ein Whiskeyschmuggler gewesen war und die Pension als Versteck benutzt hatte. Als der Mann eines Tages nicht im Haus gewesen war, hatte sich Alden in seinem Zimmer umgesehen und einen beachtlichen Schnapsvorrat entdeckt. Er hatte eine Flasche mit nach unten genommen und seine Mutter gefragt, ob er davon probieren dürfe, woraufhin sie beinahe in Ohnmacht gefallen wäre.

»Vater wollte nicht die Polizei rufen, da er befürchtete, sie könnten ihn mitverantwortlich machen. Deshalb forderte er den Mann auf, zu verschwinden und sich nie wieder blicken zu lassen. Später hörten wir, dass er in Kentucky eine Schnapsbrennerei eröffnet hat, sobald die Prohibition vorbei war, und jetzt ein erfolgreiches Geschäft führt. Er schickte meinem Vater sogar eine Kiste Whiskey zum Dank, dass er ihn nicht angezeigt hatte.«

Wir lachten herzlich.

»Ich habe nie hochprozentigen Alkohol getrunken«, erzählte Frankie, »aber während ich nach den Schlachten im Lazarett arbeitete, haben wir ihn oft eingesetzt. Es gab nicht genügend Medikamente, um die Schmerzen der Männer zu lindern. Alles, was wir hatten, um sie ein wenig zu betäuben, war Whiskey.« Sie seufzte. »Räumen wir die Küche auf. Dann erzähle ich euch von Sam.«

Alden und ich bestanden darauf, das Geschirr zu spülen, während Frankie die Reste in den Kühlschrank räumte. Sie sagte, Jael gehe nach dem Gottesdienst normalerweise mit zu einer Freundin, aber sie würde sich am Abend sicher über das Essen freuen.

Wir setzten uns ins Wohnzimmer, ich packte meinen Bleistift und mein Notizbuch aus und Alden setzte sich auf das tiefe Sofa und streckte seine langen Beine von sich.

»Als mir Mrs Illa sagte, dass Sam im Sterben liege«, begann Frankie mit belegter Stimme, »wollte ich mich auf dem Fußboden zusammenrollen und laut weinen. Das war einfach nicht fair, er war doch nicht einmal Soldat. Aber sie ließ nicht zu, dass ich zusammenbrach. ›Er braucht Sie, Frankie‹, sagte Illa. ›Sie müssen ihm sagen, was Sie fühlen, bevor es zu spät ist. Sonst werden Sie das für den Rest Ihres Lebens bereuen.‹«

Vor einem großen Gebäude in der College Street stieg ich von Mrs Illas Wagen. Ich konnte mich nicht daran erinnern, was es vor dem Krieg beherbergt hatte, aber jetzt befand sich darin Lazarett Nummer 16. Viele Schwarze waren zur Armee gegangen, weil sie für ihre Freiheit kämpfen wollten. Leider hatten über zweihundert von ihnen ihr Leben bei den Kämpfen in einem Pfirsichgarten südlich der Stadt verloren. Viele andere waren hierhergebracht worden.

Wir gingen durch die Flure und bogen hier und da ab, bevor wir zu einer angelehnten Tür kamen. Mrs Illa legte die Hände auf meine Schultern, als wollte sie mir durch die Berührung Kraft einflößen.

»Versuchen Sie, ihn zu ermutigen. Er braucht es, Ihr Lächeln zu sehen, Ihr Lachen zu hören. Sie wollen doch nicht, dass er von Traurigkeit und Düsternis umgeben dem Tod entgegengeht.«

Ich starrte sie an. Was sie von mir verlangte, war unmöglich. »Ich kann das nicht, Mrs Illa. Das alles ist einfach zu schmerzhaft.« Tränen traten in meine Augen und trübten meinen Blick.

»Doch, Sie können das. Ich bin in der Nähe, falls Sie mich brauchen sollten.« Sie schob die Tür auf und lächelte mich mitfühlend an.

Meine Füße fühlten sich bleischwer an, aber ich zwang mich, in den Raum zu treten. Ungefähr zwei Dutzend Betten mit verletzten Männern säumten die Wände. Ich hatte nicht daran gedacht, nach der Art von Sams Verletzungen zu fragen. Würde ich ihn noch erkennen?

Ganz am Ende der Reihe entdeckte ich ihn. Die Decke war bis zu seinem Kinn hochgezogen, sodass ich nur sein Gesicht sehen konnte. Seine Augen waren geschlossen und seine Haut war aschfahl. Er lag vollkommen reglos da.

Kam ich zu spät?

Bevor ich Gelegenheit hatte, mich umzudrehen und aus dem Zimmer zu laufen, sah ich, dass sein Brustkorb sich ganz leicht hob und senkte. Dann noch einmal. Er lebte und all die Angst, die ich in mich hineingefressen hatte, seit er vor dem Beginn der Kämpfe von meinem Zelt weggegangen war, brach sich in einem unmenschlich klingenden Schluchzen Bahn.

Sam schlug langsam die Augen auf. Als er mich sah, wollte er lächeln, verzog aber stattdessen nur schmerzhaft das Gesicht. »Frankie«, flüsterte er. Ich sah ihm an, dass es ihn seine ganze Kraft kostete, meinen Namen auszusprechen.

»Oh, Sam!« Ich sank neben seinem Bett auf die Knie. Ich wusste nicht, wie schwer seine Verletzungen waren, deshalb berührte ich ihn nicht.

»Ich habe ihm gesagt, dass ich nicht gehen kann, ohne dich noch einmal zu sehen.«

Seine Worte kamen nur mühsam über seine trockenen Lippen und ich musste mich vorbeugen, um ihn zu verstehen.

»Du gehst nirgendwohin! Du bleibst hier und wirst wieder gesund.«

Er schüttelte den Kopf. »Es ist Zeit.«

Ich begriff, dass er vom Sterben sprach. Aus irgendeinem verrückten Grund entfachte das meine Wut, statt mir Angst einzujagen. »Jetzt hör mir gut zu: Deine Verletzungen werden heilen. Du hast mir versprochen, dass wir heiraten, wenn der Krieg vorbei ist. Und auf dieses Versprechen nagle ich dich fest.«

Seine Mundwinkel verzogen sich zu einem schwachen Lächeln. »Wir hätten eine gute Zeit gehabt, Frankie.« Soweit es überhaupt möglich war, klang er jetzt noch schwächer.

Tränen schossen in meine Augen. »Sei jetzt still und ruh dich aus.«

Er schaute mir in die Augen. »Ich bereue es nicht, Frankie. Dieser Junge. Ich bereue es nicht.« Seine Augen schlossen sich.

»Sam?« Mein Herz stockte.

»Er ist noch bei uns«, sagte Illa hinter mir. »Er verliert immer wieder das Bewusstsein und wacht nach einer Weile für kurze Zeit auf. Das ist schon die ganze Zeit so, seit sie ihn auf dem Schlachtfeld gefunden haben.«

Ich drehte mich um und starrte sie mit offenem Mund an. »Auf dem Schlachtfeld? Was hat er dort gemacht?«

»Er hatte angeboten, beim Wegtragen der Verwundeten zu helfen.«

Ich schaute wieder in Sams aschfahles Gesicht. »Verrückter Mann«, zischte ich. »Warum bist du nicht dortgeblieben, wo du in Sicherheit warst?« Heiße Tränen liefen über mein Gesicht und tropften auf mein Kleid.

»Sam hat viele Menschenleben gerettet, Frankie.«

Ich starrte ihn an und wünschte, ich könnte dieses Lächeln, das mich zum Wahnsinn brachte, wieder sehen. »Aber jetzt wird er deshalb sterben.« Ich erinnerte mich an seine Worte. »Von welchem Jungen hat er gesprochen? Was bereut er nicht?«

Illa setzte sich neben Sams Füßen auf seine Bettkante. »Ich habe gehört, dass Sam sah, wie ein junger Soldat während des Kampfes zu Boden ging, und zu ihm lief, um ihn zu retten. Der konföderierte Soldat, der auf ihn geschossen hatte, stürmte mit angriffsbereitem Bajonett auf ihn los. Sam ließ sich davon nicht beirren. Er hievte den jungen Mann auf seine Schultern und versuchte wegzulaufen, aber der gegnerische Soldat war schneller. Er durchbohrte Sam mehrere Male. Als sie ihn nach dem Ende der Schlacht fanden, lag er über dem jungen Mann, um ihn mit seinem Körper zu schützen.«

Mein Kinn zitterte und ich hatte Mühe, ein weiteres herzzerreißendes Schluchzen, das sich Bahn brechen wollte, zu unterdrücken. Sam war ein Held. Und jetzt nahm Gott ihn mir weg, genau wie er mir alle anderen, die ich in meinem Leben geliebt hatte, weggenommen hatte.

Kurze Zeit später ließ mich Illa allein. Sie wurde in dem Lazarett, in dem sie mich gefunden hatte, gebraucht. Ich hatte nicht vor, von Sams Seite zu weichen, solange sein Geist noch in ihm war. Krankenschwestern und Helferinnen kamen und gingen. Niemand kontrollierte Sams Verbände und das bedeutete, dass sie mit seinem baldigen Tod rechneten. Ich wusch sein Gesicht und fragte mich zum ersten Mal ernsthaft, wie es wohl gewesen wäre, seine Frau zu sein.

Die Zeit verging, aber Sam wachte nicht wieder auf. Sein Atem wurde flacher und mühsamer. Ich konnte nicht untätig hier sitzen und ihm beim Sterben zusehen. Ich brauchte eine Ablenkung. Ich blickte mich um und entdeckte einen Jutebeutel unter seinem Bett. Ich zog ihn heraus. In dem Beutel befanden sich Sams abgenutzter Hut und seine Bibel, matschbeschmiert und feucht, aber innen völlig in Ordnung. Vermutlich hatte er sie bei sich gehabt, als der Feind versucht hatte, seinem Leben ein Ende zu setzen. Ich schlug das kleine Buch auf und landete bei den Psalmen. Wie Sam die Poesie dieser Worte liebte! Wir hatten oft über sie gesprochen, ihre Schönheit genossen und gemeinsam überlegt, was sie uns sagen wollten.

Ich blätterte zum 23. Psalm, Sams Lieblingspsalm.

Der HERR ist mein Hirte, mir wird nichts mangeln.

Ein Kloß bildete sich in meiner Kehle und meine Lippen bebten. Ich

konnte fast hören, wie Sam diese Worte mit seiner tiefen Stimme vorlas.

»Er lagert mich auf grünen Auen, er führt mich zu stillen Wassern«, las ich leise. »Er erquickt meine Seele. Er leitet mich in Pfaden der Gerechtigkeit um seines Namens willen.«

Meine Tränen wollten mich ersticken, aber ich fuhr fort: »Auch wenn ich wandere im Tal des Todesschattens, fürchte ich kein Unheil.«

Ich schlug das Buch zu.

Sam sollte nicht durch dieses Tal gehen! Warum musste er das? Er war ein guter Mann. Er trug mehr Nächstenliebe in sich, als ich je bei einem anderen Menschen gesehen hatte. Ob sein Nächster weiß oder schwarz war, spielte für ihn keine Rolle. Sam verdiente es zu leben. Ich war diejenige, die sterben sollte. Ich war egoistisch und gemein. Die Welt würde mich nicht so vermissen, wie sie Sam und seine Güte vermissen würde.

»Nimm mich«, betete ich. Ich kniff die Augen zusammen und begann, dort, wo ich saß, hin und her zu schaukeln. »Nimm mich, nimm mich, nimm mich.« Immer wieder flüsterte ich diese Worte, bis mein Körper und mein Geist völlig erschöpft waren.

Ich sank neben Sams Bett auf den Boden und umklammerte seine kalte Hand. Wenn Gott Sam heute Nacht holte, war ich fest entschlossen, mit ihm zu gehen.

Kapitel 21

»Frankie.«

Ich hörte Mammy rufen. »Ich komme, Mammy.«

»Frankie.«

Ich schlug die Augen auf und erwartete, Mammys Gesicht zu sehen. Stattdessen stand Illa über mir. Sie half mir, mich aufzusetzen, da mein ganzer Körper steif war und schmerzte. Schlagartig fiel mir alles wieder ein. Panik erfüllte mein Herz.

»Ist er ...?« Ich wagte es nicht, auf das Bett neben mir zu blicken.

Ein schwaches Lächeln berührte ihre Lippen. »Nein, ist er nicht. Im Gegenteil, es geht ihm sogar ein wenig besser.«

Ich rappelte mich schnell auf die Beine, da ich ihr nicht glaubte. Aber sie hatte nicht gelogen: Sams Atem ging nicht mehr so flach wie gestern Abend, als es so ausgesehen hatte, als würde er jeden Augenblick seinen letzten Atemzug tun. Sein Gesicht war auch nicht mehr so grau, obwohl seine Hautfarbe noch nicht wieder normal war.

»Der Arzt will, dass Sams Verbände gewechselt und die Wunden gereinigt werden.« Auf meinen hoffnungsvollen Blick hin fügte sie sanft hinzu: »Wir wissen immer noch nicht, ob er überleben wird, aber wir müssen eine Infektion verhindern.«

Gemeinsam reinigten wir Sams Wunden. Ich konnte mir nicht erklären, wie er einen so brutalen Angriff hatte überleben können. Bei dem vielen Blut, das er verloren hatte, war es ein Wunder, dass überhaupt noch welches durch seine Adern floss.

Sam erlangte nicht das Bewusstsein, während wir seine Wunden versorgten, und das war ein Segen. Nachdem wir ihn wieder zugedeckt hatten, musste Illa gehen, versprach aber, am Nachmittag wieder nach uns zu sehen.

In einem anderen Teil des Lazaretts fand ich einen Stuhl und trug ihn an Sams Feldbett. Ich löffelte dünne Brühe zwischen seine aufgesprungenen

Lippen, wusch sein Gesicht und las laut aus seiner Bibel. Einige Stunden später klappte ich, körperlich und geistig müde, das Buch zu und wollte meine Augen für eine Weile ausruhen.

»Ma'am, würden Sie weiterlesen?«

Ich drehte mich um. Der Mann im Bett gegenüber von Sam schaute mich bittend an. Ein blutgetränkter Verband bedeckte die Hälfte seines Gesichts.

»Ich habe noch nie zuvor eine schwarze Frau lesen hören«, sagte er. »Es tut meinem Herzen gut, die Worte aus dem Buch zu hören, die Sie vorlesen.«

Die Bewunderung in seiner Stimme beschämte mich. »Mrs Illa hat mich lesen gelehrt, nachdem die Unionsarmee Nashville eingenommen hatte.«

»Das hätte ich nie gedacht. Sie haben es in dieser kurzen Zeit wirklich sehr gut gelernt.«

Mein Blick wanderte zu dem Buch auf meinem Schoß. Der Schlaf wollte mich übermannen, aber ich brachte es nicht übers Herz, ihm seine Bitte abzuschlagen. »Wollen Sie irgendeine besondere Geschichte hören?«

»Einmal kam ein Prediger auf die Plantage und erzählte, wie es im Himmel sein wird. Es klang zu gut, um wahr zu sein.«

Ich kannte die Verse, die er meinte. Sam und ich hatten bei vielen Gelegenheiten darüber gesprochen und über die schönen Bilder, die sie uns vor Augen malten, gestaunt. In einem Krankenhaus, in dem wir vom Tod umgeben waren, erschien es passend, dass die Gedanken dieses Mannes auf den Himmel gerichtet waren. Vielleicht brauchten wir alle eine Erinnerung daran, was uns nach diesem Leben erwartet.

Ich blätterte in der Bibel, bis ich das einundzwanzigste Kapitel der Offenbarung fand. »Und ich sah einen neuen Himmel und eine neue Erde«, begann ich, »denn der erste Himmel und die erste Erde waren vergangen.«

Ich las eine ganze Stunde weiter. Sobald ich mit einer Stelle fertig war, bat mich ein anderer Patient im Raum, diese oder jene Geschichte vorzulesen. Als ich das Buch zuklappte und erklärte, dass ich eine Pause brauche, dankten mir die meisten Männer und aus ihren Gesichtern sprach ein Friede, der vorher nicht da gewesen war. Ich selbst merkte auch, dass die Angst, die mich gefangen gehalten hatte, seit ich zu Sam gekommen war, während des Lesens verschwunden war.

Nach einem letzten Blick auf Sams schlafende Gestalt ging ich hinaus, um frische Luft zu schnappen. Die Sonne stand tief am Horizont. Ich sehnte mich nach meinem Bett, aber ich wollte Sam nicht verlassen. Was, wenn er aufwachte?

Eine junge Frau, die ich im Krankenhaus hatte arbeiten sehen, stand auf der Außentreppe und blickte zum Himmel. Sie drehte sich mit müden Augen zu mir um und begrüßte mich mit einem Kopfnicken.

»Ich horche nur, ob wieder Schüsse fallen.«

In meiner Sorge um Sam hatte ich ganz vergessen, dass die Kämpfe weitergehen könnten. Aber als ich jetzt meine Ohren anstrengte, hörte ich nur Pferdewagen, Stimmen und die gewohnten Geräusche der Stadt, die sich auf die Nacht vorbereitete.

»Ist das da drinnen Ihr Mann?«

Ich war nicht sicher, was ich auf diese Frage antworten sollte. Meine Gefühle für Sam waren zu stark und zu verwirrend, um sie einer Fremden zu erklären. »Er ist ein guter Freund.«

Sie nickte. »Ich hoffe, er schafft es.«

»Danke.«

»Ich habe meinen Freund nicht mehr gesehen, seit die Kämpfe begonnen haben, aber ich gebe die Hoffnung nicht auf, dass er zurückkommt ...« Sie zuckte die Achseln und richtete ihren Blick wieder zum Himmel.

Ich wusste, dass die Toten immer noch nicht alle begraben waren und dass unter ihnen auch viele Schwarze waren. Aber unsere Leute bekamen kein markiertes Grab wie die weißen Soldaten. Ich betete im Stillen, dass der Partner dieser Frau nicht unter den Gefallenen war.

Nachdem ich eine Toilette im Haus benutzt hatte – eine von denen, wie ich sie bis vor wenigen Tagen nicht gekannt hatte –, kehrte ich in Sams Zimmer zurück. Eine einsame Laterne stand auf einem Tisch neben der Tür und warf tiefe Schatten auf die Betten. Einige der Männer schliefen; einige starrten zur Zimmerdecke hinauf. Ich setzte mich wieder an Sams Bett, dankbar, dass in meiner Abwesenheit niemand den Stuhl weggebracht hatte.

Ich tauchte ein Tuch in die Wasserschüssel und tupfte sanft Sams Gesicht ab.

»Du musst jetzt aufwachen, Sam.« Ich sprach mit leiser Stimme, um die anderen nicht zu stören, hoffte aber, Sam würde mich hören. »Die Yankees jagen den Rebs in Richtung Süden nach. Ich habe gehört, dass sie unten in Columbia sind. Vielleicht laufen sie ja weiter, bis sie an die Küste von Alabama kommen.«

Zuckten seine Lider?

Ich beugte mich näher über ihn. »Mrs Illa ist es gelungen, aus Franklin zurückzukommen. Sie hat gesagt, dass es eine Weile sehr schlimm war, aber jetzt ist sie wieder da und arbeitet so viel wie eh und je. Sie ist drüben im Lazarett in der Front Street, aber sie kommt immer wieder hierher, um nach dir zu sehen.«

Ich wartete.

Als keine Reaktion kam, kam ein schweres Seufzen über meine Lippen. »Sam, du musst aufwachen. Du musst wieder gesund werden. Du hast mir ein Versprechen gegeben und ich will, dass du es einlöst.«

Ich legte den Kopf an seine Brust und fand Trost in seinem gleichmäßigen Herzschlag unter der Decke. Solange in seinem Körper Atem war, würde ich nicht aufgeben.

Einige Stunden später wachte ich plötzlich auf. Hatte jemand mit mir gesprochen? Meinen Namen gerufen?

Ich setzte mich auf. Im Zimmer war es bis auf die einsame Laterne dunkel. Die anderen Männer schliefen, niemand rührte sich. Ich musste geträumt haben.

Als ich mich wieder zu Sam umdrehte, schauten mich seine klaren Augen direkt an. »Sam!«, flüsterte ich.

Eine leichte Bewegung seiner Lippen bestätigte, dass ich nicht träumte. »Ich halte immer, was ich verspreche.«

Ohne nachzudenken, legte ich meine Hände an sein Gesicht und küsste ihn. Als ich den Kopf zurückzog, wurde sein Lächeln breiter. »Darauf habe ich gewartet.«

Er war noch so schwach, dass ich mich anstrengen musste, um seine Worte zu verstehen, aber das spielte keine Rolle. Er war wach und konnte sprechen. Ich rang mit den Tränen, die sich Bahn zu brechen drohten. »Es würde mich nicht überraschen, wenn du auf dieses Schlachtfeld hinausgelaufen wärst, nur um hier zu landen und mir eine Todesangst einzujagen.«

Er schmunzelte, verzog aber im nächsten Moment vor Schmerz das Gesicht, eine deutliche Erinnerung an uns beide, dass seine Wunden längst nicht verheilt waren. »Haben wir gewonnen?«

»Ja. Die Konföderierten haben den Rückzug angetreten.«

Er nickte und schloss für einen langen Moment die Augen, bevor er mich wieder ansah. »Hat der Junge überlebt?«

Dieser Mann war wirklich erstaunlich. Obwohl er beinahe gestorben war, galten seine Gedanken einem anderen Menschen.

»Das weiß ich nicht.«

Er schwieg eine Weile, doch dann entdeckte er seine Bibel auf meinem Schoß. Ein vielsagender Blick trat in seine Augen. »Du hast Gottes Wort gelesen.«

Das war keine Frage. Ich blickte auf das Buch hinab. »Die anderen hören die Geschichten daraus gern.«

Sams Blick wanderte hinter mich in den dunklen Raum, in dem die Betten nur schemenhaft zu erkennen waren. »Wie viele?«

»Zwei Dutzend in diesem Zimmer. Im ganzen Lazarett liegen noch viel mehr.« Ich wusste, dass er alles wissen wollte. »Die Unionstruppen haben rund vierhundert Mann verloren und es gibt fast dreitausend Verwundete, die feindlichen Soldaten noch nicht mitgezählt. Es heißt, das Gefängnislazarett drüben in der Cherry Street platzt aus allen Nähten.«

Er schloss die Augen. Eine einsame Träne lief über seine Wange. »Warum tun Menschen so etwas, Frankie? Warum sind sie so wild darauf, einander zu töten, nur um sich als Sieger rühmen zu können?«

»Wahrscheinlich wissen sie das selbst nicht. Jemand hat einen hasserfüllten Gedanken und dann verbreitet sich dieser Gedanke. Wie eine Krankheit, die alle ansteckt.«

Wir blieben lange still in Gedanken versunken, doch dann sagte Sam plötzlich: »Du musst zu ihnen gehen.«

Ich rätselte, was er damit meinte. »Zu wem?«

»Zu den Verwundeten drüben im Gefängnislazarett.«

Ich fiel vor Schreck darüber, wie er so etwas Dummes sagen konnte, fast vom Stuhl. »Ich werde diesen Männern bestimmt nicht helfen! Was haben sie je für mich getan? Sie haben mich als Sklavin behandelt. Ich bleibe hier bei dir, bis es dir wieder gut geht. So schnell wirst du mich nicht los!«

Ich dachte, er würde über meinen Witz lachen, aber das tat er nicht. Er lächelte nicht einmal. »Ich meine es ernst, Frankie. Ich weiß nicht warum, aber du musst zu ihnen gehen. Du musst.« Er versuchte, sich aufzusetzen, zog aber im nächsten Moment wieder eine Grimasse.

»Sam, bleib ruhig liegen. Sonst reißen deine Wunden auf.« Ich schob ihn sanft wieder nach unten. Er war bestimmt von all den Schmerzen etwas verwirrt. Ich wollte ihn nicht noch mehr aufregen. »Wir sprechen später darüber. Jetzt musst du dich erst einmal ausruhen.«

Er legte sich wieder zurück und schloss die Augen. Meine Worte schienen ihn ein wenig beruhigt zu haben. Ich saß im dunklen Raum und lauschte seinem gleichmäßigen Atem, als er schließlich wieder einschlief. Ich war zwar dankbar, dass er endlich aufgewacht war, aber bis zu seiner vollständigen Genesung war es noch ein weiter Weg. Infektionen forderten viele Menschenleben und waren eine Gefahr, die man auf keinen Fall unterschätzen durfte.

Doch trotz meiner Sorge um seine Gesundheit verblüffte mich seine leidenschaftliche Hartnäckigkeit, dass ich ins Gefängnislazarett gehen sollte. Warum bestand er darauf, dass ich das tun sollte? Ich hatte mehrere Hundert konföderierte Gefangene gesehen, die matschbedeckt und mit hängenden Köpfen nach Nashville gebracht worden waren. Einige waren in Wagen transportiert worden, die Uniformen blutverklebt und die Wangen bleich. Das Gefängnislazarett war berstend voll mit verwundeten Rebs, aber ich hatte nicht den Wunsch, diese Männer zu versorgen. Sie verdienten den Tod und nichts, was Sam sagte, könnte mich umstimmen.

Illa kam bei Sonnenaufgang zu uns zurück. Sam wachte rechtzeitig auf und ließ sich von ihr ein Frühstück aus wässrigem Haferbrei einflößen, während ich Mühe hatte, die Augen offen zu halten.

»Warum schlafen Sie nicht ein wenig, Frankie?« Aus ihren Augen sprach herzliche Freundlichkeit, aber auch unübersehbare Sorge. »Ich bleibe bei Sam, bis der Arzt ihn untersucht hat.«

Ich wollte ihr widersprechen und erklären, dass ich fit genug sei, um bei ihm zu bleiben, aber das wäre gelogen gewesen. Ich konnte mich kaum noch auf den Beinen halten. Also gab ich nach. »Ich komme wieder, sobald ich ein bisschen geruht habe.«

Sams schwaches Lächeln versicherte mir, dass er mich verstanden hatte.

Ich verließ das Lazarett und trat in den bitterkalten Tag hinaus. Pfützen, die mit einer dünnen Eisschicht überzogen waren, und gefrorener Matsch übersäten die Straßen. Dass es in der Nacht so heftig geregnet hatte, war völlig an mir vorbeigegangen. Ich zog meinen Mantel eng um mich, obwohl das abgenutzte Kleidungsstück die Kälte kaum abhalten konnte, und stapfte, so schnell ich konnte, die Straße entlang. Als ich in meinem Zelt ankam, spürte ich meine Zehen und Finger fast nicht mehr. Von Nell war keine Spur zu sehen und ich hoffte, sie hatte meine Arbeit als Wäscherin übernommen, wie ich sie gebeten hatte. Obwohl der größte Teil der Armee in den Süden gezogen war, waren im Lager immer noch Männer, die saubere Kleidung brauchten.

Ich kroch unter die Decke und rollte mich zu einer steifen Kugel zusammen. Obwohl sich meine müden Muskeln schließlich vor Erschöpfung entspannten, fand mein Geist keine Ruhe. Sams Worte hielten mich wach und das machte mich wütend.

»Ich werde nicht in dieses Gefängnislazarett gehen!«, zischte ich in das stille Zelt hinein und mein Atem bildete ein Wölkchen. Ich wälzte mich zur anderen Seite, um der Zeltöffnung den Rücken zuzukehren, als stünde vor dem Zelt eine unsichtbare Person und forderte mich auf, die verwundeten konföderierten Soldaten zu versorgen.

»Lass mich in Ruhe!«, rief ich und drückte die Augen fest zu. »Du und Sam könnt sagen, was ihr wollt! Das werde ich nicht machen!«

Kapitel 22

Jael kam sehr aufgewühlt nach Hause.

»In der Straßenbahn gab es einen Vorfall.« Ihre ernste Stimme verriet, dass es kein schöner Vorfall gewesen war. »Eine junge Frau stieg in der Cherry Street ein. Der Schaffner akzeptierte ihre Jahreskarte nicht. Er sagte, sie müsse den Fahrpreis bezahlen, obwohl das gar nicht nötig war. Ihr Arbeitgeber hatte ihr die Jahreskarte gekauft, damit sie jeden Sonntag nach Hause fahren und nach ihren Mädchen sehen kann, ohne Geld für die Fahrkarte sparen zu müssen.«

Alden schüttelte angewidert den Kopf. »So etwas habe ich auch schon miterlebt. Dieser Schaffner sollte entlassen werden.«

»Wir anderen in der Straßenbahn wurden nervös, als die Frau und der Schaffner anfingen, sich gegenseitig anzuschreien«, erzählte Jael weiter. »Einige weiße Fahrgäste stiegen aus.«

Frankie hielt Jael die Hand hin und die ergriff sie. »Es tut mir leid, dass du in diese unschöne Szene hineingeraten bist, mein Mädchen.«

Jael schniefte.

»Was ist dann passiert?«, erkundigte sich Alden.

»Ein freundlicher älterer Herr bot an, der Frau eine Fahrkarte zu kaufen, aber sie lehnte ab. Sie sagte, ihre Jahreskarte sei gültig. Als der Schaffner brüllte, er werde sie aus dem Wagen werfen, wenn sie nicht zahle, drohte sie, die Sache ihrem Arbeitgeber zu melden.« Jaels Augen wurden ganz groß. »Ich dachte, dieser Mann würde sie vor unseren Augen schlagen. Vermutlich hatte jemand von den Leuten, die ausgestiegen waren, die Polizei benachrichtigt, denn plötzlich tauchte ein Ordnungshüter auf. Er zerrte die Frau aus der Straßenbahn. Sie schrie und trat um sich. Der Schaffner lachte, dann drehte er sich zu uns anderen herum, die noch im Wagen saßen, und sagte, er hoffe, wir hätten heute eine Lektion gelernt.«

Mein Blut kochte, aber was konnte ich Frankie und Jael sagen? Ein weißer Mann hatte sich einer schwarzen Frau gegenüber ungerecht verhalten, einfach, weil er es konnte.

Ich erinnerte mich an den Mann, der an dem Tag, an dem ich von der Stelle beim *FWP* erfahren hatte, mit mir in die Straßenbahn gestiegen war. Die Gesetze zwangen ihn, hinten zu sitzen, während ich mir meinen Platz aussuchen konnte. Inzwischen hatte ich begriffen, wie unfair es war, Menschen nur aufgrund ihrer Hautfarbe zu behandeln, als wären sie weniger wert, aber es beschämte mich, dass ich dazu so lange gebraucht hatte.

»Ich wollte aufstehen und etwas zur Verteidigung dieser Frau sagen«, erzählte Jael mit Tränen in den Augen, »aber ich hatte zu große Angst.«

Frankie zog Jael zu sich und drückte sie. »Du hast dich richtig verhalten, Mädchen. Das war nicht dein Kampf. Es kann ein Tag kommen, an dem du aufstehen und kämpfen musst, aber heute war es nicht an dir, etwas zu unternehmen.«

Sie umarmten sich lange und Frankie flüsterte Jael Worte ins Ohr, die ich nicht verstehen konnte. Ich warf Alden einen Blick zu und überlegte, ob wir die beiden allein lassen sollten, aber er schaute nur zu Boden, die Hände zu Fäusten geballt. Zweifellos wünschte er, er könnte diesen Schaffner ausfindig machen und ihm die Meinung sagen.

Jael schniefte wieder und löste sich schließlich von Frankie. »Worüber habt ihr gesprochen, bevor ich kam?«

»Ich habe Rena und Alden gerade von der Zeit erzählt, nachdem die Kämpfe hier in Nashville aufgehört hatten. Sam lag immer noch im Lazarett, aber es sah so aus, als könnte er sich vollständig von seinen Verletzungen erholen.« Frankie runzelte die Stirn. »Aber je besser es diesem Mann ging, umso hartnäckiger bestand er darauf, dass ich ins Gefängnislazarett gehen und die Männer dort pflegen sollte.«

»Du meinst gefangene konföderierte Soldaten?« Jaels Kinnlade fiel herunter. »Das hätten sie nicht verdient!«

Nach ihrem Erlebnis in der Straßenbahn konnte ich ihr wegen dieser heftigen Reaktion keinen Vorwurf machen. Die Vorstellung, dass eine schwarze Frau ausgerechnet den Menschen zu Hilfe kommen sollte, die andere versklavt hatten, klang tatsächlich abwegig.

Frankie seufzte. »Es gab so viele Gefangene, dass die Leute, die sich um sie kümmerten, mit der Arbeit nicht hinterherkamen. Ich verachtete alle, die ins Gefängnislazarett gingen, um dort zu helfen, aber Sam ließ nicht locker. ›Du musst zu ihnen gehen, Frankie‹, sagte er jeden Tag. ›Einer von diesen Gefangenen braucht dich.‹« Sie schüttelte den Kopf und verzog ärgerlich das Gesicht, als würde Sam das just in diesem Moment zu ihr sagen.

»Warum glaubte Sam, ein konföderierter Gefangener würde dich brauchen? Du kanntest doch keinen von ihnen, oder?«

»Wenigstens fiel mir keiner ein. Mr Waters' Sohn war zu jung gewesen, um in die Armee einzutreten, als sie 1862 aus Nashville geflohen waren. Später hörte ich allerdings, dass die Südstaaten gegen Kriegsende sogar Vierzehnjährige einzogen. Ich weiß also nicht, ob Grant Waters im Krieg gekämpft hat oder nicht.«

»Wer brauchte dich dann?« Jael sprach die Frage aus, die auch mir auf der Zunge gebrannt hatte.

Frankie lehnte sich zurück und rieb ihre verkrümmten Finger, wie sie es oft tat, wenn sie tief in ihren Erinnerungen versunken war. Eine Zeit lang war nur das Ticken der Wanduhr zu hören, bis Frankie schließlich antwortete: »Jemand, von dem ich nicht erwartet hätte, ihn je wiederzusehen.«

Sams Zustand besserte sich jeden Tag ein wenig mehr. Bis zu seiner vollständigen Genesung hatte er noch einiges vor sich, aber jeder Morgen brachte neue Erfolge: Er konnte sich wieder aufsetzen, allein essen und in seiner Bibel lesen.

Die Krankenhausleiterin, eine kühle Frau mit dem treffenden Namen Mrs Stoney, sprach nie ein freundliches Wort, wenn ich ihr auf dem Flur begegnete. Sie schien sich zu ärgern, weil sich die Männer in den Betten weigerten, so schnell zu genesen, wie sie es wollte. Nichts, was ich oder eine der anderen freiwilligen Helferinnen machte, fand je ihre Billigung.

»Diese Frau sollte nicht in einem Krankenhaus arbeiten«, sagte ich eines Tages zu Sam, nachdem ich mitbekommen hatte, wie Mrs Stoney die junge Frau, die ich getroffen hatte, als sie sehnsüchtig zum Horizont geblickt hatte, zur Schnecke gemacht hatte. Ich wusste nicht, was sich die Helferin hatte zuschulden kommen lassen, aber als Mrs Stoney mit ihrer Schimpftirade fertig gewesen war, waren der Frau Tränen übers Gesicht gelaufen. »Sie ist so gemein. Mrs Illa sollte dieses Lazarett leiten.«

»Mrs Illa will kein Lazarett leiten. Sie will die Freiheit haben, immer dort hinzugehen, wo gerade Not am Mann ist, und den Menschen dort auf eine Weise helfen, wie sie es nicht könnte, wenn sie an ein einziges Lazarett gebunden wäre.«

Er hatte recht, das sah ich ein. »Wenn nicht Mrs Illa, dann eben eine andere Frau, die kein Herz aus Stein hat.«

Sam lächelte. *»Du* würdest eine gute Leiterin abgeben.«

Ich verdrehte die Augen. »Als würden sie das einer wie mir erlauben.« Mein Blick wanderte durch den Raum. Weitere Betten waren aufgestellt worden, um noch mehr Verwundete unterzubringen. In Sams Zimmer waren inzwischen dreißig Patienten gepfercht worden. Ich half den Mitarbeiterinnen, einige der Männer zu versorgen, aber meine Hauptsorge galt Sam.

»Hör zu, Frankie«, begann er, aber ich forderte ihn mit erhobener Hand auf, nicht weiterzusprechen. Ich wusste, was er sagen wollte. Er hatte es schon zigmal gesagt.

»Ich bleibe dabei: Ich werde nicht gehen und die Gefangenen pflegen. Hör also auf, mich darum zu bitten.«

Seine Augen verrieten, dass ich ihn verletzt hatte. Ich bedauerte die Härte in meiner Stimme und entspannte meine verkrampften Schultern. Ich wollte nicht mit Sam streiten. »Soll ich dir etwas vorlesen?«

Er nickte. Ich nahm die Bibel und wollte das *Buch der Psalmen* aufschlagen, als Sam sagte: »Ich würde gern Kapitel sechs aus dem Lukasevangelium hören.«

Ich schaute ihn an. Bisher hatte er noch nie so konkret um eine bestimmte Stelle gebeten. Ich blätterte in den Seiten, bis ich das Kapitel fand, und begann zu lesen. Als ich zu Vers 24 kam, grinste ich verächtlich: »Doch wehe euch, ihr Reichen! Ihr habt euer Glück schon auf Erden genossen.« Ich blickte auf. »Das klingt, als würde er über die Konföderierten sprechen.«

»Nicht alle Konföderierten sind reich«, sagte Sam leise, während er mit geschlossenen Augen zuhörte.

Ich runzelte die Stirn. Das stimmte, auch wenn ich das nur ungern zugab. Ich las weiter. »Wehe euch, die ihr jetzt satt seid! Ihr werdet Hunger leiden. Wehe euch, die ihr jetzt sorglos lacht! Ihr werdet trauern und weinen.«

Ich sprach es nicht laut aus, aber ich war überzeugt, dass Jesus die Konföderierten im Blick gehabt haben musste, als er diese Worte gesagt hatte. Nachdem die Yankees sie geschlagen hatten und sie mit eingezogenem Schwanz die Flucht ergriffen hatten, gab es für sie genug Grund zu trauern und zu weinen.

Eifrig ging ich zum nächsten Vers weiter, denn ich wollte Sam beweisen, dass es in diesem Text tatsächlich auch um die Weißen in den Südstaaten ging, doch in der Mitte von Vers 27 hielt ich inne. Ich las stumm und begriff: *Deshalb* hatte Sam diese Stelle ausgesucht.

»Was steht da, Frankie?«, fragte Henry, der Mann im Nebenbett.

Sams Augen waren jetzt offen. Ich kochte innerlich, als ich seinen ruhigen Blick erwiderte. »Ich denke, ich habe für heute genug gelesen.«

Er ignorierte meinen harten Tonfall und sah mich geduldig an. »Bitte lies den Vers zu Ende, Frankie.«

Ich kniff die Augen zusammen. »Das ändert nichts.«

Er nickte.

Mit knirschenden Zähnen las ich: »Euch aber, die ihr mir wirklich zuhört, sage ich: Liebt eure Feinde und tut denen Gutes, die euch hassen. Bittet Gott um seinen Segen für die Menschen, die euch Böses tun, und betet für alle, die euch beleidigen.«

Ich fühlte, dass aller Augen jetzt auf uns gerichtet waren; im Raum war es ganz still geworden. Die anderen Patienten hatten gehört, wie ich mich lautstark dagegen gewehrt hatte, die Gefangenen zu pflegen. Ihr zustimmendes Nicken bestätigte mir, dass ich recht hatte. Jeder Einzelne dieser Männer war von Weißen misshandelt worden. Sie alle hatten unter den Händen ihrer Besitzer und Aufseher gelitten. Sie lagen in diesem Lazarett, weil die Konföderierten uns nur aufgrund unserer Hautfarbe auch weiterhin versklaven wollten.

Sam sagte kein Wort, aber das spielte keine Rolle. Ich wusste, was er sagen würde, und ich wollte es nicht hören.

Schließlich setzten im ganzen Raum wieder leise Gespräche ein. Henry bedachte mich mit einem letzten mitfühlenden Blick, bevor er die Augen schloss. Er war nur wenige Tage bei der Unionsarmee gewesen, als eine Kanonenkugel der Konföderierten sein Bein getroffen hatte, wodurch er es verloren hatte. Wie würde er sich fühlen, wenn ich plötzlich aufstünde und ihn und die anderen im Stich ließe, um ausgerechnet die Männer zu pflegen, die ihm das angetan hatten?

Ich klappte das Buch zu, legte es auf meinen Schoß und starrte den schwarzen Ledereinband an. Seit dem Tag, an dem ich mit Gott Frieden geschlossen hatte, hatte ich mir einen bequemen Glauben an ihn und an die Worte der Bibel zurechtgelegt. Ich war dabei nicht so leidenschaftlich wie Sam, doch es tat gut zu wissen, dass es jemanden gab, der mächtiger war als die Weißen, die meine Welt beherrschten. Warum er zuließ, dass sie uns unterdrückten, war mir zwar immer noch ein Rätsel, aber ich dachte, ich hätte angefangen, ihm zu vertrauen. Jetzt war ich nicht mehr sicher, ob ich ihm überhaupt vertraute. Wie konnte er von mir verlangen, meine Feinde zu lieben? Allein schon bei diesem Gedanken regte sich tief in meiner Seele das Gefühl, verraten zu sein. Von Gott und von Sam.

»Nenne mir nur einen guten Grund, warum ich einen Fuß in dieses Gefängnislazarett setzen sollte.«

Sams Augen waren wieder geschlossen, aber ich wusste, dass er mich gehört hatte, auch wenn ich mit gesenkter Stimme gesprochen hatte.

Er drehte den Kopf und schaute mich an. »Weil du nicht so bist wie sie.«

Das war nicht die Antwort, die ich erwartet hatte. »Wie meinst du das?«

»Du bist nicht so wie sie«, wiederholte er. »Du würdest niemanden schlecht behandeln, nur weil er weiße Haut hat. Ich habe gesehen, wie du dich die letzten zwei Jahre um die Offiziere gekümmert hast, indem du ihre Wäsche gewaschen und ihre Zimmer geputzt hast. Ja, das war deine Arbeit, aber du hättest ihr nicht so viel Aufmerksamkeit widmen müssen, wie du es getan hast.«

Ich dachte an die Tage vor dem Beginn der Schlacht zurück. Vor meinen Ohren hatte General Thomas gesagt, dass ich seine Offiziere so gut versorge, dass ihre Frauen eifersüchtig würden, wenn sie nach Hause kamen. Diese Bemerkung hatte mich damals gefreut, aber jetzt wünschte ich, dem General wäre das nicht aufgefallen. Und vor allem wünschte ich, Sam wäre es nicht aufgefallen.

Warum, fragte ich mich, hatte ich so hart für die Offiziere gearbeitet? Die Goldmünzen, die ich bekam, könnten eine naheliegende Antwort sein, aber ich wusste, dass sie nicht der eigentliche Grund waren. Ich hatte für Mr Waters in seiner Lagerhalle genauso fleißig gearbeitet und dafür nie einen Cent bekommen.

»Du bist nicht so wie sie, Frankie.« Sams leise Stimme riss mich aus meinen Gedanken. In seinen Augen lag keine Verurteilung. Nur Frieden.

Plötzlich verebbte mein Ärger auf ihn, bis nichts mehr davon übrig war.

Dieser Mann kannte mich. Er durchschaute mich. Und er liebte mich trotzdem.

»Ich kann das nicht, Sam«, flüsterte ich. Allein schon beim Gedanken, das Gefängnislazarett zu betreten, bekam ich es mit der Angst zu tun. Ich war bereit gewesen, weiße Unionssoldaten zu pflegen, aber die Vorstellung, die Männer in den grauen Uniformen zu berühren, konnte ich nicht ertragen. Ihresgleichen hatten mich mit ihren Händen, mit ihren Worten und mit ihren Taten zu tief verletzt.

Sam bat mich, darüber nachzudenken.

In den nächsten drei Tagen herrschte Waffenstillstand zwischen uns. Sam drängte mich nicht, zu den konföderierten Gefangenen zu gehen, und ich tat so, als wäre alles in bester Ordnung. Aber in meinem Inneren war überhaupt nichts in Ordnung. Selbst in meinen Träumen wurde ich von Männern in grauen Uniformen verfolgt, die mich um Hilfe anflehten.

Am Morgen des vierten Tages kam Illa in mein Zelt. Ich hatte nicht gut geschlafen. Nell war gestern nicht zurückgekommen und ich machte mir Sorgen, sie könnte einen anderen Taugenichts gefunden und die Nacht mit ihm verbracht haben. Sam und seine vermaledeite Bitte und Nell und ihre vermaledeite Naivität weckten in mir den Wunsch, die Decke über meinen Kopf zu ziehen und die Welt auszusperren.

»Sam hat mir von seiner Bitte an Sie erzählt, im Gefängnislazarett zu arbeiten«, erklärte Illa auf meinen fragenden Blick hin.

Ich setzte mich auf und zitterte in der eisigen Morgenluft. Ich war nicht in der Stimmung, mir eine weitere Predigt anzuhören, warum ich diesen Männern helfen sollte. »Wenn Sie hier sind, um mir zu sagen, dass Sie ihm zustimmen, möchte ich es lieber nicht hören.«

Sie setzte sich auf die Kante von Nells leerem Feldbett. »Dann wird es Sie überraschen, dass ich finde, Sie sollten es nicht machen.«

Sie hatte recht: Ich war verblüfft. »Das glaube ich nicht. Sie, die Frau, die ihr Zuhause und ihre Familie in Pennsylvania verlassen hat, um sich um Sklaven und Fremde zu kümmern, Sie sagen mir, ich solle *nicht* im Gefängnislazarett helfen? Das ist nicht das, was in der Bibel steht.«

»Nein, so steht es nicht in der Bibel. Das stimmt. Aber dort steht auch: Wenn ich in den unterschiedlichsten Sprachen der Welt, ja sogar in der Sprache der Engel reden kann, aber ich habe keine Liebe, so bin ich nur wie ein dröhnender Gong oder ein lärmendes Becken.«

Ich runzelte die Stirn.

Sie zitierte weiter: »Wenn ich in Gottes Auftrag prophetisch reden kann, alle Geheimnisse Gottes weiß, seine Gedanken erkennen kann und einen Glauben habe, der Berge versetzt, aber ich habe keine Liebe, so bin ich nichts.«

Ich kannte Illa lang genug, um zu wissen, dass sie keine Frau unnötiger Worte war. In dem, was sie sagte, steckte eine Lektion und sie wollte, dass ich sie entdeckte.

»Sam sagt, wir sollen unsere Feinde lieben.«

»Ja, das sollen wir«, gab sie mir recht. »Aber Liebe kann man nicht erzwingen oder befehlen. Sie muss freiwillig gegeben werden. Die Worte des Apostels Paulus, die ich zitiert habe, sagen uns, dass wir noch so große und wunderbare Dinge tun können – ohne Liebe, ohne Mitgefühl im Herzen, ist das alles bedeutungslos.«

Langsam begann ich zu begreifen. Ich war bereit, meinen Nächsten im Lazarett zu helfen. Ich war sogar bereit, die weißen Unionssoldaten zu versorgen, die in der Nacht der Schlacht verwundet worden waren. Diese Männer hatten für mich und die anderen Sklaven ein großes Opfer gebracht. Freiheit kostete einen Preis und sie waren bereit, diesen Preis zu zahlen.

Aber Männern, die kämpften, um unsere Freiheit zu verhindern, Liebe und Mitgefühl entgegenbringen? Männern, die mich wieder zur Sklavin machen wollten? Das konnte ich nicht.

»Sam wird enttäuscht sein.«

Sie schwieg lange. »Sam hat gelernt, so zu lieben, wie Jesus liebt. Für ihn spielt es keine Rolle, wie ein Mensch aussieht oder was er getan hat. Er liebt ihn einfach. Das ist alles andere als leicht. Mir selbst fällt es auch manchmal schwer.«

»Das merkt man Ihnen nicht an.«

Sie lächelte. »Das liegt daran, dass Sie mich jetzt sehen, nachdem mich Gott mit Barmherzigkeit und Liebe beschenkt hat. Wenn wir einander früher getroffen hätten, würden Sie meine Schwächen kennen. Ich war voller Hass auf Menschen, denen ich nie begegnet war.«

»Welche Menschen?«

»Weiße Sklavenbesitzer in den Südstaaten.«

Ich starrte sie an. »Sie haben Ihre eigenen Leute gehasst?«

»Sie waren nicht meine Leute, wenigstens sah ich das nicht so. Sie waren Verbrecher, der Abschaum der Menschheit. Ich hatte in meinem Herzen kein Mitleid mit solchen Leuten.«

Mir stockte der Atem. Ihre Worte beschrieben genau das, was mich seit dem Tag, an dem ich meiner Mutter entrissen und verkauft worden war, beherrschte. Hass. Dunkelheit, die immer im Schatten meiner Seele lauerte. Manchmal konnte ich so tun, als wäre sie nicht da. Seit ich Sam und Illa kannte, hatte ich erlebt, wie Liebe tatsächlich aussah, wie sie sich anfühlte. Ich wollte das auch haben, aber die Dunkelheit ließ es nicht zu. Wenigstens nicht ganz.

»Wie haben Sie diese Gefühle überwunden?«

Sie stand auf und ein tiefer Friede lag in ihrem Blick. »Das habe ich nicht, Frankie. Aus eigener Kraft hätte ich das niemals geschafft.«

Als sie fort war, sann ich über alles, was sie gesagt hatte, nach. Mir war klar: Sie wollte, dass ich Gott bat, mir zu helfen, die verwundeten Gefangenen zu lieben. Sam wollte das auch. Aber wollte ich es? Zu hassen war leichter. Hass war so lange mein ständiger Begleiter gewesen, dass ich nicht sicher war, ob ich lieben konnte. Nicht so wie sie.

Am nächsten Morgen ging ich in die Stadt. Ich hatte den Kopf gesenkt, um mich ein wenig vor dem kalten Wind zu schützen, und stieß beinahe mit einer gut gekleideten jungen Frau zusammen, die in der Nähe des Gefängnislazaretts mitten auf der Cherry Street stand. Ihre schlanken Schultern bebten und sie schluchzte leise. Sie sah so verloren und verlassen aus, dass ich nicht einfach weitergehen konnte.

»Ma'am, kann ich Ihnen helfen?«

Sie starrte mich mit Tränen in ihren blauen Augen an. »Mein Mann ist soeben gestorben.«

Ich blieb neben ihr stehen und leistete ihr Gesellschaft, während sie weinte. Als sie sich ein wenig beruhigt hatte, fragte ich: »War er Soldat?«

Sie nickte und wischte sich mit den Händen über die Wangen.

»Mein herzliches Beileid zu Ihrem Verlust, Ma'am. Die Unionsarmee hat in diesen furchtbaren Kriegsjahren viel Gutes bewirkt. Ich hoffe, der Tod Ihres Mannes war nicht vergeblich.«

Sie schaute mich angewidert an. »Whitley war Hauptmann der konföderierten Armee! Er lag wochenlang hier in diesem verdammten Gefängnislazarett. Mir wurde nicht erlaubt, ihn mit nach Richmond zu nehmen, wo er gut versorgt worden wäre, und jetzt ist er tot. Ich hoffe, jeder Ihrer Unionssoldaten erleidet das gleiche Schicksal.« Sie lief schluchzend davon und ich stand wie vom Donner gerührt da. Illas Worte hallten in meinem Kopf wider wie der dröhnende Gong, von dem sie gesprochen hatte. *»Ohne Liebe, ohne Mitgefühl im Herzen, ist das alles bedeutungslos.«* Bedeutungslos.

Ich starrte der Frau nach, obwohl sie längst im morgendlichen Gedränge verschwunden war. Hätte ihr Whitley nicht genauso wie mein Sam eine anständige Pflege verdient, egal ob er überleben oder sterben würde? Egal ob er weiß oder schwarz war? Egal auf welcher Seite er gekämpft hatte? Ich hätte diesen Mann wahrscheinlich nicht retten können, aber spielte das eine Rolle?

Ich lief den Rest des Weges zum Lazarett in der College Street und geradewegs zu Sams Bett.

Er sah den Schmerz in meinem Gesicht sofort und nahm meine Hand. »Erzähl mir, was passiert ist.«

Schluchzend erzählte ich ihm von der jungen Frau und ihrem Mann, von Illas Besuch und von meinen Albträumen. »Was soll ich tun, Sam? Was soll ich tun?«

Ein sanftes Lächeln umspielte seine Lippen. »Euch aber, die ihr mir wirklich zuhört, sage ich: Liebt eure Feinde.«

Kapitel 23

In meinem Bauch rumorte es und meine Knie zitterten, trotzdem ging ich zwei Tage später hoch erhobenen Hauptes ins Gefängnislazarett. Illa hatte mir eine Stelle als freiwillige Helferin vermittelt und ich war im ersten Stockwerk eingeteilt worden. Der Geruch nach Krankheit lag in der Luft. Illa hatte mir anvertraut, dass in diesem Lazarett nicht so gute Bedingungen herrschten wie in den anderen, sie waren sogar noch schlechter als im Lazarett für schwarze Soldaten. Ich konnte den Verantwortlichen daraus keinen Vorwurf machen. Diese Männer gehörten schließlich zur feindlichen Seite. Illas und Sams Ermutigungen, dass man solche Gefühle überwinden könne, waren der Grund, aus dem ich hier war. Aber längst nicht jeder sah es so wie die beiden. Wenn Sam nicht so hartnäckig gewesen wäre, hätte ich nie einen Fuß in dieses Gebäude gesetzt.

Die Unionssoldaten, die Wache standen, beobachteten mich, als ich die Treppe hinaufstieg, hielten mich aber nicht auf. Nachdem ich tief Luft geholt hatte, öffnete ich die Tür des Raums, der mir zugewiesen worden war. Meine Aufgabe war es, den Männern, die sich nicht selbst rasieren konnten, diese Arbeit abzunehmen. Aber allein schon bei dem Gedanken, einem weißen Mann so nahe zu sein – und dann auch noch einem Konföderierten! –, schoss lähmende Angst durch meine Adern.

Das leise Murmeln von Gesprächen erfüllte den großen Raum. Durch die Fenster an der gegenüberliegenden Wand konnte man sehen, dass draußen ein unfreundliches Wetter herrschte, und trotz eines Ofens in der Ecke war es hier drin unangenehm kalt.

Eine Krankenschwester, unter deren Haube leuchtend rotes Haar hervorspitzte, wechselte gerade den Verband am Fuß eines Patienten. Ich hatte gehört, dass viele konföderierte Soldaten keine Schuhe besaßen und deshalb ihre Füße mit Lumpen umwickelt hatten. Solche notdürftigen Fußbedeckungen waren dem bitterkalten Wetter jedoch nicht gewachsen und viel zu viele Zehen waren Erfrierungen zum Opfer gefallen.

Die Krankenschwester hob den Kopf und sah mich an. Dann fiel ihr Blick auf das Rasierzeug und die Wasserschüssel in meinen Händen. »Sie können bei ihm anfangen«, sagte sie und deutete auf einen Mann, der vor einem der Fenster lag. Er blickte auf den wolkenverhangenen Himmel und ich vermutete, dass er überall lieber wäre als hier in diesem Gefängnislazarett. Er sah älter aus als die meisten Soldaten, die ich bisher gesehen hatte. Sein früher einmal dunkles Haar war fast völlig ergraut. Ein langer, struppiger Bart bedeckte seine eingefallenen Wangen.

Ich trat an das Bett des Mannes. »Sir, möchten Sie rasiert werden?«

Er drehte den Kopf und runzelte die Stirn, als er mich erblickte. Sein Blick richtete sich auf die Krankenschwester. »Wo ist die andere Frau? Die Weiße. Ich will von ihr rasiert werden.«

Die Krankenschwester wickelte weiter den neuen, sauberen Verband um den Fuß ihres Patienten. »Mrs Williams ist in ein anderes Lazarett gewechselt. Wenn Sie rasiert werden wollen, dann wird Miss ...?« Sie sah mich fragend an.

»Frankie.« Es war üblich, dass Sklaven den Nachnamen ihrer Besitzer übernahmen, aber das hatte ich nie gemacht. Ich wollte nicht beim Namen eines Weißen genannt werden, nicht einmal bei Mr Waters' Namen. Er hatte mich zwar nie geschlagen, aber ich war genauso sein Besitz gewesen wie sein Pferd.

»Wenn Sie rasiert werden möchten, wird das Miss Frankie übernehmen. Wenn Ihnen das nicht passt, versäumen Sie die Gelegenheit, Ihren Bart loszuwerden.«

Trotz der Anspannung im Raum fiel mir auf, dass sie irgendwie anders sprach, als ich es gewohnt war, melodischer. Sie kam bestimmt nicht aus Tennessee.

Der Mann schnaubte und schien seine Optionen abzuwägen. Schließlich nickte er kurz. »Also gut. Aber pass auf, dass du mich nicht schneidest, Weib.«

Angesichts seiner arroganten Art sträubte sich alles in mir. Nach fast drei Jahren relativer Freiheit war es schlimm für mich, wieder wie eine Sklavin behandelt zu werden.

»In diesem Lazarett gibt es kein Weib, Sir.« Die strenge Stimme der Krankenschwester ließ alle im Raum aufhorchen. »Sie sprechen diese Frau mit Miss Frankie an und siezen sie oder Sie werden nicht rasiert.« Ihr Blick wanderte durch den ganzen Raum. »Das gilt für Sie alle.«

Nach einem zustimmenden Murmeln der Männer gab mir die Krankenschwester mit einem Kopfnicken das Zeichen weiterzumachen.

Mit zitternden Händen stellte ich meine Utensilien auf einen kleinen Tisch zwischen den Betten. Hätte ich nur nicht auf Sam gehört! Ich hatte noch nie zuvor einen Mann rasiert. Jetzt war gewiss nicht der richtige Zeitpunkt, das zu lernen, und schon gar nicht bei einem Mann, der so widerstrebend war.

Ich atmete tief ein, dann nahm ich den Pinsel, tauchte ihn ins Wasser und begann, aus der Rasierseife einen Schaum zu rühren. Die Frau, die mir das Rasierzeug gegeben hatte, hatte gesagt, dass die Rasierklinge frisch geschliffen sei, und ich betete, dass das stimmte.

Ich hatte den Schaum fast fertig und würde gleich mit dem Rasieren beginnen können, da fiel der Blick des Mannes auf meine entstellten Finger. »Sie hat nicht einmal zwei brauchbare Hände!«, knurrte er mit Panik in seinen geweiteten Augen. »Ich lasse mir nicht von einem Krüppel die Kehle durchschneiden.«

Obwohl ich normalerweise nie einen Gedanken über meine Hand verlor, verbarg ich sie auf diese gehässigen Worte hin zwischen meinen Rockfalten.

Die Krankenschwester kam zu mir. Sie bedachte den Mann mit einem strafenden Blick, bevor sie sich an mich wandte. »Darf ich mal sehen?«

Scham regte sich in mir. Noch nie hatte jemand verlangt, meine entstellte Hand zu sehen. Die meisten vermieden es, sie genauer zu betrachten. Langsam hob ich beide Hände, damit die Frau sie mustern konnte. Die gekrümmten, entstellten Finger meiner linken Hand sahen neben den normalen Fingern meiner rechten erbärmlich aus. In diesem Moment sah ich sie mit den Augen dieses Soldaten und der Krankenschwester. Mir wurde bewusst, dass ich an ihrer Stelle wahrscheinlich auch infrage stellen würde, ob jemand mit einer solchen Behinderung eine Rasierklinge richtig bewegen konnte.

Mehrere lange Sekunden verstrichen und es war völlig still im Raum. Ich fühlte die Blicke der Männer auf mir und wäre am liebsten im Erdboden versunken. Schließlich schaute mir die Krankenschwester in die Augen. In ihrem Blick sah ich Mitgefühl und noch etwas anderes, Solidarität vielleicht.

»Sind Sie in der Lage, diese Männer zu rasieren, Miss Frankie?«

Ich straffte die Schultern. »Ja, Ma'am. Das bin ich.«

Sie schaute mich lange an. Ein leichtes Lächeln erschien auf ihren Lippen. »Sehr gut.« Ihr Blick wanderte zu dem Mann im Bett. »Sir, wollen Sie immer noch rasiert werden?«

Sein finsterer Blick wanderte von mir zu ihr, dann schüttelte er den Kopf und starrte wieder aus dem Fenster.

»Wie Sie meinen.« Sie drehte sich um und wandte sich an alle anderen im Raum. »Das ist heute Ihre einzige Gelegenheit, rasiert zu werden, meine Herren. Die Krankenschwestern haben viel zu viel zu tun, um sich darum zu kümmern, aber unsere Helferinnen übernehmen diese Arbeit gern. Miss Frankie wird zu jedem von Ihnen kommen und fragen, ob Sie von ihr rasiert werden wollen. Wenn Sie das nicht möchten, lehnen Sie ihr Angebot respektvoll ab.« Sie richtete ihre Aufmerksamkeit wieder auf mich. »Sie können fortfahren, Miss Frankie.«

Ich war nicht sicher, was ich tun sollte. Am liebsten wäre ich aus diesem Raum geflohen und hätte ihn nie wieder betreten. Gleichzeitig wollte ich mich von Leuten wie diesen Männern nicht unterkriegen lassen. *Liebe deine Feinde, Frankie*, hatte Sam gesagt. Aber sollten die dieses Gebot umgekehrt nicht auch befolgen?

Mit zusammengebissenen Zähnen nahm ich die Rasierschale, die Rasierklinge und das Handtuch und ging auf die andere Seite des Mittelgangs. Der Soldat mit den sandblonden Haaren, der in diesem Bett lag, schaute mir entgegen.

»Möchten Sie rasiert werden, Sir?«, fragte ich kühl und rechnete damit, dass er genauso ablehnen würde wie der andere Mann.

Sein Blick wanderte von meiner Hand zu meinem Gesicht. Während alle Augen im Raum auf ihn gerichtet waren, nickte er schließlich kurz. »Ja.«

Seine leise Antwort überraschte mich, aber ich fasste mich schnell wieder. Ich ging an die Arbeit und strich den Schaum auf seine Wangen und sein Kinn. Dabei fiel mir unwillkürlich auf, dass ein Ärmel seines Hemds leer war. Der Blick aus seinen grünen Augen durchbohrte mich förmlich, aber ich vermied es, ihn zu erwidern, und konzentrierte mich auf meine Arbeit. Mit einem stummen Gebet hob ich das Rasiermesser und entfernte so vorsichtig wie möglich den Schaum und die Barthaare aus seinem Gesicht. Als ich auf die andere Bettseite wechselte, um auch seine zweite Gesichtshälfte zu rasieren, hatte er die Augen geschlossen.

Nach kurzer Zeit war ich fertig und wischte die letzten Schaumreste von seinen Wangen. Ich sah, dass aus mehreren kleinen Schnitten Blut tropfte, obwohl der Mann bei meiner Rasur kein einziges Mal die Miene verzogen hatte. Bevor ich es abwischen konnte, schlug er die Augen auf und meine Hand erstarrte. Ich stellte mich auf eine Schimpftirade ein. Sie blieb aus.

»Danke.« Er flüsterte fast.

»Gern geschehen.« Ich nickte leicht, dann wandte ich mich dem nächsten Patienten zu.

Einige Stunden später hatte ich einem Dutzend Männern den Bart abrasiert. Mehrere Soldaten hatten mein Angebot abgelehnt und mich mit grimmigen Blicken bedacht, andere hatten einen Vollbart und wollten den auch behalten.

Als ich mit meinen Sachen zur Tür ging, kam die Krankenschwester auf mich zu.

»Sie haben das sehr gut gemacht.« Sie warf einen Blick in den Raum. Einige Männer dösten, während sich andere leise unterhielten. Mir fiel auf, dass uns der Soldat mit den grünen Augen beobachtete. »Mich mögen sie auch nicht besonders.«

»Warum nicht?« Auf mich wirkte sie kompetent und freundlich; sie hatte den Raum mit milder Strenge im Griff.

»Ich bin Irin. Einige von ihnen« – sie deutete mit dem Kopf zu den verwundeten Männern – »sehen zwischen Ihnen und mir keinen Unterschied.«

Meine Augen weiteten sich. »Machen Sie Witze?«

Sie schüttelte den Kopf. »Ich heiße Cait Fitzgerald. Ich bin aus Dublin über Boston hierhergekommen.«

Von der ersten Stadt, die sie nannte, hatte ich noch nie gehört, aber das spielte keine Rolle. »Es freut mich, Sie kennenzulernen, Miss Fitzgerald.«

»Mein Vater war einer der vielen Kartoffelbauern, die aufgrund der Kartoffelfäule ihre Ernte verloren haben. Ich war noch ein kleines Mädchen, als wir Irland verließen und nach Amerika kamen. Wir hatten uns ein besseres Leben erhofft, aber viele hier sagen, wir Iren wären selbst eine Fäule.«

»Das tut mir leid«, sagte ich, obwohl ich mit der Ablehnung ihrer Familie in ihrer neuen Heimat nichts zu tun hatte. Ich wusste, wie es sich anfühlte, nur aufgrund der eigenen Herkunft unwürdig behandelt zu werden. »Aber Sie sind Krankenschwester. Darauf können Sie doch stolz sein.«

Sie nickte. »Das stimmt. Ich wünschte, mein Vater könnte sehen, was ich erreicht habe, aber er ist in Gettysburg gefallen.«

»Er hat in der Armee gekämpft? Obwohl seine neuen Landsleute ihm nicht gut gesonnen waren?«

Ein unübersehbarer Stolz trat in ihre Augen. »Ja, das hat er. Papa fühlte sich geehrt, Amerikaner zu sein. Ihm war es wichtig, für die Freiheit anderer zu kämpfen.«

»Schwester?«

Wir drehten uns beide um und sahen, dass einer der Patienten den Arm hob.

»Wir sollten wieder an unsere Arbeit gehen, Miss Frankie.« Sie eilte zu dem Mann, nickte mir aber vorher noch lächelnd zu.

Den Rest des Tages verbrachte ich damit, Eimer mit Schmutzwasser zu leeren, Miss Fitzgerald beim Wechseln der Verbände zu helfen und die Männer, die die dünne Suppe aus ihrer Schüssel nicht selbst löffeln konnten, zu füttern. Als ich mich setzte, um dem Soldaten mit den grünen Augen bei seinem Abendessen zu helfen, verdunkelte sich seine Miene. Ich war nach dem langen Arbeitstag ziemlich müde und hatte keine Lust, seine mürrischen Blicke zu ertragen.

»Wenn Sie lieber warten wollen, bis eine der Nonnen Ihnen mit Ihrem Essen hilft, kann ich gern nach Hause gehen.« Ich wusste genauso gut wie er, dass die katholischen Nonnen, die in den Lazaretten in der ganzen Stadt aushalfen, alle weiß waren.

Er zog die Brauen hoch und schaute mich an. »Sie sind sehr direkt, nicht wahr?«

Ich zügelte meinen Ärger. »Ich bin nur müde, das ist alles, Sir.«

Nach einem langen Moment nickte er. »Wenn Sie mir helfen, mich aufzusetzen, schaffe ich es allein. Ich lerne immer besser, den Löffel mit der linken Hand zu halten.«

Gemeinsam gelang es uns, ihn an die Wand zu lehnen und mit einem

Kissen abzustützen. Mir fiel ein kreisrunder Fleck aus frischem Blut an seinem Ärmel auf, wo sein Arm sein sollte.

»Ich kontrolliere am besten Ihren Verband. Es sieht so aus, als wäre Ihre Wunde aufgerissen.«

Verzweiflung flackerte in seinem Blick auf, als er auf den Fleck hinabsah. »Wenn ich nur auf dem Schlachtfeld gestorben wäre!«, zischte er und wandte sich ab.

Die Heftigkeit seiner Worte ließ mich verstummen. Ich konnte mir vorstellen, dass das Leben für einen einarmigen Mann schwierig werden würde, wenn der Krieg vorbei war. Andererseits ... Ich wusste nicht, welchen Beruf er hatte, aber ich wusste, dass das Leben voller Möglichkeiten steckte, besonders für einen Weißen. Irgendwann würden seine seelischen und körperlichen Wunden heilen, und was er dann machte, lag allein bei ihm.

Ich reinigte den kleinen Stumpf, der von seinem Arm übrig geblieben war, und wickelte ihn in einen frischen Verband. Als der Mann sein Hemd wieder anhatte, setzte ich mich mit der Suppenschüssel zu ihm.

Er warf einen Blick auf die Schüssel und dann zu mir. »Warum machen Sie das?«

Seine Frage überraschte mich. »Warum mache ich was?«

»Das hier.« Er deutete auf die Suppe und dann auf seinen Arm.

Da verstand ich. Sams Worte gingen mir durch den Kopf: *»Du bist nicht so wie sie, Frankie.«*

Ich zuckte die Achseln. »Weil es richtig ist.«

Dann ließ er sich von mir mit der Suppe helfen. Ich hielt die Schüssel, während er die Flüssigkeit vorsichtig in seinen Mund löffelte. Ein wenig kleckerte er dabei auf das Tuch, das ich über seiner Brust ausgebreitet hatte, aber den größten Teil schaffte er zu essen.

»Sie haben das sehr gut gemacht«, sagte ich, sobald der Boden der Schüssel zu sehen war. Ich hatte eigentlich gar nichts sagen wollen, doch als er mir den Löffel reichte, sah ich Freude in seinen Augen aufblitzen.

Ich verließ das Gefängnislazarett und machte mich auf den Weg zu Sam. Ich erzählte ihm von meinem Tag und er strahlte wie ein stolzer Vater.

»Du solltest lieber aufpassen«, neckte er mich. »Sonst merken sie womöglich noch, dass du gar nicht so kratzbürstig bist, wie du tust.«

Nur Sam konnte so etwas sagen und mich damit zum Lachen bringen.

Am nächsten und übernächsten Tag ging ich wieder ins Gefängnislazarett und staunte selbst darüber. Obwohl keiner der Männer übermäßig freundlich zu mir war, wenn ich ihn versorgte, trafen mich immer weniger finstere Blicke.

Am Ende der Woche trat Miss Fitzgerald bei Arbeitsbeginn zu mir. »Ich fürchte, Hauptmann Wallace' Zustand hat sich verschlechtert«, flüsterte sie mit ernster Miene.

Mein Blick wanderte hinter sie auf den grauhaarigen Mann am Fenster. Er hatte sich jeden Morgen geweigert, sich rasieren zu lassen, und gestern hatte er auch nichts essen wollen.

Wir gingen unserer Arbeit nach, aber etwas an dem unleidlichen Mann zog mich immer wieder zu ihm. Ich bot ihm Wasser an; er lehnte ab. Brühe? Ein kühles Tuch? Seine Antwort war jedes Mal ein hartes Nein. Der Mann wurde mit jedem Tag, der verging, schwächer, er schien seinen Lebenswillen verloren zu haben.

In dieser Nacht lag ich auf meinem Feldbett und machte mir Sorgen wegen seiner Teilnahmslosigkeit. Warum sollte es mir etwas ausmachen, wenn ein Hauptmann der konföderierten Armee starb? So viele Tausende Männer waren im Krieg gefallen. Einer mehr spielte doch keine Rolle. Oder doch? Ich wälzte mich unruhig im Bett hin und her und erntete dafür Nells Murren.

Lange bevor die Sonne aufging, wusste ich schließlich, was ich zu tun hatte.

Als ich im Lazarett eintraf, war Miss Fitzgerald noch nicht da und die meisten Männer schliefen noch. Eine ältere Krankenschwester überwachte den Raum, aber sie schenkte mir kaum Beachtung. In meinem Mantel, den ich bis oben zugeknöpft hatte, um die Morgenkälte abzuwehren, schlich ich leise zu Hauptmann Wallace' Bett. Sein Gesicht sah im schwachen Licht aschfahl aus und seine Atemzüge waren flach. Er würde nicht mehr lang auf dieser Welt weilen, vermutete ich, und ich dachte an die Frau auf der Straße, deren Mann innerhalb dieser Mauern gestorben war.

Hatte Hauptmann Wallace eine Familie, die ihn vermissen würde?

Ich holte einen Stuhl und setzte mich an sein Bett. Nach einem vorsichtigen Blick durch den Raum, um mich zu vergewissern, dass mich niemand beobachtete, zog ich das Buch mit den Psalmen, das mir Sam geschenkt hatte, aus meiner Manteltasche. Ich atmete tief ein, um meine Nerven zu beruhigen. Dann schlug ich das Buch auf der ersten Seite auf und begann mit leiser Stimme zu lesen.

Als ich beim Ende des 3. Psalms ankam, schien die Sonne ins Zimmer. Ich warf einen Blick auf Hauptmann Wallace. Er sah unverändert aus. Ich steckte das Buch wieder in meine Manteltasche und erhob mich. Auf mich wartete ein anstrengender Arbeitstag.

Am darauffolgenden Nachmittag starb Hauptmann Wallace. Ich war erneut früher gekommen, um ihm aus den Psalmen vorzulesen, bevor die anderen Männer aufgewacht waren. Ich wusste nicht, ob der Mann mich gehört hatte oder nicht, aber ich war froh, dass ich meinem Herzen gefolgt war.

Als sein Leichnam aus dem Raum gebracht worden war, legte sich eine spürbare Schwermut über die anderen Soldaten. Der Mann neben dem jetzt leeren Bett schaute mich an, als ich es reinigte. »Ich habe gehört, wie Sie Wallace vorgelesen haben.«

Ich dachte, mein Herz würde stehen bleiben, als sich plötzlich alle Blicke auf mich richteten. Würde ich bestraft werden, weil ich ein Buch besaß?

Miss Fitzgerald sah mich von der anderen Seite des Raums überrascht an.

»Würden Sie uns auch vorlesen?«, bat der Mann. Mehrere andere schlossen sich ihm nickend an. »Ich habe lange keine Worte aus der Bibel mehr gehört.«

Ich stand vollkommen verblüfft da.

Cait trat zu mir und legte die Hand auf meinen Arm. »Würden Sie das machen, Miss Frankie? Damit könnten Sie den Männern an diesem traurigen Tag etwas Trost schenken.«

Ich blickte mich um. Kein einziger der Männer schien verärgert darüber, dass ich nicht nur lesen konnte, sondern auch ein Buch in meiner Manteltasche versteckt hatte. Tränen schossen mir in die Augen und ich nickte. »Ich kann ihnen gerne vorlesen.«

Cait stellte den Stuhl in die Mitte des Raums, damit mich alle hören konnten. Anfangs war ich unsicher und verhaspelte mich mehrmals, aber niemand beschwerte sich. Als ich beim 23. Psalm ankam, waren einige Männer eingedöst, während andere weiter zuhörten. Aus ihren Gesichtern sprach der gleiche Frieden, den ich bei den Männern in Sams Krankenzimmer beobachtet hatte.

Das Mittagessen unterbrach das Lesen, aber danach wollten einige noch mehr Psalmen hören. Cait hielt das für eine gute Idee und so verbrachte ich auch den Nachmittag damit, diese schönen Worte vorzulesen.

Als ich Sam am Abend davon erzählte, bot er mir an, dass ich seine Bibel mitnehmen könne. »Diese Männer brauchen Gottes Wort im Moment dringender als ich.«

Die Großzügigkeit dieses Mannes erstaunte mich immer wieder aufs Neue. »Wie fühlst du dich?«, fragte ich und stellte fest, dass er jedes Mal, wenn ich ihn besuchte, besser aussah. Vor ihm lag immer noch ein langer Heilungsprozess, aber solange keine Infektion auftrat, schien er außer Gefahr zu sein.

»Gut. Mrs Illa sagt, dass ich in ein paar Tagen das Lazarett verlassen kann. Sie hat eine Frau gefunden, die mich in ihrem Haus wohnen lässt. Dort hat sie schon einige andere entlassene Patienten untergebracht.«

»Das sind ja wunderbare Neuigkeiten!« Auch wenn die Krankenschwestern und Ärzte in den Militärlazaretten ihr Möglichstes taten, würde Sams Versorgung in einem Privathaus bestimmt persönlicher sein. Ich hoffte nur, das Haus war nicht zu weit weg und ich würde ihn weiterhin regelmäßig besuchen können. Ich beschloss, Illa zu fragen, wo genau es lag, wenn ich sie das nächste Mal traf.

Guten Mutes betrat ich am folgenden Tag das Lazarett.

Cait eilte sofort zu mir. »Es gibt Gerüchte, dass einige Soldaten bald ins Gefängnis verlegt werden sollen.«

Ich ließ meinen Blick über die Männer in ihren Betten schweifen. Die meisten waren noch nicht so weit genesen, dass sie transportfähig gewesen wären. Obwohl ich nur den jeweiligen Rang der Männer und von einigen die Nachnamen kannte, hatte ich begonnen, sie als Menschen und nicht mehr als konföderierte Soldaten zu sehen.

Ich nahm das Rasierzeug und begann mit meiner Runde. Als ich bei dem Leutnant mit den grünen Augen ankam, fiel mir auf, dass er deprimierter wirkte als gewöhnlich. Er sprach nie viel, aber seinen Augen entging nichts. Ich hatte im Laufe der Tage oft bemerkt, dass er mich beobachtete und meine Hand manchmal geradezu anstarrte. Wollte er nach dem Verlust seines Armes sehen, wie ich mit nur einer guten Hand zurechtkam?

»Guten Morgen, Herr Leutnant. Möchten Sie heute rasiert werden?«

Er nickte, sah mich aber nicht an.

Ich machte mich daran, den Schaum anzurühren, und rasierte den Patienten dann sorgfältig. Als ich fertig war und das Handtuch nahm, um die restliche Seife aus seinem Gesicht zu wischen, sah er mich auf einmal durchdringend an.

»Wer hat Ihre Hand so zugerichtet?«

Ich konnte seine leisen Worte kaum verstehen.

Er packte mich am Arm und zog mich näher. »Wer?«, zischte er und verstärkte seinen Griff.

Sein Verhalten verwirrte mich und mir fiel kein Grund ein, warum er das wissen wollen könnte, aber ich fürchtete, dass er einen Aufstand machen würde, wenn ich seine Frage nicht beantwortete. »Die Herrin der Plantage, auf der ich geboren wurde. Sie hat mich mit einem Schürhaken geschlagen, als ich sechs war. Seitdem ist meine Hand verkrüppelt.«

Die Farbe wich aus seinem Gesicht. Er atmete schwer und ich dachte schon, er würde mich vielleicht schlagen, weil ich so etwas über eine Weiße gesagt hatte.

Ich riss mich los und wich zurück.

Als er mich wieder ansah, lag in seinen Augen nicht der Hass, den ich erwartet hatte. Stattdessen sah ich darin etwas, das ich kaum fassen konnte: Beschämung. Mein Verstand arbeitete auf Hochtouren. Was passierte hier gerade? Wer war dieser Mann?

Da kam mir ein Gedanke, der so beunruhigend, aber trotzdem so einleuchtend war, dass sich mir die Kehle zuschnürte. Ich taumelte zurück. »Nein!« Ich schüttelte den Kopf. Das konnte nicht sein.

Ich wollte aus dem Zimmer laufen und vor der Wahrheit fliehen, aber ich stand nur wie angewurzelt da und starrte ihn an – den Jungen, der Augenzeuge meiner Misshandlung gewesen war.

»Wer sind Sie?«, flüsterte ich, am ganzen Körper zitternd.

Alles andere im Raum trat in den Hintergrund, während ich darauf wartete, den Namen zu hören, den ich mein Leben lang zu vergessen versucht hatte.

»Burton Hall«, antwortete er.

Kapitel 24

Wir saßen schweigend in Frankies winzigem Wohnzimmer. Aldens und Jaels verblüffte Mienen spiegelten bestimmt auch meinen eigenen Gesichtsausdruck angesichts dieser schockierenden Wende der Geschichte wider.

»Oh, Mama Fran«, flüsterte Jael unter Tränen.

Frankie nickte nur, sie wirkte längst nicht so aufgewühlt, wie ich erwartet hätte.

Unzählige Fragen gingen mir durch den Kopf, aber ich sprach sie nicht laut aus. Ich warf Alden einen Blick zu. Offenbar verstand er mein Schweigen; er kniff die Lippen zusammen und nickte kurz.

Wir warteten, bis Frankie bereit war weiterzuerzählen. Ich litt aus tiefstem Herzen mit ihr. Der Krieg hatte ihr Leben in vielerlei Hinsicht verändert, meistens sogar zum Guten. Sie hatte nun Sam und Illa gehabt und ihre Freiheit. Die Zukunft musste für die junge Frau, die Frankie inzwischen geworden war, eher vielversprechend als beängstigend gewesen sein. Warum hatte sie dann ausgerechnet dem Sohn ihrer schlimmsten Feindin begegnen müssen?

»Ich hätte wirklich nie gedacht, dass ich den Namen Hall je wieder hören würde.« Frankie schob, ob bewusst oder unbewusst, ihre entstellte Hand schützend unter ihre gute, wie sie es im Laufe der Jahre bestimmt Tausende Male getan hatte.

»Der Mann hat sich an dich erinnert«, stellte Jael mit unüberhörbarem Ärger in der Stimme fest.

»Ja, er erinnerte sich an alles. Auch wenn ich nicht glaube, dass das einer von uns beiden wollte.« Sie schürzte die Lippen. »Sobald er mir seinen Namen nannte, kehrten all die Bilder jenes furchtbaren Tages zurück. Mistress Sadies wilder Blick. Die unerträglichen, bohrenden Schmerzen, die durch meine Hand geschossen waren. Burtons Gesichtsausdruck, als er zugesehen hatte, wie seine Mutter mich schlug. Ich hatte mich so sehr bemüht, das alles zu verdrängen, und jetzt lag er dort vor mir in seinem Bett und jedes Detail kam wieder hoch.«

»Wie hast du reagiert?«, fragte Jael und schniefte.

Frankie lachte humorlos. »So, wie ich es mein ganzes Leben lang gemacht hatte: Ich folgte meinem ersten Impuls und lief davon. Ich stürmte aus dem Raum, raste die Treppe hinab und flüchtete aus dem Lazarett. Ich hatte keine Ahnung, wohin ich lief. Ich lief einfach. Als ich endlich stehen blieb, war ich bei Sams Bett angekommen. Ein Blick auf mich genügte und er wusste, dass etwas Furchtbares passiert sein musste. Ich sank auf dem harten Holzboden auf die Knie und schluchzte. Sam konnte nichts anderes tun, als mich festzuhalten und zu beten.« Sie seufzte. »Die Männer in seinem Zimmer hätten glauben können, ich hätte den Verstand verloren, aber als ich mich schließlich beruhigte, sahen sie mich mit so tiefem Mitgefühl und Verständnis an, dass ich es nie vergessen werde. Zweifellos hatte jeder von ihnen schon Momente erlebt, in denen er mit seinen schlimmsten Albträumen konfrontiert worden war, und an diesem Tag war dieser Moment für mich gekommen.

Ich saß dort auf dem Boden neben Sams Bett, bis die Sonne längst hinter den Hügeln untergegangen war. Mrs Illa kam und versuchte, mit mir zu sprechen, aber ich wollte nicht zuhören. Was wusste eine Weiße schon von einem Schmerz wie dem meinen?

Es war bereits spät, als ich mich endlich auf die Füße quälte, steif, voller Schmerzen und völlig ausgelaugt. Mein Magen war leer, aber ich konnte nichts essen. Sam hatte die ganze Zeit, in der ich auf dem Boden gekauert hatte, kein Wort gesagt. Er hatte nur weiter meine Hand gehalten und gebetet.«

Wofür gebetet?, fragte ich mich. Der Schaden war bereits angerichtet gewesen. Hätte Gott Frankie nicht davor bewahren können, Burton wiederzubegegnen?

»Als ich mich schließlich aufsetzte und ihn ansah, liefen ihm Tränen übers Gesicht. ›Frankie‹, sagte er. ›Wenn ich könnte, würde ich diesen Kelch für dich austrinken. Aber das musst du selbst tun.‹«

»Was hat er damit gemeint, Mamma Fran?«, fragte Jael.

Frankie lächelte traurig. »Dass ich zurückgehen und mich Burton stellen musste.«

Jael keuchte. »Nein!«

Aber Frankie nickte. »Ich wusste, dass Sam recht hatte, aber ich wehrte mich dagegen.«

»Warum musstest du zurückgehen? Dieser Mann hatte die Freundlichkeit, die du ihm bereits erwiesen hattest, nicht verdient. Er durfte doch nicht noch eine weitere Gelegenheit bekommen, dich zu verletzen.«

Frankie dachte über Jaels hasserfüllte Worte nach. »Vielleicht nicht, mein Mädchen, aber ich ging auch nicht seinetwegen zurück. Sondern meinetwegen.«

Im Krankenzimmer war es bis auf den schwachen Lichtschein der Laterne gleich neben der Tür vollkommen dunkel. Mein Herz raste und ich fürchtete, es könnte so laut schlagen, dass es die schlafenden Männer weckte. Ich stand lange da und starrte in den Raum. Ich konnte Burton nicht sehen, aber ich wusste, dass er da war. Der Junge, der dabeigestanden hatte, als seine Mutter einen bleibenden Schaden an meiner Hand und in meinem Geist angerichtet hatte. Ich konnte ihn immer noch vor mir stehen sehen mit seinen sandblonden Haaren, an der Schwelle zum Erwachsensein, eher neugierig als besorgt, als vor seinen Augen ein sechsjähriges Kind misshandelt wurde.

»Ich kann das nicht«, flüsterte ich in den kalten Flur.

Aber dann hörte ich im Geiste Sams Stimme: »Doch, du kannst das, Frankie. Du gehst nicht allein in diesen Raum.«

Draußen war es immer noch stockfinster, aber es würde nicht mehr lange dauern, bis die ersten Boten des anbrechenden Morgens den Horizont färbten. Was ich Burton zu sagen hatte, musste ich ihm sagen, bevor die anderen aufwachten.

Ich straffte die Schultern und trat einen Schritt vor. Und dann noch einen, bis ich neben seinem Bett stand. Als sich meine Augen an die Dunkelheit im Raum gewöhnt hatten, stellte ich überrascht fest, dass er wach war und mich ansah, fast, als hätte er mich erwartet.

Keiner von uns beiden sprach ein Wort. Ich hatte mir auf dem Weg hierher meine Worte zurechtgelegt, aber jetzt konnte ich keinen zusammenhängenden Satz herausbringen.

»Sie sind zurückgekommen«, sagte er schließlich, und obwohl seine Stimme kaum zu hören war, hallte sie in meinem Inneren umso lauter wider.

»Ja.«

Er schien nicht zu wissen, was er sagen sollte. Dann sollte es eben so sein. Ich war hier diejenige mit den seelischen Wunden. Ich würde loswerden, was ich loswerden musste, und dann verschwinden.

»Ihre Familie hat mich misshandelt«, zischte ich. »Kein Kind sollte je so behandelt werden, wie Ihre Mutter mich behandelt hat. Kein Kind sollte je seiner Mutter entrissen werden, wie Ihr Vater mich meiner Mammy entrissen hat. Auch wenn ich eine Sklavin war, die Master Hall gehörte. Auch wenn ich dunkle Haut habe. Ich bin ein Mensch, nur darauf kommt es an. Welcher Mensch behandelt einen anderen so, wie Ihre Mutter mich behandelt hat?« Meine Stimme bebte. Ich schüttelte den Kopf. »Aber ich bin nicht hier, um Sie zu verurteilen, Mr Hall. Dieser Tag wird früh genug kommen. Für Sie. Für mich. Für Ihre Mutter und für Ihren Vater.« Ich wandte mich zum Gehen.

»Warten Sie.«

Ich öffnete schon den Mund, um ihn daran zu erinnern, dass ich nicht mehr seine Sklavin war, als er hinzufügte: »Bitte.«

Meine Tränen drohten sich Bahn zu brechen, aber das würde ich nicht zulassen. Dieser Mann sollte mich nicht weinen sehen.

»Ich ...« Er brach ab. Schluckte schwer. Setzte erneut an. »Ich ... es ...« Er atmete stockend ein und blickte zur Zimmerdecke hinauf. »Meine Mutter hätte Sie nicht schlagen dürfen. Mein Vater hätte Sie nicht verkaufen dürfen.«

Er schaute mir in die Augen.

Ich wartete.

»Nach jenem Tag war nichts mehr so wie vorher.«

Diese Aussage verwirrte mich. »Wie meinen Sie das?«

»Alles wurde anders. Lucindia weigerte sich, ins Haus zu kommen, nachdem Sie fortgebracht worden waren. Mama wollte sie und Ihre Geschwister verkaufen, aber Papa war dagegen. Er sagte, er würde nie wieder einen Sklaven verkaufen, und ganz besonders kein Kind. Er und meine Mutter stritten fortan ständig. Charlotte war auch nicht mehr dieselbe. Sie weinte viel und hatte Albträume.«

Ich hörte ihm schweigend zu. All das zu hören, verblüffte mich. Mir wäre nie in den Sinn gekommen, dass sich Mammy weigern würde, ins große Haus zu gehen, nachdem ich verkauft worden war, oder dass irgendjemand das, was mir angetan worden war, bedauern würde. Ich hatte immer angenommen, dass das Leben auf der Plantage seinen gewohnten Gang gegangen wäre, so, als hätte es mich nie gegeben.

»Was wurde aus meiner Mutter?«

Burton wandte den Blick ab. »Mein Vater schickte sie auf die Felder. Kurz vor Kriegsausbruch wurde sie krank. Mein Vater holte den Arzt ... aber sie ist gestorben.«

Ich drückte die Hand auf mein Herz und fühlte, wie es in tausend Stücke zerbarst. Ich unterdrückte das Schluchzen, schloss die Augen und rang mit meinem Schmerz. *Oh, Mammy!*

»Und meine Geschwister?« Der leise Hoffnungsfunke erlosch schon im nächsten Augenblick, als er leicht die Schultern hob.

»Mein Vater hat die meisten unserer Sklaven in den Süden geschickt, als Tennessee an die Unionstruppen fiel. Ich weiß nicht, was aus ihnen geworden ist.«

In einem einzigen Moment hatte ich meine Mutter und meine Geschwister erneut verloren. Wut brach wie eine abgefeuerte Kanonenkugel aus mir heraus und machte sich mit hasserfüllten Worten Luft: »Ihre Familie hat mir alles geraubt. Alles. Das werde ich Ihnen nie vergeben. Hören Sie? Niemals!« Jetzt war es mir egal, dass meine Stimme lauter geworden war und ich die schlafenden Männer weckte. Sie waren in meinen Augen genauso schuldig wie Burton Hall. Weiße Männer, die glaubten, sie hätten nur aufgrund meiner Hautfarbe das Recht, mich zu besitzen.

Burton sah mich nicht an. Ich wollte ihn anspucken und einen Feigling nennen, doch stattdessen drehte ich mich um und floh aus dem Zimmer. Eisige Luft schlug mir entgegen, als ich das Gebäude verließ, aber ich blieb nicht stehen. Ich wanderte ziellos durch die Stadt und trauerte um Mammy, obwohl sie schon seit Jahren tot war. Ich wollte nicht zu Sam gehen. Er würde enttäuscht von mir sein, aber ich wollte Burton nicht vergeben, wie er es von mir verlangen würde. Die Halls hatten mir wirklich alles genommen – bis auf meinen Hass. Und den wollte ich nicht loslassen.

Halb erfroren kam ich zum Fluss. Ich stand zitternd am Ufer und sah zu, wie sich am östlichen Horizont die Farben der Morgendämmerung ausbreiteten. Dunkle Formen auf dem Wasser verwandelten sich in Schiffe und Fischerboote. Matrosen, Arbeiter und Händler tauchten am Pier auf und gingen ihrer Arbeit nach.

Ich blieb reglos stehen, ein Eisblock in Frauengestalt. Mein Herz fühlte sich hart und gefroren an. Und müde. Zu müde, um noch länger zu kämpfen. Ich blickte auf das dunkle Wasser. Vielleicht sollte ich einfach hineingehen, in seinen Tiefen versinken und allem ein Ende bereiten. Wäre das nicht das Beste? Mammy war nicht mehr auf der Welt. Warum sollte ich nicht ins Wasser gehen? Wofür sollte ich noch leben?

Plötzlich hörte ich Stimmen.

Eine Gruppe Fahrgäste steuerte nicht weit von der Stelle, an der ich stand, auf einen wartenden Dampfer zu. Die meisten von ihnen waren weiß, aber ziemlich weit hinten entdeckte ich eine dunkelhäutige Frau. Sie hielt ein kleines Mädchen an der Hand und jede von ihnen trug ein Bündel. Ich schaute zu, wie sie vorsichtig den Landesteg hinaufstiegen, und konnte den Blick nicht von ihnen losreißen. Unmittelbar bevor sie im Bauch des Schiffes verschwanden, drehte sich das kleine Mädchen um, lächelte und winkte mir zu, als wisse es, dass ich es beobachtete.

Ich hob die Hand.

Das Kind nickte, dann war es verschwunden.

Tränen traten mir in die Augen und liefen mir übers Gesicht, während das Schiff auslief und in Richtung Norden aufbrach. Zu einem Neuanfang, hoffte ich. Für das Mädchen und seine Mutter.

Und was war mit mir? Verdiente ich nicht auch einen Neuanfang?

Sam würde nicht wollen, dass ich meinem Leben ein Ende setzte. Seines war verschont geblieben. Er hatte so große Hoffnungen und Träume für die Zeit in Freiheit, die wir schon fast schmecken konnten. Wenn der Krieg vorbei war, wollte mich ein guter Mann heiraten. Und trotz der Schrecken, die ich in den Lazaretten gesehen hatte, flackerte beim Gedanken, eine der ersten schwarzen Krankenschwestern zu werden, in meinem Herzen eine kleine Flamme auf. Wenn ich in diesen Fluss stieg und mich von den eisigen Wellen in den Tod tragen ließe, würde ich der Angst und dem Hass erlauben zu siegen.

Mein Blick wanderte flussaufwärts, wo der Dampfer gerade hinter einer Biegung verschwand und das kleine Mädchen in seine Zukunft brachte. Ich hob wieder die Hand, aber jetzt nahm ich Abschied von dem verängstigten sechsjährigen Mädchen, das all die Jahre lang in mir gelebt hatte.

Es wurde Zeit zu leben. Zu lieben. Zu vergeben.

Als ich später an diesem Morgen ins Gefängnislazarett kam, herrschte im ganzen Gebäude große Hektik. Unionssoldaten marschierten durch die Flure und zerrten Patienten aus ihren Betten, um sie draußen in mehrere Pferdewagen zu laden.

Ich eilte die Treppe hinauf und stieß auf dem Flur vor der Station auf Cait. »Was ist hier los?«

»Sie bringen die Gefangenen, die sie für transportfähig halten, weg. Die Männer werden ins Kriegsgefangenenlager im Norden gebracht.«

Obwohl wir gewusst hatten, dass das irgendwann passieren würde, war diese Nachricht entmutigend. Die meisten Männer auf unserer Station waren noch zu schwach für den weiten Weg zum Camp Chase im fernen Ohio.

Ich schaute in den Raum, in dem Burton Hall zusammen mit den anderen wartete. Er blickte starr vor sich hin. Hatte er Angst?

Zwei Unionssoldaten standen zwischen den Bettreihen und sprachen leise miteinander. Schließlich trat der befehlshabende Offizier vor.

»Sie, Sie, Sie und Sie.« Er deutete auf vier Männer, darunter Burton. »Packen Sie Ihre Sachen und machen Sie sich bereit, sofort aufzubrechen.«

Die zwei Männer verließen den Raum und schoben sich an mir vorbei. Ich wollte ihnen nachlaufen und protestieren. Ich wollte sie daran erinnern, dass Burton einen Arm verloren hatte und bei den meisten grundlegenden Dingen immer noch auf Hilfe angewiesen war. Wie sollte er den langen Marsch in den Norden überleben, noch dazu bei dieser Kälte?

Cait eilte ins Zimmer und begann, die mageren Habseligkeiten eines Soldaten einzupacken. Ich steuerte auf Burton zu. Er versuchte, seinen Mantel zuzuknöpfen.

»Ich helfe Ihnen«, sagte ich.

Überraschung huschte über sein blasses Gesicht. »Frankie.«

Sanft schob ich seine Hand weg und schloss die Messingknopfreihe an seinem schmutzigen grauen Mantel. Ich wollte ihm so vieles sagen, aber da uns kaum noch Zeit blieb, war nur eines wichtig:

»Es war falsch von mir zu sagen, dass ich Ihnen nicht vergeben würde.« Tränen traten in meine Augen. »Ich vergebe Ihnen, Burton. Ich vergebe Ihnen. Sie waren damals noch ein Kind, genau wie ich. Sie hätten das, was Ihre Mutter und Ihr Vater getan haben, nicht verhindern können.«

Er schluckte schwer und kämpfte offensichtlich auch mit seinen Gefühlen.

Ein Unionssoldat erschien im Türrahmen. »Vortreten!«

Nackte, schmerzliche Angst trat in Burtons Augen und ich wusste, dass ich ihn nicht ohne Hoffnung gehen lassen konnte. Ich packte ihn vorn an seinem Mantel. »Hören Sie mir zu, Burton Hall! Sie werden es schaffen! Lassen Sie sich wegen dieses fehlenden Arms nicht das Leben rauben, das Gott für Sie vorgesehen hat. Wenn der Krieg vorbei ist, kommen Sie nach Hause. Hören Sie?«

Tränen glänzten in seinen Augen, als er nickte.

Ich ließ ihn los und er griff nach seinem Beutel. Er trat zu den anderen Männern, aber bevor er den Raum verließ, blieb er stehen und schaute mich noch einmal an.

»Charlotte wird sich sehr freuen, wenn sie erfährt, dass es Ihnen so gut geht, Frankie. Sie hat Sie nie vergessen.«

Und dann war er fort.

Kapitel 25

Während ich am nächsten Tag bei der Arbeit war, zogen meine Schwester und ihre Kinder bei uns ein. Bei meiner Rückkehr übersäten Kisten, Koffer und Spielsachen den Boden der Eingangshalle und breiteten sich bis ins Wohnzimmer aus. Falls mir das jemand angekündigt hatte, konnte ich mich nicht daran erinnern. Vom Interview mit einem älteren Mann, der in derselben Straße wie Frankie wohnte, nach Hause zu kommen und dieses Chaos anzutreffen, überforderte mich.

»Er hat meine Puppe genommen!«, schrie Holly weinend von der Treppe, während ich noch im Türrahmen stand.

»Habe ich nicht!«, brüllte James hinter dem Geländer über ihr. »Ich habe deine dämliche Puppe nicht!«

Irgendwo im Haus weinte Buddy und Mary forderte ihre älteren Kinder schreiend auf, sich nicht zu streiten. Die beiden liefen nach oben und beklagten sich dabei lautstark. Dann wurde eine Tür zugeknallt und ihre Stimmen wurden etwas leiser.

Meine Instinkte forderten mich auf, schnell das Weite zu suchen. Ich könnte mich zu Grandma Lorena flüchten, ehe mich jemand bemerkte. Ohnehin musste ich wirklich dringend mit meiner Großmutter sprechen. Frankies Geschichte über Burton Hall hatte bei mir Fragen geweckt, auf die ich Antworten brauchte.

»Rena, ich bin froh, dass du zu Hause bist.« Mama kam mit Buddy auf den Armen aus der Küche und entdeckte mich, bevor ich verschwinden konnte. Buddy hatte den Daumen im Mund stecken und seine Augen fielen ihm schon fast zu. »Ich lege den Kleinen für eine Weile schlafen. Mary ist in der Küche und kocht das Abendessen. Sie könnte deine Hilfe brauchen.«

Sie ging an mir vorbei, redete beruhigend auf den Jungen ein und stieg die Treppe hinauf.

»Wie war dein Tag, Rena?«, flüsterte ich sarkastisch, als sie fort war. Ich nahm meinen Hut ab, schlüpfte aus meinem Mantel und hängte beides in den Garderobenschrank. »Hast du jemand Interessanten kennengelernt, Rena?«

Ich wusste, dass ich genauso kindisch war wie meine Nichte und meine Neffen, aber würde es Mama umbringen, ein wenig Interesse an mir zu zeigen?

Mary stand an der Arbeitsplatte und brach gerade grüne Bohnen, als ich in die Küche trat. Sie hob den Kopf und lächelte mich schwach an, aber ich sah ihr an, dass sie geweint hatte. Ihre Augen waren geschwollen. Sie zog die Nase hoch. »Die Kinder haben Hunger.«

Ich nickte und fing an, die Kartoffeln zu schälen. Wir standen schweigend nebeneinander. Ich wusste nicht, was ich zu meiner Schwester sagen sollte. Ihr Leben war ein einziges Durcheinander.

»Daddy meint, ich soll die Scheidung einreichen.«

Ich blickte überrascht auf. Nicht nur wegen ihrer möglichen Scheidung, sondern vor allem deswegen, weil unser Vater scheinbar tatsächlich aus seiner Höhle aufgetaucht war, um seiner Tochter einen Rat zu geben.

»Wirst du das tun?« In unseren Kreisen war eine Scheidung unüblich, aber nicht ausgeschlossen.

Sie zuckte die Achseln.

»Das tut mir so leid, Mary.« Etwas Besseres fiel mir nicht dazu ein.

Mama kam in die Küche. »Ich habe ihn in mein Zimmer gelegt, weil in deinem die Kinder spielen.« Sie öffnete die Ofentür, um einen Blick ins Innere zu werfen. Der verlockende Geruch von Roastbeef stieg mir in die Nase, bevor sie die Tür wieder schloss. Das war eine angenehme Überraschung. Rindfleisch war teuer und deshalb gab es das bei uns selten.

Mamas Blick richtete sich auf mich. »Rena, bitte hol doch Mutter ab. Sie isst heute mit uns zu Abend.«

Ich packte diese Gelegenheit beim Schopf und eilte aus dem Haus.

Die Sonne stand am Horizont und der Himmel spannte sich in gedämpften Orange- und Blautönen über die Stadt. Ich liebte den Herbst in Nashville. Kühle Luft wehte mir ins Gesicht und ein leichter Geruch nach Holzrauch verriet, dass jemand in der Nachbarschaft der Meinung war, es sei kalt genug für ein Kaminfeuer. Der Winter stand vor der Tür, und obwohl wir hier nie viel Schnee bekamen, würden mich die kalten Tage zwingen, öfter im Haus zu bleiben, als mir lieb war.

Grandma Lorena war in ihrem Schlafzimmer und saß an ihrem Frisiertisch, als ich eintraf.

»Wie war dein Tag, Liebes?«, fragte sie, während sie mit einem Kamm durch ihre kurzen grauen Locken fuhr.

Ich setzte mich auf ihr Bett. »Gut. Ich habe einen interessanten Mann kennengelernt, der nach dem Krieg in den Westen ging. Er hat mir einige spannende Geschichten erzählt.«

Meine Großmutter schmunzelte. »Das kann ich mir vorstellen. Dein Großvater sprach immer davon, dass er in den Westen gehen wollte, aber ich bin froh, dass wir hier in Nashville geblieben sind.« Sie blickte mich im Spiegel an. »Wie geht es Mary, dem armen Mädchen? Es bricht mir das Herz, dass ihre kleine Familie bei euren Eltern einziehen muss.«

Ich seufzte laut. »Dad will, dass sie die Scheidung einreicht.«

Grandma schüttelte den Kopf. »Oh nein! So weit kommt es hoffentlich nicht.«

Ich zuckte die Achseln. »Homer ist ein Idiot und ein Ehebrecher. Ich würde ihr keinen Vorwurf daraus machen, wenn sie ihn für immer verlässt.«

Wir gingen ins Wohnzimmer. Während Grandma sich einen Mantel holte, betrachtete ich die Schwarz-Weiß-Fotos auf dem Kaminsims. Einige Bilder zeigten meine Großeltern in jüngeren

Jahren. Von einem anderen Foto grinste mir ein kleines Mädchen keck entgegen. Wann hatte meine Mutter aufgehört, so fröhlich zu lächeln?

»Ich bin fertig.« Grandma wartete an der Tür auf mich.

Wir hakten uns beieinander unter und brachen auf.

»Grandma, kennst du jemanden, der Hall heißt? Ich habe das Gefühl, diesen Namen schon einmal gehört zu haben.«

Sie lächelte. »Aber ja, mein Liebes. Der Geburtsname meiner Großmutter war Hall.«

Mir lief ein Schauder über den Rücken. »Wie hieß sie mit Vornamen?«

»Helen. Sie hieß Helen Hall Morris.«

Ich atmete erleichtert auf. In diesem Zusammenhang musste ich den Namen schon einmal gehört haben. Obwohl Hall ein weitverbreiteter Name war, war ich aufgewühlt, seit Frankie ihn erwähnt hatte. Grandmas Antwort beruhigte mich.

»Warum fragst du, Liebes?«

Wir bogen auf den Gehweg, der zur vorderen Veranda unseres Hauses führte. Ein Teppich aus goldbraunen Blättern überzog den Beton und den Rasen.

»Frankie hat eine Familie erwähnt, die Hall hieß. Da hat etwas bei mir geklingelt, ich konnte die Erinnerung nur nicht zuordnen. Aber die Person, die Frankie gekannt hatte, hieß Charlotte und nicht Helen.«

Grandma drehte sich um und schaute mich überrascht an. »Rena, meine Großmutter hatte eine jüngere Schwester, die Charlotte hieß.«

Das Essen zog sich den ganzen Abend hin. Wenigstens kam es mir so vor. Dad leistete uns Gesellschaft, was eine Seltenheit war. Er saß neben Buddys Hochstuhl und schien die Sperenzchen seines zweijährigen Enkels zu genießen. Holly saß zu einer Seite neben Grandma Lorena und James zu ihrer anderen. Beide keiften sich fast ununterbrochen an und buhlten um Grandmas Aufmerksamkeit. Mama versuchte, Mary in ein Gespräch zu verwickeln, indem es um dies und jenes ging, nur nicht um ihr trauriges Dilemma.

Während ich das alles über mich ergehen ließ, blickte ich immer wieder auf die Uhr. Bewegten sich die Zeiger überhaupt? Ich konnte es nicht erwarten, wieder mit Grandma allein zu sein, denn ein furchtbarer Gedanke schlug mir auf den Magen und raubte mir trotz des köstlichen Essens den Appetit: War Grandmas Großtante Charlotte dieselbe Charlotte Hall, die Frankie als Kind gekannt hatte? Ein tiefes Grauen erfasste mich, während ich überlegte, was dies für mich bedeuten würde.

»Rena, du hast dein Essen ja kaum angerührt«, sagte Mama und riss mich mit ihren Worten aus meinen sorgenvollen Gedanken. »Geht es dir gut?«

Ich lächelte schwach. »Ja, mir geht es gut, Mama. Ich bin nur ein bisschen müde.«

Sie musterte mich prüfend. »Du verbringst zu viel Zeit mit deiner *Arbeit.*« Ihre übertriebene Betonung des letzten Worts und ihr missbilligender Blick erregten Dads Aufmerksamkeit.

»Ich dachte, wir hätten entschieden, dass du diese Stelle kündigst.« Er nahm sein Wasserglas, betrachtete es geradezu angewidert und stellte es wieder zurück.

Ich versteifte mich. »Es ist eine ehrbare Arbeit mit einer anständigen Bezahlung. Es besteht kein Grund zu kündigen.« Ich warf einen Blick auf Buddy, der Kartoffelbrei auf die Tischplatte seines Hochstuhls schmierte. »Besonders, wenn wir noch vier weitere Hausbewohner satt bekommen müssen.« Mit dieser letzten Bemerkung wollte ich ihn daran erinnern, dass er selbst kein Einkommen beisteuerte, doch ich merkte sofort, dass ich stattdessen Mary getroffen hatte.

»Ich hoffe, wir fallen euch nicht zu lange zur Last, Lulu.« Sie schniefte.

Mama warf mir einen finsteren Blick zu, dann wurde ihre Miene wieder weicher und sie tätschelte Marys Hand. »Du und die Kinder seid keine Last, Liebes. Dieses Haus ist dein Zuhause und du kannst hier wohnen, solange du willst.«

Ich bedauerte meine gedankenlose Bemerkung und vergaß den Ärger auf meinen Vater. »Ich wollte damit nicht sagen, dass ihr eine Last seid, Mary. Es ist so, wie Mama sagt: Das hier ist dein Zuhause.«

Sie nickte leicht, aber ich sah ihr an, dass sie noch immer verletzt war.

Endlich war das Abendessen zu Ende. Ich bot an, das Geschirr zu spülen, da ich beim Kochen nur wenig geholfen hatte. Mary brachte die Kinder nach oben, um alle zu baden und fürs Bett fertig zu machen. Dad verzog sich in sein Arbeitszimmer, während Mama und Grandma sich ins Wohnzimmer setzten und sich leise unterhielten.

Ich erledigte eilig die Arbeit in der Küche, damit Grandma und ich unser Gespräch schnellstmöglich fortsetzen konnten. Als wir endlich in unsere Mäntel schlüpften und das Haus verließen, war mein Magen vor Unruhe steinhart.

»Es war schön, mit der Familie zusammen zu sein«, bemerkte Grandma, während sie ihren Pelzkragen enger um ihren Hals zog, um die kalte Nachtluft abzuwehren. Sterne funkelten am schwarzen Himmel über uns und aus den Fenstern der Nachbarn fiel Licht zu uns nach draußen.

»Du solltest viel öfter kommen.«

Sie schmunzelte. »Margaret könnte es nicht ertragen, ihre Mutter öfter als einmal in der Woche zu sehen.«

Damit hatte sie leider nicht ganz unrecht. »War sie schon immer so?«, fragte ich und dachte an das Bild auf Grandmas Kaminsims.

»In mancherlei Hinsicht vermutlich schon. Da sie unser einziges Kind war, haben wir sie verwöhnt. Wahrscheinlich habe ich ihren Wünschen viel öfter nachgegeben, als gut für sie war.« Sie lächelte. »Aber sie hat ein gutes Herz, Rena. Unter ihrer harten

Schale und ihren Vorurteilen liebt sie mich. Und sie liebt auch euch Mädchen sehr.«

Ich wusste, dass sie recht hatte, aber an manchen Tagen war es schwer, das zu glauben. Mama machte sich viel zu viel daraus, was andere dachten. Ich wünschte, sie würde sich mehr dafür interessieren, was ich dachte.

Als wir vor Grandmas Haus ankamen, drehte sie sich zu mir um. »Komm mit rein und erzähl mir mehr über die Frau, die deine Frankie kannte. Du hast mich neugierig gemacht.«

Ich folgte ihr ins Haus. Wir entschieden uns für heißen Kakao, um uns zu wärmen. Dann setzten wir uns in die weichen Sessel in ihrem kleinen Salon, jede mit einer Tasse des köstlichen Getränks in der Hand.

»Frankie hat erzählt, dass sie auf einer Plantage geboren wurde, die ungefähr einen Tagesritt von Nashville entfernt ist«, begann ich und versuchte, mich an die Details aus Frankies ersten Jahren zu erinnern. In meiner Eile, mit Grandma aus dem Haus zu kommen, hatte ich vergessen, in mein Zimmer zu laufen und meine Notizbücher zu holen. »Diese Plantage gehörte einer Familie namens Hall.«

Grandma nippte an ihrem Kakao und schaute mich nachdenklich an. »Was weißt du noch?«

»Ich erinnere mich nicht an den Namen des Mannes, aber seine Frau hieß Sadie.«

»Hm.« Grandma runzelte die Stirn. »Kommt mir nicht bekannt vor, aber andererseits ist mein Namensgedächtnis längst nicht mehr so gut wie früher.«

Mein Magen entkrampfte sich ein wenig. Vielleicht war die Namensgleichheit nur ein Zufall. Helen und Charlotte waren immerhin ziemlich häufige Namen.

»Als Frankie sechs war, passierte ihr ein Malheur auf dem Teppich im Haus der Familie und daraufhin schlug Sadie sie mit einem Schürhaken. Dabei brach sie ihr die Finger. Seitdem hat Frankie eine entstellte Hand.«

»Oh du meine Güte! Wie grauenhaft!« Grandma schüttelte den Kopf. »Man kann sich nur schwer vorstellen, dass eine Frau einem Kind so etwas antun würde, aber ich fürchte, dass solche Dinge schon viel öfter passiert sind, als wir wahrhaben wollen.«

»Einige Zeit nach dieser Misshandlung nahm Frankie heimlich ein Buch von Sadies Tochter Charlotte«, erzählte ich weiter. »Sie versteckte es im Garten, aber irgendwann wurde sie damit erwischt. Einen Tag später wurde sie verkauft.« Ich schluckte schwer. »Sie hat ihre Mutter danach nie wiedergesehen.«

Tränen glänzten in Grandmas Augen. »Das arme Kind! Was sie alles durchmachen musste!«

Ich beugte mich vor. »Du glaubst doch nicht, dass Sadie mit deiner Großtante Charlotte verwandt war, oder?«

»Das kann ich nicht mit Bestimmtheit sagen, Liebes. Tante Charlotte heiratete einen Mann aus Ohio und zog weg, bevor ich geboren wurde. Sie besuchte Großmutter Helen hin und wieder. Wenn Charlotte zu Besuch kam, fuhr Mama jedes Mal mit uns zu ihr.« Sie überlegte. »Ich glaube, ich habe noch eine Schachtel mit alten Fotos und Dingen, die Großmutter gehörten. Wenn ich mich recht erinnere, ist darunter auch ein Bild von Charlotte.«

Wir eilten in ihr Schlafzimmer, wo eine große, alte Truhe unter dem Fenster stand. Ich hob den schweren halbrunden Deckel an und Grandma durchsuchte den Inhalt der Truhe, bis sie auf eine mit Stoff überzogene Schatulle stieß, die aussah, als wäre früher Nähzeug darin aufbewahrt worden.

Wir kehrten damit in den Salon zurück und setzten uns nebeneinander aufs Sofa. Dort öffneten wir sie und begaben uns auf eine Zeitreise in die Vergangenheit. Das Kästchen war voller Schwarz-Weiß-Fotografien, alle von Menschen, die schon lange tot waren.

»Das ist Großmutter Helen«, sagte Grandma und nahm ein Foto von einer Frau heraus, die ich auf Mitte fünfzig schätzte. Sie trug ein Kleid im Stil des späten 19. Jahrhunderts und hielt sich einen Spitzenschirm über den Kopf, obwohl dieses Foto offensichtlich in einem Fotoatelier aufgenommen worden war.

Grandma drehte das Bild um und nickte, als sie die Handschrift auf der Rückseite las. »Ja. Helen Hall Morris, 1875 in Nashville aufgenommen.«

Sie drehte das Bild wieder um und wir betrachteten Helen.

»Du hast ein wenig Ähnlichkeit mit ihr«, bemerkte ich.

Wir sahen uns noch mehr Bilder an. Einige der abgebildeten Personen erkannte Grandma, andere nicht. Ziemlich weit unten fand sie ein Foto von einer hübschen jungen Frau mit hochgesteckten hellblonden Locken. Sie saß auf einem Stuhl und ihr glockenförmiger Rock war um ihre Beine ausgebreitet.

»Ich glaube, das ist Tante Charlotte.« Sie drehte das Bild um und lächelte. »Charlotte Hall, 1850.«

Ich nahm das Bild und betrachtete meine Vorfahrin. »Sie war sehr hübsch.«

»Das war sie. Auch noch später, als sie älter war. Ich erinnere mich an ihr Lächeln.«

Grandma kramte weiter in der Schatulle, während ich mir Charlottes Bild genauer ansah. Man konnte das Leuchten in ihren Augen sehen, obwohl das Bild nur schwarz-weiß war. Ich fragte mich, wie ich wohl gewesen wäre, wenn ich damals gelebt hätte. Hätte ich die Sklaverei einfach als selbstverständlich akzeptiert wie die meisten Weißen in Tennessee?

Ein Keuchen neben mir lenkte meine Aufmerksamkeit wieder auf Grandma. »Was ist?«

Sie hielt ein kleines Foto auf einer Metalloberfläche in der Hand. Mit weit aufgerissenen Augen reichte sie es mir.

Ich erkannte, dass es eine frühe Daguerreotypie war. Die Bilder waren nicht ganz so scharf wie die Papierbilder, die wir in der Nähschatulle gefunden hatten. Ich erkannte eine Frau, die elegant gekleidet und herausgeputzt auf einem Stuhl saß, während zwei Kinder, ein Junge und ein Mädchen, neben ihr standen. Keine der Personen lächelte, aber die Miene der Frau war besonders missmutig. Ich drehte das Bild um und las die Worte auf dem Zettel, der auf der Rückseite klebte.

Sadie Pope Hall und ihre Kinder

Kapitel 26

»Das kann doch nicht wahr sein!« Meine geflüsterten Worte waren mehr ein Flehen als eine Feststellung. Entsetzt schaute ich Grandma an, deren Gesicht inzwischen kreidebleich geworden war. »Wie ist das möglich?«

Sie schüttelte den Kopf und bückte sich, um das Bild aufzuheben, das mir aus den Fingern geglitten und zu Boden gefallen war. Wir starrten es beide fassungslos an.

»Wenn ich mich nur an ihren Namen erinnert hätte!«, seufzte Grandma. »Dann wäre es vielleicht kein so großer Schock gewesen.«

Mein Magen zog sich zusammen und die paar Bissen des Abendessens, die ich hinuntergebracht hatte, drohten wieder hochzukommen. Ich kniff die Augen fest zu, um das Gesicht dieser schrecklichen Frau auszusperren.

Tausend Fragen schossen mir durch den Kopf. *Wie …? Warum …?*

Ich schaute Grandma an und Ärger stieg in mir auf. »Ist das ein grausamer Scherz, den Gott mit mir treibt? Warum stand ausgerechnet Frankie Washington auf der Liste der ehemaligen Sklaven, die *ich* interviewen sollte? Warum war sie nicht Alden oder einem anderen *FWP*-Mitarbeiter zugeteilt worden? Warum ausgerechnet mir?«

Grandma legte ihre faltige Hand auf meine. »So ist Gott nicht, Rena. Alles hat einen Grund.«

»Welchen?« Ich konnte nicht verhindern, dass meine Stimme lauter wurde. »Was sollte aus dieser Situation Gutes entstehen können?«

Sie zuckte zaghaft die Achseln. »Wir können nur abwarten.

Vielleicht verstehst du es, sobald du mit Frankie darüber gesprochen hast.«

Ich starrte sie an. Das konnte doch nicht ihr Ernst sein! »Ich kann ihr das auf keinen Fall sagen. Ich kann sie nie wieder besuchen. Wie könnte ich ihr unter die Augen treten, da ich jetzt weiß, dass meine eigene Ururgroßmutter die hasserfüllte, bösartige Sadie Pope Hall war?«

»Rena«, sagte Grandma mahnend. »Du musst es ihr sagen. Sie hat ein Recht auf die Wahrheit.«

Ich schüttelte eigensinnig den Kopf. »Nein. Sie hat mir ihre Lebensgeschichte anvertraut. Ich werde sie nicht enttäuschen, indem ich ihr sage, dass ich … dass ich …«

»Dass du was?«

»Dass ich eine Hall bin.« Ich verschluckte mich fast an diesen Worten.

»Du bist keine Hall. Du bist eine Leland. Deine Vorfahren waren Halls, aber du hattest nichts damit zu tun, dass Sadie Frankie misshandelt hat.«

Die Angst und der Ärger wüteten so heftig in mir, dass ich aufsprang und anfing, hin und her zu laufen. »Sie hat meiner Familie *gehört*. Meine Haut ist genauso weiß wie ihre.« Ich deutete anklagend auf das Bild, das Grandma immer noch in der Hand hielt. »Das Blut dieser Frau fließt durch meine Adern und auch durch deine.«

Wir schwiegen lange und nur das Ticken der Uhr auf dem Kaminsims war zu hören.

»Sei's drum«, sagte Grandma schließlich. »Ich glaube trotzdem nicht, dass dir Frankie daraus einen Vorwurf machen wird. Du hattest über das Verhalten unserer Vorfahren genauso wenig Kontrolle wie sie.«

Ich ging weiter in dem kleinen Zimmer auf und ab, während meine Unruhe immer größer wurde. »Was soll ich ihr denn sagen?«

»Die Wahrheit.«

Grandmas simple Antwort ließ mich abrupt innehalten. Tränen traten in meine Augen. Ehe ich michs versah, schluchzte ich auf. Grandma kam zu mir, nahm mich in die Arme und ich spürte, dass sie genauso traurig war wie ich.

Als ich mich einigermaßen beruhigt hatte, führte sie mich zum Sofa zurück. Dann nahm sie das Bild wieder in die Hand und betrachtete es, aber ich konnte es nicht mehr ansehen. Bei seinem Anblick wurde mir übel.

»Ich nehme an, dieses Mädchen ist Charlotte, aber an den Namen ihres Bruders erinnere ich mich nicht.«

»Burton. Burton Hall.«

Sie nickte. »Ah ja. Wenn ich mich richtig erinnere, war er Soldat der konföderierten Armee.«

»Das war er.« Meine Neugier siegte und ich warf einen Blick auf den Jungen auf dem Foto. Ich fragte mich, wie das Leben mit nur einem Arm für ihn nach dem Krieg wohl gewesen war – sofern er die Reise in den Norden überlebt hatte. »Frankie hat im Gefängnislazarett gearbeitet, in das er nach der Schlacht von Nashville gebracht worden war. Sie wusste anfangs nicht, wer er war, aber er erkannte sie wegen ihrer Hand.«

»Es muss unfassbar schwer für sie gewesen sein, als sie erfuhr, mit wem sie es da zu tun hatte. Was ist dann passiert?« Grandma hob den Blick und sah mich an.

Ich zuckte mit den Schultern. »Sie hat ihm vergeben.«

Ein leichtes Lächeln umspielte ihre Lippen, als sie mir das Bild reichte.

»Wenn du ihr nicht die Wahrheit sagst, bringst du dich also um die Freiheit der Vergebung.«

Am nächsten Morgen rief ich Alden in seiner Pension an, um ihm mitzuteilen, dass er mich nicht abzuholen brauche. Er fragte nach dem Grund, aber ich konnte es ihm nicht erklären.

Nicht am Telefon. Und nicht, bevor ich mit Frankie gesprochen hatte.

»Können wir uns irgendwo zum Abendessen treffen? Ich muss dir etwas sagen.«

Wir verabredeten uns für achtzehn Uhr im Diner in der Main Street.

»Ist alles in Ordnung?«, fragte er. Die Besorgnis in seiner Stimme hätte mich beinahe zum Weinen gebracht.

»Ich hoffe es. Bis heute Abend.« Ich legte auf und überlegte, wie Alden wohl auf die Neuigkeit reagieren würde.

Als ich in die Küche kam, war Mary schon da und nippte an einer Tasse Kaffee.

»Morgen.« Ihre Begrüßung fiel matt aus. Sie starrte in die dunkle Brühe und ich bemerkte die dunklen Ringe unter ihren Augen.

»Du bist früh auf.« Ich trat an den Herd und schenkte mir auch eine Tasse aus dem Emailletopf ein, der auf der Platte stand. Ich brauchte etwas Stärkeres als Orangensaft, um diesen Tag zu bestehen.

»Buddy hat nicht gut geschlafen. Er vermisst sein Kinderbett.«

Ich versenkte einen Zuckerwürfel in meinem Kaffee, dann ging ich mit der Tasse zum Tisch und nahm ihr gegenüber Platz. Ich war gestern Abend so mit der Identität von Charlotte Hall beschäftigt gewesen, dass ich meine Schwester völlig vernachlässigt hatte, und als ich von Grandma nach Hause gekommen war, waren alle schon schlafen gegangen.

»Kann ich dir irgendwie helfen? Vielleicht mit den Kindern?«

Sie blickte auf und zuckte die Achseln. »Da Homers Eltern jetzt in Nashville wohnen, hat sein Vater angeboten, James zur Schule zu bringen. Tagsüber sind nur Holly und das Baby bei mir. Außerdem hast du ja deine superwichtige Arbeit, zu der du gehen musst.«

Ich verriet Mary nicht, dass ich die halbe Nacht wach gelegen und mit der Frage gerungen hatte, ob ich beim *FWP* weitermachen sollte oder nicht. Als die Uhr unten viermal geschlagen hatte, hatte ich endlich einen Entschluss gefasst.

»Vielleicht nicht mehr lange. Mama gefällt es überhaupt nicht, dass ich zu den Interviews nach Hell's Half Acre fahre.«

Marys Brauen wanderten nach oben. »Verstehe ich dich richtig? Du willst tatsächlich Mamas Forderungen nachgeben?«

Ich bedachte sie mit einem ähnlich missmutigen Blick wie früher, als wir noch Jugendliche gewesen waren. »Es ist meine Entscheidung.« Ich schwieg einen Moment, bevor ich hinzufügte: »Aber ich gebe zu, dass sie mich mürbe gemacht hat.«

Wir saßen eine Weile schweigend am Tisch und tranken gedankenversunken unseren Kaffee.

»Du musst deinen Träumen folgen, Lulu.« Marys leise Worte überraschten mich. Sie schaute mich direkt an und sah in diesem Moment deutlich älter aus als fünfundzwanzig. »Ich habe eine einzige schlechte Entscheidung getroffen und sieh mich jetzt an! Ich liebe meine Kinder – versteh mich nicht falsch –, aber ich führe nicht das Leben, das ich mir erhofft habe. Erlaube niemandem, nicht einmal Mama, dir deine Träume zu rauben.«

»Danke, Mary«, flüsterte ich. Wir hatten uns seit Jahren nicht mehr besonders nahegestanden, aber hier und jetzt fühlte ich mich mit meiner Schwester eng verbunden. Ich überlegte kurz, ihr von Frankie und Sadie zu erzählen, entschied mich dann aber dagegen. Die Geschichte war zu lang und zu verworren. Außerdem wollte ich nicht, dass Mama davon erfuhr. Es würde noch genügend Zeit sein, um ihr die ganze unerfreuliche Geschichte später nahezubringen.

»Kann ich mir heute dein Auto ausleihen?« Ich hatte vorgehabt, mit der Straßenbahn zu Frankie zu fahren, aber in Marys altem Hudson würde ich viel schneller und sicherer zu Frankie kommen.

Sie nickte. »Klar. Nachdem mir Papa Whitby gestern geholfen hatte, alles einzupacken, hat er das Auto vollgetankt und mir ein wenig Geld gegeben.« Mary seufzte laut. »Er ist wirklich ein netter Mann.«

Eines der Kinder rief von oben und sie stand auf. »Die Schlüssel sind in der Schale bei der Haustür«, sagte sie, bevor sie die Küche verließ.

Ich trank meinen Kaffee aus und dachte über das Leben nach, das Mary nie führen würde. Aber sie hatte drei Kinder, die sie von ganzem Herzen liebte. Aus ihrer schlechten Entscheidung war trotz allem etwas Gutes entstanden.

War das der Schlüssel zum Überleben? Egal was einem das Leben vor die Füße warf, in allem das Gute zu suchen?

Ich nahm mir vor, mehr Zeit mit meiner Schwester und ihren Kindern zu verbringen. Falls ich meinen Plan, beim *FWP* zu kündigen, in die Tat umsetzte, hätte ich dazu reichlich Gelegenheit.

Es war eine Weile her, seit ich das letzte Mal Auto gefahren war, aber ich schaffte es ohne Probleme nach Hell's Half Acre. Ich fuhr vor dem inzwischen so vertrauten gelben Haus vor und mein Magen zog sich zusammen. Frankie erwartete mich heute Morgen nicht, aber ich wollte mit ihr sprechen, während Alden arbeitete und Jael in ihren Vorlesungen war. Die Worte, die ich mir auf der Fahrt hierher zurechtgelegt hatte, waren allein für Frankies Ohren bestimmt.

Die Vorhänge hinter ihrem Fenster bewegten sich und ich sah, dass sie das fremde Auto argwöhnisch musterte. Ich wollte ihr keine Angst einjagen, deshalb stieg ich eilig aus und winkte. Sie erwiderte den Gruß und einen Moment später ging die Haustür auf.

»Sieh einer an, wer in einem schicken neuen Auto zu mir kommt!«

Ich schloss die Tür der verbeulten Rostlaube und zwang mich zu einem Lächeln. »Es gehört meiner Schwester.«

Sie wartete, bis ich auf die Veranda stieg. »Was führt dich so früh zu mir? Musst du heute niemanden interviewen?«

Ich schüttelte den Kopf. Mein Herz hämmerte wie verrückt. »Ich muss mit dir über etwas sprechen.«

Mit ihren aufmerksamen Augen forschte sie in meinem Gesicht. »Du siehst völlig fertig aus. Worum geht es denn? Komm rein. Möchtest du einen Kaffee?«

Ich lehnte dankend ab, da ich im Augenblick nichts anderes wollte, als mein Geständnis loszuwerden. Je früher ich die hässliche Wahrheit bekannte, desto besser.

Wir nahmen unsere gewohnten Plätze ein. Falls ihr auffiel, dass ich meine Notizbücher und meinen Bleistift in der Tasche ließ, sagte sie nichts dazu. Ich hielt die Griffe meiner Handtasche verkrampft fest, wohl wissend, dass die zwei Bilder, die sich darin befanden, alles verändern würden.

Ich glaubte, meine Nervosität würde auf sie überspringen, aber sie saß mit ruhiger, fast friedlicher Miene da und schaute mich erwartungsvoll an. Oh, wenn ich das hier nur nicht tun müsste! Was würde sie denken, wenn sie die Wahrheit hörte?

Schließlich holte ich tief Luft. »Als ich das erste Mal zu dir gekommen bin, war ich nicht sicher, was mich erwartete. Bis zu diesem Tag kannte ich niemanden, der früher in Sklaverei gelebt hat. Das, was ich in der Schule darüber gelernt habe, war ganz anders als die Geschichten, die du mir erzählt hast.«

Sie sagte nichts dazu, sondern ließ mich einfach weitersprechen.

»Als du den Namen Hall erwähntest, wusste ich, dass ich diesen Namen schon einmal gehört hatte.«

Ihre Stirn runzelte sich ein wenig, aber sie blieb still.

Ich schluckte schwer, da die Angst meine Kehle mit jedem schuldbeladenen Wort enger zusammenschnürte. Tränen traten in meine Augen und mein Kinn zitterte. »Meine Grandma Lorena hatte eine Großtante, die Charlotte Hall hieß.«

Verwirrung trat in ihren Blick. Ich wollte aus dem Haus laufen, in Marys Auto springen und davonrasen, aber ich wusste, dass ich das nicht konnte. Ich musste dieser Frau die Sünden meiner Familie gestehen. Einer Frau, die ich in mein Herz geschlossen hatte.

Ich griff in meine Handtasche und holte die beiden Bilder heraus. Ein Schluchzen brach sich Bahn, als ich ihr das Foto von Charlotte reichte. »Das ist diese Großtante«, brachte ich heraus.

Frankie nahm das Bild und ihre Augen weiteten sich, als sie die Frau erkannte. Ich zwang mich, sitzen zu bleiben und ihr das zweite Foto zu reichen. »Und das ist Charlottes Mutter.«

Frankie schaute mich fragend an, bevor sich ihr Blick auf die Daguerreotypie heftete, die ich ihr hinhielt. »Das kann doch nicht wahr sein!«

Mir fiel auf, dass sie mit den gleichen Worten reagierte wie ich, als ich die Wahrheit erfahren hatte.

Sie schüttelte den Kopf und wich zurück, als verbreite das Bild den Geruch des Todes. »Wo hast du diese Bilder gefunden?«

»In einer Schatulle, die meiner Ururgroßmutter Helen gehörte.«

»Helen?«

Ich nickte.

Sie starrte mich lange an, dann warf sie erneut einen Blick auf das Bild, das ich immer noch in der Hand hielt. »Charlotte hatte eine ältere Schwester. Sie war schon verheiratet, als ich zu ihr ins große Haus kam. Ich glaube, sie hieß Helen.« Sie hob den Blick. »Du sagst, sie ist deine Urgroßmutter?«

Mein Kinn zitterte, als ich nickte. Sie hatte ein *Ur-* weggelassen, aber das spielte keine Rolle. Ich konnte ihr nicht in die Augen sehen und senkte den Blick zu Boden.

»Herr, hab Erbarmen«, flüsterte sie.

Ein langes Schweigen folgte. Als ich den Mut aufbrachte, sie vorsichtig anzusehen, sah ich, dass sie Charlottes Foto betrachtete.

»Aus ihr ist eine wirklich schöne Frau geworden, nicht wahr?«

Ich antwortete nicht. Ihre leisen Worte waren nicht an mich gerichtet.

Frankie atmete tief aus und richtete die Augen auf das Bild, das ich immer noch in der Hand hielt. »Ist das wirklich Mistress Sadie?«, fragte sie und ihre Stimme klang deutlich härter.

Ich nickte, unsicher, ob ich es ihr geben sollte oder nicht.

Sie starrte die Frau so finster an, als stünde sie leibhaftig im Raum. Als ich mich schon fragte, ob ich das Bild wieder einstecken sollte, hielt sie mir die Hand hin. Ich überließ ihr den Dolch für den endgültigen Todesstoß unserer Freundschaft.

Wie würde sie darauf reagieren, Mistress Sadies Gesicht nach all der Zeit wiederzusehen? Wenn sie das Bild ins Feuer ihres Küchenofens werfen würde, könnte ich ihr daraus keinen Vorwurf machen. Falls sie zu schreien und zu fluchen anfinge, würde ich es verstehen. Doch sie betrachtete die beiden Bilder nur schweigend. Ich wusste nicht, was ich tun sollte, und versuchte, etwas, *irgendetwas* zu finden, was ich sagen könnte, um den Schmerz, den ich ihr bereitete, zu mildern, aber mir fiel nichts ein.

»Hm. Genau so habe ich sie in Erinnerung.« Sie hielt das Bild ins Morgenlicht, das durchs Fenster in ihr Wohnzimmer fiel. »Dieses Bild muss aufgenommen worden sein, nachdem ich verkauft worden war.«

Wie sollte ich nur Worte finden angesichts der unermesslichen Schuld, die meine Familie auf sich geladen hatte? Ich stand auf. »Ich weiß nicht, ob du …«

Sie sah mich unendlich traurig an und da brach es aus mir heraus; ich stand da und weinte, wie ich noch nie in meinem Leben geweint hatte. Ich weinte um die sechsjährige Frankie. Um ihre Mammy. Um mich selbst.

Mein Schluchzen wurde noch lauter, als ich Frankies schwachen Arme fühlte, mit denen sie mich genauso liebevoll umarmte, wie Grandma Lorena es am Abend zuvor getan hatte. Wir weinten zusammen in ihrem winzigen Wohnzimmer, eine ehemalige Sklavin und die weiße Ururenkelin ihrer schlimmsten Feindin. Ich weiß nicht, wie lang wir so zusammenstanden, aber selbst als meine Tränenflut verebbte, standen wir noch lange da und hielten uns in den Armen.

Als sie sich schließlich von mir löste und zurücktrat, sah sie mich mit geröteten Augen an. »Mit Tränen putzt man die Fenster des Herzens.«

Ich nickte schniefend.

Sie setzte sich wieder in ihren Sessel und zog ein Taschentuch hervor. Ich wollte auch eines aus meiner Handtasche nehmen, aber ich konnte mich nicht rühren. Ich musste es wissen. Ich musste wissen, was sie von mir dachte.

»Du hast jedes Recht, mich und meine Familie zu hassen.«

Sie schnäuzte sich erneut und putzte sich die Nase. Als sie den Kopf wieder hob, erkannte ich den Blick in ihren Augen. Ich hatte ihn am Tag zuvor schon einmal gesehen – als sie erzählt hatte, wie sie Burton Hall vergeben hatte.

»Hass hat eine große Macht. Er kann einen Menschen zu etwas machen, was er nicht ist. Dabei spielt es keine Rolle, welche Hautfarbe man hat.« Sie nahm das Foto von Sadie und kniff die Augen zusammen. »Ich habe diese Frau gehasst. Ich habe sie mit jeder Faser meines Körpers gehasst. Jahrelang ließ ich zu, dass dieser Hass meine Seele beherrschte. Das hat jeder Weiße, dem ich begegnete, gespürt. Selbst nachdem mich Mr Waters gekauft und mir ein angenehmes Leben ermöglicht hat, habe ich weitergehasst. Mein Leben wäre vermutlich nicht so schwer gewesen, wenn ich diese Gefühle losgelassen hätte. Sam und Mrs Illa sprachen von Gott und seiner Liebe und ich lernte, selbst die Bibel zu lesen, aber dieser Hass ließ mich nie wirklich los. Wahrscheinlich habe ich ihn jahrelang nur versteckt.« Sie blickte wieder auf das Bild und ich bemerkte, dass sie es in ihrer entstellten Hand hielt. »Erst als ich Burton in diesem Lazarett sah, als er mit nur einem Arm so mitleiderregend vor mir stand, ließ ich die Vergebung endlich in meinem Innersten zu. Die Unionssoldaten hatten vor, ihn für wer weiß wie lange in ein Gefängnis zu bringen, und weder er noch seine Mutter konnten etwas dagegen tun. Es war, als könnte ich ihn endlich sehen, wie er wirklich war: ein Mann, der keine Kontrolle über seine Situation hatte, genauso wenig wie ich an dem Tag, an dem Mistress Sadie mich geschlagen hatte.« Sie schüttelte den Kopf. »Als ich ihn dieses letzte Mal sah, wirkte er so hilflos wie ein neugeborenes Baby. Ich habe mich oft gefragt, was wohl aus ihm geworden ist.«

»Grandma wusste nur, dass er in der Armee gedient hat.«

Mit einem weiteren Blick auf das Bild sagte Frankie: »Als ich ihm vergab – als ich tatsächlich die Worte aussprach –, verschwand der ganze Hass. Sogar der, den ich so lange gegen Mistress Sadie gehegt hatte. Er war nicht mehr da. Ich erinnere mich an dieses Gefühl, als wäre es erst gestern gewesen. Als hätte ich etwas ziehen lassen, das mich viel zu lange niedergedrückt hatte. Jetzt, nach so vielen Jahren, kann ich in ihr Gesicht sehen, ohne dass der Hass zurückkommt.« Sie legte das Bild auf ihren Schoß und sah mich an. »Gott hat die Narben in meinem Inneren geheilt, Rena. Ich könnte dich oder deine Familie nie hassen.«

Ich sank vor ihren Füßen auf die Knie. »Sie verdienen deine Vergebung nicht. Sadie hat wahrscheinlich nie eingesehen, welches große Unrecht sie dir angetan hat.«

»Vielleicht nicht, aber das ist eine Sache zwischen ihr und ihrem Schöpfer. Ich lasse nicht zu, dass der Hass mir den Frieden in meinem Herzen raubt. Du darfst dir deinen auch nicht rauben lassen.«

Ich nahm ihre entstellte Hand in meine beiden Hände und drückte sie fest. »Es tut mir leid, Frankie«, flüsterte ich, während mir neue Tränen übers Gesicht liefen. »Es tut mir leid, dass ein Mitglied meiner eigenen Familie dir so etwas Furchtbares angetan hat. Es beschämt mich zutiefst.«

Sie lächelte sanft. »Gott wird diese alten Finger eines Tages heilen.«

»Wie kannst du das glauben? Das hat er bis jetzt nicht getan.«

»Kind, erinnerst du dich an den Tag, an dem du zum ersten Mal vor meiner Tür standst?«

Ich nickte.

»Was habe ich da zu dir gesagt?«

Ich dachte an jenen Tag zurück. Ich war so nervös gewesen.

Frankie war an die Tür gekommen und hatte etwas geäußert, was ich immer noch nicht ganz verstand. »Du hast gesagt, der Herr würde dich erst heimgehen lassen, wenn du mit mir gesprochen hast.«

»Genau. Den Herrn überrascht nichts. Er hat alles im Blick. Wir dürfen vertrauensvoll seiner harren.«

Ich starrte sie an. »Du glaubst, Gott hat mich zu dir geführt? Absichtlich?«

Sie schmunzelte. »Das kann doch unmöglich ein Zufall gewesen sein, oder?«

Ich wusste, dass sie recht hatte. »Aber warum?«

Ihre verkrümmten Finger legten sich um meine Hand. »Darum. Wenn ich meine Geschichte irgendjemand anderem erzählt hätte, wäre sie für ihn nur eine Geschichte unter vielen gewesen. Aber *du* bist an meine Tür gekommen. Und schau, was der Herr daraus gemacht hat.«

Ich war mir immer noch nicht sicher, ob ich begriff, was sie meinte, aber ich war dankbar, dass sie mich und meine Familie nicht hasste.

»Und jetzt?«

Sie legte ihre andere Hand an meine Wange. »Jetzt gehst du mit deinem Freund los und ihr verändert die Welt.«

Es tat gut zu lachen. »Alden und ich sind kein Paar.«

»Ich weiß, aber das solltet ihr werden. Er ist perfekt für dich, so wie Sam perfekt für mich war.«

»Hast du ihn nach dem Krieg geheiratet?«, fragte ich, immer noch zu ihren Füßen sitzend, als gehöre ich hierher.

»Ja. Sobald wir hörten, dass General Lee sich General Grant ergeben hatte. Wir beschlossen, in Nashville zu bleiben und beim Wiederaufbau zu helfen. Ich spielte mit dem Gedanken, zur Schule zu gehen und Krankenschwester zu werden, aber am Ende entschied ich mich dagegen. Sam und ich waren ein Team. Mir gefiel der Gedanke nicht, den ganzen Tag in einem Krankenhaus zu arbeiten und von ihm getrennt zu sein, wenn du dir das vorstellen kannst.« Sie schmunzelte, dann verblasste ihr Lächeln. »Das Leben nach dem Krieg war nicht leicht. Wir waren frei, aber es gab kaum Arbeitsstellen für Schwarze. Viele Weiße sahen nicht ein, uns für die Erfüllung von Aufgaben zu bezahlen, die während der Sklaverei ohne Entlohnung geleistet worden waren. Es dauerte viele Jahre, bis die Stadt und die Menschen sich erholt hatten. Als wir unseren Platz gefunden hatten und anfingen, unsere Freiheit zu genießen, kam der Ku-Klux-Klan, der den Leuten Angst einjagte und ihnen das Leben schwer machte.«

Ihre Miene wurde sanfter. »Sam war kein ausgebildeter Prediger, aber die meisten Menschen sahen ihn als solchen. Er las ihnen aus seiner Bibel vor – derselben, die er mir ins Gefängnislazarett mitgegeben hatte – und bezeugte jedem, der ihm zuhörte, das Evangelium. Er machte noch vieles andere, aber er wusste, dass er dazu berufen war, Gottes Wort weiterzugeben.

»Wir waren fast zehn Jahre verheiratet, als der Herr uns mit unserem Sohn segnete. Ich hatte die Hoffnung schon aufgegeben, dass wir Kinder bekommen würden. Sam hörte jedoch nie auf zu beten. Er sagte, der Herr würde uns eines Tages einen Sohn schenken, und er hat recht behalten.«

Mein Blick wanderte zu dem Foto des jungen Mannes auf dem Tisch neben dem Stuhl, auf dem ich schon beim ersten Interviewtermin gesessen hatte. »Ist er das?«

Sie nickte. »Das ist Caleb. Er hat so viel Ähnlichkeit mit seinem Papa. Er ist ein kluger Junge. Er hat an der Fisk University studiert und ist Lehrer geworden. Die Eltern der Frau, die er geheiratet hat, kamen aus Georgia und daher haben sie sich in Atlanta niedergelassen. Er wollte, dass Sam und ich aus den Acres wegziehen und bei ihnen wohnen, aber wir wurden hier gebraucht.« Sie zwinkerte mir zu. »Caleb hat uns zu neunfachen Großeltern gemacht und fast jedes unserer Enkelkinder hat mal eine Weile bei Sam und mir gewohnt, um hier zur Schule zu gehen. Jetzt kommen mich meine Urenkel besuchen. Jael ist Calebs Enkelin.«

Ich lächelte und fragte mich, warum ich nicht schon vorher geahnt hatte, wer Jael war.

Trotz der vielen leidvollen Erfahrungen in ihrem Leben hatte Frankie Freude und Glück gefunden.

»Und Sam?«, fragte ich, denn nach allem musste ich unbedingt wissen, was aus ihrem geliebten Mann geworden war.

Traurigkeit trat in ihre Augen. »Er ist vor fünf Jahren in die Ewigkeit heimgegangen. Ich vermisse ihn jeden Tag, aber ich weiß, dass es nicht mehr lange dauern wird, bis ich ihn und Mammy wiedersehe.«

Wir verbrachten noch einen herrlichen Nachmittag miteinander, unterhielten uns, lachten und backten Kekse für den Kuchenverkauf der Sonntagsschulkinder.

Am frühen Abend verabschiedete ich mich und Frankie nahm mich noch einmal fest in die Arme. »Ich bin froh, dass du zu mir gekommen bist, Rena.«

Ich nickte, obwohl ich mit den Tränen kämpfte. »Ich auch.«

Als ich von dem gelben Haus wegfuhr, wo Frankie auf der Veranda stand und winkte, floss mein Herz vor Liebe fast über. Echter, inniger Liebe zu einer Frau, die noch vor Kurzem eine namenlose Fremde für mich gewesen war. Einer Frau, deren Leben weit über die Geschichte hinausging, die sie mir erzählt hatte. Deren Vermächtnis von Generation zu Generation weitergegeben werden sollte.

Ich wusste, dass ich durch sie für immer verändert worden war.

Kapitel 27

Das Brathähnchen, das wir zum Abendessen bestellt hatten, wurde kalt, während mich Alden über den Tisch des lauten Diners mit offenem Mund anstarrte. »Das kann nicht dein Ernst sein!«

Ich bat ihn, leiser zu sprechen, da schon mehrere andere Gäste in unsere Richtung blickten. »Doch. Glaub mir. Ich stehe immer noch ein wenig unter Schock.«

Er schaute auf das Bild von Sadie Pope Hall, das er in der Hand hielt, und dann wieder zurück zu mir. »Sie ist deine Ururgroßmutter?«, fragte er, nicht weniger ungläubig, aber tatsächlich etwas leiser als zuvor.

»Urururgroßmutter.«

Alden schüttelte den Kopf. »Das ist das Verrückteste, was ich je gehört habe.« Er drehte das Bild um und las zum dritten Mal die handgeschriebenen Namen auf der Rückseite. Schließlich legte er es auf den Tisch und schaute mich an. »Wie groß war die Wahrscheinlichkeit, dass Frankie und du euch je begegnet, geschweige denn, dass du dazu eingeteilt wirst, sie zu interviewen?«

»Frankie und Grandma Lorena glauben nicht, dass es ein Zufall war.«

Er kniff die Augen zusammen. »Lass mich raten: Sie glauben, eine allmächtige, allwissende Gottheit stecke dahinter.«

Ich stocherte im Kartoffelbrei auf meinem Teller herum. Seine Skepsis spiegelte meine eigenen Gefühle wider und doch fand ich keine andere Erklärung.

»Was denkst du?«, fragte er, als ich nicht antwortete.

Ich zuckte die Achseln. »Es wirkt … von langer Hand vorbereitet, findest du nicht?«

Er warf erneut einen Blick auf das Bild und seufzte. »Ich gebe zu, dass es eine unglaubliche Fügung des Schicksals ist.«

Ich war nicht sicher, was ich glauben sollte, aber eines wusste ich: Frankie kennenzulernen, hatte unmittelbare Auswirkungen auf mich gehabt. Ihre Geschichte hatte mir die Augen für eine Welt geöffnet, von deren Existenz ich keine Ahnung gehabt hatte. Für Menschen, die mich vorher kaum interessiert hatten. Es hätte leicht passieren können, dass ich mein ganzes Leben lang nie die Wahrheit über die Sklaverei – und über meine eigene Familie – erfahren hätte, wenn ich Frankie nicht begegnet wäre.

»Ich glaube nicht, dass mich das *FWP* weiterbeschäftigen wird, wenn Mr Carlson davon erfährt.«

Alden lehnte sich zurück. »Daran hatte ich noch gar nicht gedacht. Das ist wirklich eine knifflige Situation.«

»Ich weiß sowieso nicht, ob ich die Interviews fortsetzen kann.« Ich zuckte erneut die Achseln. Ich war immer noch aufgewühlt und verwirrt und musste alles erst einmal verarbeiten. »Ich weiß, wie unwahrscheinlich es ist, dass einer der anderen früheren Sklaven auch meinen Verwandten gehört hat, aber mich lässt die Frage nicht los, wer sie waren und wie ihr Leben jetzt aussieht. Es wäre zu schmerzhaft, noch mehr dunkle Geheimnisse aufzudecken. Verstehst du, was ich meine?«

Alden beugte sich über den Tisch und legte die Hand auf meine – die erste vertraute Berührung, die von ihm ausging. »Ja. Ehrlich gesagt verstehe ich das sogar sehr gut. Ich kann nur erahnen, wie du dich fühlen musst.«

Ich nickte und war dankbar, dass er hinter mir stand. »Frankie macht mir oder meiner Familie daraus keinen Vorwurf, aber trotzdem haben meine Vorfahren sie fürs Leben gezeichnet und sie verkauft, als sie noch ein kleines Kind war. Sie hat ihnen zwar vergeben, aber ich kann das nicht. Ich kann ihnen nicht vergeben.«

Alden drückte meine Hand. »Komm mit. Ich möchte dir etwas zeigen.«

Wir ließen Marys Wagen vor dem Diner stehen und stiegen in sein Auto. Ich war überrascht, als er am Fuß eines Hügels parkte. Die Sonne stand tief am Horizont, ein großer, orangefarben leuchtender Ball, der die Stadt in warmes Herbstlicht tauchte.

»Wo sind wir hier?«, fragte ich. Es sah wie eine Baustelle aus.

»Das ist Fort Negley.«

Ich keuchte. »Tatsächlich?«

Er lächelte. »Frankies Geschichten über diesen Ort haben mich neugierig gemacht. Tom Ellison, der Vorarbeiter des Projekts, war im *WPA*-Büro, als ich dorthin kam. Er lud mich ein, ihn hierher zu begleiten. Ich dachte, dich interessiert vielleicht, wie weit sie mit dem Wiederaufbau schon gekommen sind.«

Wir stiegen den Hügel hinauf, der jetzt menschenleer dalag, weil der Arbeitstag schon zu Ende war. Alden erklärte mir, wie der Wiederaufbau geplant war.

»Die ursprünglichen Kalksteinblöcke, mit denen die Mauern um das Fort herum gebaut worden waren, sind nach dem Krieg abgetragen worden. Die Leute haben sie benutzt, um ihre Wohnhäuser und Geschäftsgebäude, die im Krieg beschädigt worden waren, zu reparieren. Wie Frankie sagte, waren die Mauern sternförmig angelegt und die Zacken …«, er deutete auf eine dreieckig geformte Mauer, die vor uns aufragte, »… waren perfekte Kanonenstellungen.«

Ich betrachtete die Steinmauern und versuchte, mir das Fort so vorzustellen, wie Frankie es gesehen hatte. Zu wissen, dass sie diesen Weg gegangen war, um sich angsterfüllt auf die bevorstehende Schlacht vorzubereiten, fühlte sich surreal an. »Es ist, als würde ich in eine längst vergangene Zeit zurückkehren. Als würde jeden Moment ein Unionssoldat den Hügel herabgestapft kommen oder als würden in der Ferne gleich Kanonenkugeln abgeschossen werden.«

»Ich weiß, was du meinst.« Aldens Blick wanderte über die Maschinen, die Steinblöcke, die Holzpfosten und das ganze andere Baumaterial, das hier herumlag. »Mich haben historische Schauplätze schon immer interessiert, aber dieser Ort ist irgendwie anders. Frankies Geschichten haben ihn zum Leben erweckt. Das

Lager war dort.« Er deutete zu dem Gelände unter uns. »Über drei Jahre lang hat sie hier gelebt.«

Wir gingen weiter bis auf die Hügelkuppe und folgten dann dem Pfad, der um das Fort herumführte. Im Norden lagen die Innenstadt von Nashville und der Cumberland River. Ich musste unwillkürlich an Frankies Beschreibung von den vielen Kriegsschiffen auf dem Fluss vor dem Ausbruch der Schlacht denken. Jetzt versperrten Gebäude die Sicht aufs Wasser, aber ich konnte mir den Anblick gut vorstellen.

»Ob hier die Stelle ist, an der Frankie und Nell Schutz gesucht haben, als die Kämpfe begannen?« Ich drehte mich um und betrachtete das wiederaufgebaute Fort. Der Holzzaun in seiner Mitte war noch nicht ganz fertiggestellt, aber ich konnte mir ausmalen, wie das Original in etwa ausgesehen hatte.

»Wahrscheinlich irgendwo hier in der Nähe.« Alden deutete zu einer mit Gras bewachsenen Stelle zwischen zwei Mauerspitzen. »Der Angriff der Konföderierten kam von Süden. Diese Seite des Forts bot also am meisten Schutz.«

Wir standen schweigend da und ließen die Umgebung auf uns wirken. In der Ferne pfiff ein Zug.

»Ich wohne schon mein ganzes Leben lang in Nashville, trotzdem wusste ich nichts von Fort Negley«, stellte ich fest.

»Präsident Roosevelt und seinen *New-Deal*-Programmen ist es zu verdanken, dass es nicht aus der Welt verschwindet.«

Ich schmunzelte. »Es sieht so aus, als hätten wir dem Präsidenten sehr viel zu verdanken, zumal wir beide beim *FWP* mitarbeiten.«

Nach einem letzten Blick auf die Stadt unter uns stiegen wir den Hügel wieder hinab. Als wir bei Aldens Auto ankamen, verschwand die Sonne gerade am Horizont.

»Danke, dass du mir das hier gezeigt hast.« Ich würde diesen Ort bestimmt nicht so schnell vergessen.

Zurück am Diner und bei Marys Auto bot Alden an, mich nach Hause zu begleiten, aber ich lehnte dankend ab. Ich hatte nur einen kurzen Weg. Wir wünschten uns eine gute Nacht und kurze Zeit später bog ich in die Einfahrt meines Zuhauses und hoffte, niemand würde mich kommen hören. Ich hatte das Bedürfnis, allein zu sein, und gerade einfach keinen Kopf für Mama oder Mary. Ich wollte nicht einmal Grandma sehen, obwohl ich wusste, dass sie gespannt war, wie Frankie die Neuigkeit aufgenommen hatte.

Ich ging durch die Hintertür hinein. Aus dem vorderen Teil des Hauses drangen Stimmen an mein Ohr, deshalb schlich ich auf Zehenspitzen durch den Flur und verschwand schnell unbemerkt nach oben. Ich war innerlich erschöpft. Seit ich wusste, dass Sadie Hall meine Vorfahrin war, hatte ich das Gefühl, meine ganze Welt stünde kopf.

Ich streckte mich im dunklen Zimmer auf meinem Bett aus und starrte zur Decke hinauf. Mama und Mary unterhielten sich unten gedämpft, aber ihr Gespräch interessierte mich nicht. Vor meinem geistigen Auge tauchten Bilder aus Frankies Geschichte auf. Ich sah ein kleines dunkelhäutiges Mädchen, fröhlich lächelnd in einem hübschen neuen Kleid. Es drehte sich kichernd im Kreis und lief mit einem Buch, das es an seine Brust drückte, aus dem Haus. Es setzte sich mit seinem Schatz unter einen Baum und betrachtete glücklich die Bilder, bis es von einer großen weißen Hand gepackt und hochgezerrt wurde. Dann beherrschte Sadies Gesicht das Bild in meinem Kopf, ihre zornig funkelnden Augen, ihr vor Wut verzerrter Mund. Sie griff nach dem Schürhaken, aber ich schrie sie an, sie solle aufhören. *»Frankie, lauf!«*, brüllte ich, aber es war zu spät. Der Schürhaken ging mit einem grauenvollen Krachen auf das kleine Mädchen nieder.

»Rena?«

Ich schreckte hoch und blickte überrascht in Mamas über mich gebeugtes Gesicht. Licht fiel vom Flur in mein Zimmer und beleuchtete ihre besorgte Miene.

»Wir wussten gar nicht, dass du schon zu Hause bist, aber dann habe ich dich schreien gehört. Ist alles in Ordnung?«

Ich setzte mich auf, noch am ganzen Körper zitternd. »Ich muss eingeschlafen sein.«

Sie knipste die Lampe auf meinem Schreibtisch an. »Hast du schon gegessen? Im Kühlschrank ist noch ein Rest Hackbraten.«

Ich nickte. »Alden und ich waren im Diner.«

Sie blickte mich überrascht an. »Zu einem Date?«

»Nein, Mama. Wir hatten einiges über die Arbeit zu besprechen.«

Sie kniff die Augen zusammen und setzte sich auf die Bettkante. »Mary sagt, du denkst darüber nach, deine Stelle zu kündigen.«

Ich konnte mir nur mühsam ein Knurren verkneifen. Meine Schwester hatte Geheimnisse noch nie für sich behalten können. »Ja, vielleicht. Ich habe mich noch nicht entschieden.«

Mama blickte mich fragend an. »Ist etwas passiert?«

Eines Tages würde ich ihr von Sadie Pope erzählen, aber jetzt war ich dazu noch nicht bereit. Sie würde zu viele Fragen und eine zu starre Meinung haben. Beidem konnte ich im Moment nicht begegnen.

»Ich habe das Interview mit Frankie heute abgeschlossen. Auch wenn ich mich gern mit ihr unterhalten habe, bin ich nicht sicher, ob ich noch weitere Leute für das *FWP* interviewen möchte.«

»Nun.« Mamas zufriedenes Lächeln ärgerte mich. »Das ist sicher das Beste. Wie du weißt, habe ich es nie gutgeheißen, dass du in dieses … *Viertel* gehst. Du kannst sicher eine andere Stelle finden, die besser zu dir passt.«

Ich warf einen Blick auf das Notizbuch auf meinem Schreibtisch. »Auf jeden Fall muss ich noch meine Notizen abtippen und sie im *FWP*-Büro abgeben.«

Sie schaute mich mit gerunzelter Stirn an. »Du siehst müde aus und solltest schlafen. Deine Notizen sind morgen auch noch da.« Sie stand auf und ging zur Tür, drehte sich aber noch einmal zu mir um, bevor sie das Zimmer verließ. »Ich halte es für das Klügste, wenn wir deine Arbeit beim *FWP* für uns behalten. Du gibst diese Stelle sowieso auf, es braucht also niemand zu erfahren, wo du warst oder was genau du gemacht hast.«

»Ich schäme mich nicht dafür, Mama. Ich schäme mich auch nicht für die Zeit, die ich mit Frankie verbracht habe. Ich halte diese Interviews nach wie vor für wichtig. Vielleicht sogar noch mehr als am Anfang.«

Sie kniff die Lippen zusammen, wie immer, wenn sie nicht glücklich mit meinem Standpunkt war. »Wie dem auch sei, es besteht kein Grund, den Gerüchten noch mehr Nahrung zu liefern. Ich gehe davon aus, dass du meine Wünsche respektierst.«

Sie ging und einen Moment später hörte ich, wie sie ihre Schlafzimmertür schloss.

Ich ließ mich wieder auf den Rücken sinken, aber meine Muskeln waren angespannt und ich rang mit meiner Frustration. Würde Mama ihre Meinung ändern, wenn ich ihr von Sadie erzählte? Das bezweifelte ich. Wahrscheinlich würde sie sich am Ende sogar noch auf die Seite unserer Vorfahrin stellen. In jedem Fall würde sie argumentieren, dass Sadie vor so langer Zeit gelebt hatte, dass das, was sie getan hatte, nichts mit uns zu tun hatte.

Ich drehte mich auf die Seite und blickte durchs Fenster in die Nacht hinaus. Sterne funkelten am samtschwarzen Himmel. Sterne, die überall für jeden sichtbar waren, egal, welche Hautfarbe er hatte.

Was ich zu Mama gesagt hatte, stimmte: Ich schämte mich nicht für die Arbeit beim *FWP*. Die Interviews, die ich in Hell's Half Acre durchgeführt hatte, hatten mir einen ganz anderen Blick auf die Geschichte eröffnet. Die Welt, wie ich sie gekannt hatte, sah jetzt anders aus. Sie fühlte sich anders an. *Ich* war anders geworden. Könnte Frankies Geschichte auf andere Menschen eine ähnliche Wirkung haben?

Ich stand auf und setzte mich an meinen Schreibtisch. Im Licht der Schreibtischlampe schlug ich das Notizbuch auf und las eine der Seiten über den Tag, an dem die sechsjährige Frankie verkauft worden war. Ein furchtbarer Schmerz tobte in meinem Herzen, je weiter ich las, der seinen Höhepunkt erreichte, als ich bei der Stelle ankam, an der mein eigener Ururgroßvater ins Spiel kam. Ich konnte mir nicht vorstellen, wie ein Mann, ein Vater, tatenlos danebenstehen und zusehen konnte, wie ein Kind, das nach seiner Mammy schrie, einfach verkauft wurde.

Es trieb mir die Tränen in die Augen. Tränen der Traurigkeit … und Scham.

Während die Stille der Nacht über dem Haus lag, spannte ich ein sauberes Blatt Papier in meine Schreibmaschine. Ich schaute die leere Seite an und dachte an Frankie. Dank ihr hatte ich verstanden, dass jeder Mensch eine Geschichte zu erzählen hatte. Sie war nicht immer schön oder glücklich, und genau wie die traurigen Geschichten meiner eigenen Familie konnte sie manchmal ein wenig chaotisch sein. Aber unsere Geschichten waren wichtig. Frankies Geschichte war wichtig.

Ich lächelte und meine Finger begannen, über die Tasten zu tanzen.

Es war gegen zehn Uhr am nächsten Morgen, als ich durch das Klingeln des Telefons unten im Haus geweckt wurde. Ich hatte die ganze Nacht getippt und die Augen mühsam offen gehalten, obwohl sie immer wieder vor Erschöpfung hatten zufallen wollen. Als ich endlich ins Bett geschlüpft war, hatte sich der Himmel gerade hell gefärbt und ein sauberer Stapel getippter Blätter hatte auf dem Schreibtisch gelegen.

»Rena?« Mary klopfte an meine Tür und öffnete sie dann langsam. »Gut. Du bist wach.« Sie grinste mich an. »Mr Norwood ist am Telefon.«

Ich setzte mich auf und rieb mir den Schlaf aus den Augen. Warum rief Alden an? Er hatte angeboten, mich heute zu Mr

Carlson zu begleiten. Hoffentlich hatte er es sich nicht anders überlegt. Allein schon der Gedanke, dem strengen Leiter des *Federal Writers' Project* allein gegenüberzutreten, bereitete mir Magenschmerzen.

In meinem Morgenmantel und in meinen Hausschuhen stieg ich die Treppe zu der Nische im Flur hinab, wo der Telefonhörer auf einem kleinen Tisch lag.

»Hallo? Alden?«

»Hi, Rena.«

Etwas in seiner Stimme jagte mir einen Schauder über den Rücken. »Was ist passiert?«

»Ich muss dir etwas sagen, aber das würde ich lieber persönlich tun. Kann ich zu dir kommen?«

Ich schluckte schwer. Hatte Mr Carlson schon von der Verbindung meiner Familie mit Frankie erfahren? »Sag es mir bitte gleich.«

Ein schweres Seufzen kam durchs Telefon. »Jael hat heute Morgen in meiner Pension angerufen.«

Mein Herz stockte. »Warum? Ist Frankie krank?«

Doch im nächsten Moment wusste ich es. Ich wusste es, bevor Alden die schrecklichen Worte aussprach: »Sie ist gestern Nacht im Schlaf gestorben, Rena. Sie ist tot.« Das Zittern in seiner rauen Stimme gab mir den Rest.

Ein tiefer Schmerz durchbohrte meine Seele und ich schloss die Augen. »Nein!« Bei meinem erstickten Ausruf kam meine Schwester angelaufen, aber ich konnte nicht sprechen. Ich sank einfach schluchzend zu Boden.

Mary nahm mir den Telefonhörer aus der Hand. Ich bekam nicht mit, was sie zu Alden sagte, aber einen Moment später hielt sie mich in den Armen.

Ich weinte, bis ich keine Tränen mehr hatte. Mary strich mir die Haare aus dem Gesicht und fuhr mit der Hand tröstend über meinen Rücken, als wäre ich eines ihrer Kinder.

»Danke«, sagte ich heiser, als ich mich wieder ein wenig gefasst hatte und sie mir ein Taschentuch reichte. Ich wischte mir damit über die Augen und putzte mir die Nase, blieb aber auf dem Holzboden sitzen.

»Es tut mir leid, Lulu. Ich weiß, dass sie für dich jemand ganz Besonderes war.«

Ich nickte, ohne Mary anzusehen.

»Mr Norwood hat gesagt, dass er dich heute Nachmittag besuchen kommt.«

Ich nickte wieder. Mit großer Kraftanstrengung rappelte ich mich hoch.

Mary erhob sich ebenfalls. »Du solltest etwas essen. Willst du einen Kaffee?«

Ich schüttelte den Kopf. »Ich will im Moment nur allein sein.« Bevor ich die Treppe hochging, drehte ich mich noch einmal zu ihr um. »Danke, Mary.«

Zurück in meinem Zimmer wanderte mein Blick sofort zu dem Papierstapel auf dem Schreibtisch. Als ich das oberste Blatt in die Hand nahm, flossen neue Tränen. Die Worte verschwammen vor meinen Augen, aber das spielte keine Rolle. Ich kannte sie auswendig.

Ich wurde auf der Plantage der Halls geboren. Ich weiß nicht genau, wo genau sie lag, aber sie war ungefähr einen Tagesritt von Nashville entfernt, glaube ich. Mammy hat immer gesagt, ich sei 1835 auf die Welt gekommen, als die Blätter anfingen, bunt zu werden.

Mit Frankies Geschichte in der Hand schlüpfte ich wieder ins Bett und weinte mich in den Schlaf. Als ich aufwachte, war es fast vierzehn Uhr. Mary musste irgendwann in mein Zimmer gekommen sein, da ein Tablett mit einem belegten Brot und einer Tasse mit Tee auf meinem Nachttisch stand. Beim Anblick des Essens rebellierte mein Magen, aber an dem Tee nippte ich dankbar, auch wenn er inzwischen kalt geworden war. Alden würde bald hier sein. Ich musste mich fertig machen.

Gerade schlüpfte ich in ein dunkelblaues Kleid, da steckte Mary den Kopf ins Zimmer.

»Wie geht es dir?«

Ich zuckte die Achseln. »Es tut weh.«

Echtes Mitgefühl sprach aus den Augen meiner Schwester. »Das tut mir wirklich sehr leid, Lulu.« Sie trat näher und machte den Verschluss am Rücken meines Kleides zu. »Ich weiß nicht, was ich tun kann, aber wenn du etwas brauchst oder einfach nur reden willst …«

»Danke«, sagte ich ein weiteres Mal. Mir fiel auf, dass es im Haus ungewöhnlich ruhig war. »Wo sind die Kinder?«

Sie strich meine Bettdecke glatt. »James ist noch in der Schule. Holly und Buddy spielen mit Dad Dame.«

Ich schaute sie ungläubig an.

Sie schmunzelte. »Besonders Buddy hat ihn wirklich ins Herz geschlossen. James und Holly haben Dad mit ihrem Betteln, dass er ihnen Dame beibringen soll, gestern Abend irgendwann weichgeklopft und ich glaube, er macht das gar nicht so ungern.«

»Was ist mit seinem Trinken? Du willst doch bestimmt nicht, dass deine Kinder mit Alkohol in Berührung kommen!«

»Ich habe ihm gesagt, wenn er betrunken ist, lasse ich die Kinder nicht zu ihm. Seit wir eingezogen sind, ist er tatsächlich nüchtern geblieben.«

Ich behielt meine Gedanken für mich. Im Moment fehlte mir die Energie, meinem Vater Vorwürfe zu machen.

»Ich weiß nicht, wann ich nach Hause komme.« Ich nahm den Stoß Blätter mit Frankies Geschichte, schob sie in mein Notizbuch und steckte alles in meine Tasche.

»Ich gebe Mama Bescheid.« Sie umarmte mich und ich hatte Mühe, nicht wieder in Tränen auszubrechen.

Kurze Zeit später traf Alden ein. Statt wie üblich im Auto auf mich zu warten, kam er zur Tür. Bei seinem Anblick – er sah in seinem dunklen Anzug so attraktiv und ernst aus – konnte ich mich nicht länger beherrschen. Ich sank in seine Arme und schluchzte. Die Kinder kamen, um nachzusehen, was los war, aber Mary schickte sie in die Küche und ließ uns auf der Veranda allein, wofür ich ihr sehr dankbar war.

Als ich mich endlich beruhigt hatte, setzten wir uns auf die Stufen.

»Jael hat uns eingeladen, heute zu kommen. Sie sagte, den ganzen Tag werden immer wieder Leute hereinschauen. Die Beerdigung ist morgen.«

Ich schniefte. »Ich würde gern hingehen. Heute und morgen, wenn es dir nichts ausmacht, mich zu begleiten.«

»Natürlich nicht. Frankie war ein besonderer Mensch. Ich bin froh, dass du mich ihr vorgestellt hast.«

Wir fuhren unter einem wolkenverhangenen Himmel nach Hell's Half Acre. Es war irgendwie passend, dass die Sonne an diesem Tag nicht schien. Die große Anzahl der Autos, die vor dem gelben Haus am Straßenrand parkte, überraschte mich. Leute standen auf der Veranda und auf dem Weg zum Haus und unterhielten sich. Die Tür stand offen und ich konnte im Inneren noch mehr Gäste sehen. Allesamt waren dunkelhäutig.

Ich wurde unsicher. »Vielleicht sollten wir doch lieber nicht hineingehen.« Es war eine Sache, Frankie und ihre Urenkelin in der Privatsphäre ihres Hauses zu treffen. Mich mit Alden hier unter die Leute zu mischen, war etwas ganz anderes. Diese Menschen gehörten hierher. Ich nicht.

Alden betrachtete die Gruppe auf der Veranda. Er hatte viel mehr Erfahrung mit Menschen aus den verschiedensten Lebensumfeldern als ich. Ich wartete auf seine Einschätzung.

»Frankie war unsere Freundin. Wir kennen diese ganzen Leute zwar nicht, aber ich glaube, die meisten von ihnen nehmen uns bestimmt genauso freundlich auf, wie es Frankie und Jael getan haben. Denk nur an alles, was Frankie im Laufe ihres Lebens erlitten hat. Sie würde bestimmt nicht wollen, dass du dich von deiner Angst daran hindern lässt, ihr die letzte Ehre zu erweisen.«

Mein Blick wanderte wieder zu den vielen Fremden. Ich hatte

Frankie zwar nicht so lange gekannt wie sie, aber in unserer kurzen gemeinsamen Zeit war sie mir ans Herz gewachsen. Es war nur richtig, dass ich mich zu den Menschen gesellte, die um sie trauerten.

»Du hast recht. Gehen wir hinein.«

Alden kam um die Motorhaube herum und hielt mir die Autotür auf. Unerwartet nahm er meine Hand in seine und wir näherten uns gemeinsam dem Weg zum Haus. Die Leute auf der Veranda verstummten, als sie uns näher kommen sahen. Ein Mann trat vor, um uns den Weg zu versperren. Ich erkannte ihn. Es war derjenige, der mich verfolgt hatte – wenigstens hatte ich das gedacht –, als ich allein zu Frankie gefahren war.

Aldens Hand schloss sich fester um meine. »Wir sind gekommen, um der Verstorbenen die letzte Ehre zu erweisen. Jael hat uns eingeladen.«

Der ernste Blick des Mannes richtete sich auf Alden und dann auf mich. Mir zitterten die Knie, aber ich schaute nicht weg.

Schließlich nickte er und trat zur Seite. »Freunde von Mama Fran sind jederzeit willkommen.«

Wir stiegen die übrigen Stufen hinauf, während aller Augen auf uns gerichtet waren. Zu meiner Erleichterung begrüßte uns Jael an der Tür.

»Ich bin froh, dass ihr gekommen seid!« Sie nahm mich an der Hand und führte uns ins Wohnzimmer.

Nach und nach verstummten die Gespräche um uns herum, bis alle schwiegen.

»Das ist Rena, Mama Frans Freundin, von der ich euch erzählt habe.« Jael lächelte mich mit geröteten Augen an. »Mama Fran hat nie jemandem von ihrem Leben als Sklavin erzählt. Nicht einmal meinem Großvater.« Sie deutete auf einen grauhaarigen Mann und ich erkannte in ihm Frankies Sohn Caleb. »Mama Fran hat immer gesagt, es sei am besten, die Vergangenheit ruhen zu lassen, aber du hast alles verändert. Nach deinem Besuch an jenem ersten Tag hat sie zu mir gesagt, wenn jemand anders an ihrer Tür aufgetaucht wäre und ihre Geschichten hätte hören wollen, hätte sie ihn fortgejagt.«

Mehrere der Menschen im Raum schmunzelten.

Jael drückte meine Hand und frische Tränen liefen über ihr Gesicht. »Aber der Herr hat dich geschickt. Bevor sie gestern Abend schlafen ging, sagte sie, sie sei froh, dass sie dir ihre Geschichte erzählt hat. Sie sagte, wenn Dinge anders werden sollen, müssen diese Veränderungen irgendwo beginnen.«

Ein zustimmendes Murmeln ging durch den Raum.

Jael ließ meine Hand los und griff in ihre Tasche. Sie zog ein kleines Buch mit einem abgegriffenen Ledereinband heraus. Es sah ziemlich alt aus.

»Das ist das Psalmenbuch, das Papa Sam Mama Fran im Lager geschenkt hat.« Sie hielt es mir hin. »Mama Fran wollte, dass du es bekommst. Sie hat dir eine Nachricht geschrieben. Sie steht auf der ersten Seite im Buch.«

Ich keuchte. »Oh, Jael, das kann ich nicht annehmen! Dieses Buch ist ein Familienschatz. Behalt es lieber!«

Sie lächelte. »Mama Fran hat jedem von uns ein Andenken hinterlassen. Sie hatte alles geplant.« Sie legte das Buch in meine Hände. »Erst gestern Abend hat sie dieses Buch in die Liste aufgenommen. Dein Name steht bereits darin.«

Ich schlug das Buch mit zitternden Händen auf. Als ich meinen Namen in zittriger Handschrift unter Frankies Namen stehen sah, konnte ich meine Tränen nicht länger zurückhalten.

Für Lorena Ann Leland. Mögen dir diese Worte wichtiger werden als Silber und Gold.

»Hat das nicht Sam an dem Tag zu ihr gesagt, an dem er ihr dieses Buch geschenkt hat?«, fragte Alden neben mir.

Ich nickte nur, da mir Frankies Großzügigkeit die Sprache verschlagen hatte.

Jael umarmte mich und ihre Tränen fielen auf meine Schulter. Als wir uns voneinander lösten, flüsterte sie: »Möchtet ihr sie jetzt sehen?«

Alden und ich folgten der jungen Frau durch den Flur ins Schlafzimmer, in dem ich Frankie erst vor wenigen Tagen mit ihren Ohrringen geholfen hatte. Ich drückte das Buch an meine Brust, bevor ich über die Schwelle trat, da ich hoffte, die Worte auf seinen Seiten würden mir Kraft geben.

Frankie lag auf dem Bett. Sie trug ein schlichtes Kleid und eine Decke war bis zu ihrer Taille hochgezogen. Ihre Arme lagen auf ihrer Brust und ihre Hände übereinander. Ihr dünner Goldring glänzte im Lampenlicht.

Ihre Augen waren geschlossen, als würde sie schlafen. Die Falten waren aus ihrem Gesicht verschwunden und auf ihren Lippen lag ein sanftes Lächeln. Alden trat neben mich und legte den Arm um meine Schultern. Ich lehnte mich an ihn.

»Sie sieht so friedlich aus«, sagte ich leise und vermisste sie jetzt schon.

Kapitel 28

Nach unserem letzten Besuch bei Frankie setzte Alden mich bei Grandma ab, bevor er meine getippten Notizen zu Mr Carlson brachte. Heute war ich nicht in der Verfassung, um mit meinem Vorgesetzten zu sprechen, aber ich wusste, dass ich ihm bald die Wahrheit über die Verbindung meiner Familie zu Frankie würde gestehen müssen. Doch ich wollte sicherstellen, dass ihre Geschichte in die *FWP*-Sammlung aufgenommen wurde.

Als ich Grandma Lorena erzählte, dass mir Frankie vergeben hatte und sie in der letzten Nacht gestorben war, weinte sie. »Ich hätte sie gern in diesem Leben kennengelernt und mich bei ihr für alles entschuldigt, was unsere Familie ihr an Leid zugefügt hat«, sagte sie nach einer Weile. »Wenn es dir recht ist, würde ich gern zu ihrer Beerdigung mitkommen.«

Ich lächelte. Nichts hätte mich glücklicher machen können.

Zu Hause sprachen mir Mama und Mary ihr Beileid aus, obwohl ich nicht ganz überzeugt war, dass Mamas ganz echt war. Ich fühlte mich ausgelaugt und zog mich in mein Zimmer zurück. Beim Anblick der Notizbücher auf meinem Schreibtisch musste ich wieder weinen. Es wäre zwar vielleicht tröstlich gewesen, sie zu lesen, aber mein Herz war durch den Schmerz des Verlusts schon aufgewühlt genug. Deshalb griff ich stattdessen nach dem Buch über das Leben von Harriet Beecher Stowe.

Während ich in den Seiten blätterte, erregte ein Zitat aus einem Leserbrief, den sie an eine Zeitung geschrieben hatte, die sich gegen die Sklaverei ausgesprochen hatte, meine Aufmerksamkeit.

Ich spüre nun, dass die Zeit gekommen ist, in der sogar eine Frau oder ein Kind, die ein Wort für die Freiheit und Menschlichkeit sprechen können, verpflichtet sind, es zu sprechen ... Ich hoffe, dass jede Frau, die schreiben kann, sich gegen das Schweigen entscheidet.

Diese Worte waren vor über achtzig Jahren geschrieben worden, aber sie hatten nichts von ihrer Aktualität eingebüßt. Mrs Stowes Mut, sich dem Problem der Sklaverei zu ihrer Zeit zu stellen, inspirierte mich zutiefst. Ich war nicht sicher, ob meine Mitarbeit beim *Federal Writers' Project* verglichen mit Büchern wie *Onkel Toms Hütte* und ihren anderen Texten gegen die Versklavung von Menschen etwas zählte, aber irgendwie hatte ich das Gefühl, sie würde sich über die Fortschritte freuen, die ich in den letzten Wochen gemacht hatte.

Als Alden am nächsten Morgen kam, um uns abzuholen, war er ungewöhnlich still. Angesichts dieses traurigen Tages war das verständlich, aber irgendetwas sagte mir, dass es noch einen anderen Grund hatte als nur Frankies Tod. Grandma bestand darauf, dass wir mit ihrem Auto fuhren, und ging, um den Schlüssel zu holen.

Als wir allein im Zimmer waren, schaute ich ihn fragend an. »Ist mit dir alles in Ordnung?«

Er nickte, vermied es aber, mir in die Augen zu sehen. »Ich muss dir später etwas sagen.«

Wenig später fanden wir bei unserer Ankunft vor der Kirche am Rand von Hell's Half Acre eine noch größere Menschenmenge vor als die, die sich am Vortag in Frankies Haus eingefunden hatte.

»Sie wurde sehr geliebt«, stellte Grandma fest.

Alden half ihr aus dem Auto und wir gingen in die Kirche. Ich war freudig überrascht, als ich bemerkte, dass wir nicht die einzigen Weißen waren, die an der Trauerfeier teilnahmen. Obwohl Illa Crandle vermutlich längst gestorben war, fragte ich mich, ob vielleicht jemand von ihren Nachkommen die Geschichte von Frankie und Sam gehört hatte und hergekommen war.

Der Gottesdienst war ganz anders als jeder, den ich bisher erlebt hatte. Temperamentvolle Musik und melodischer Gesang erfüllten das Kirchenschiff. Als die Sänger verstummten, hielt Pastor Silas eine rührende Trauerrede. Dann stand einer nach dem anderen auf und erzählte von Frankie: Wie sie und Sam ihnen in ihrer Not geholfen hatten. Wie Frankie sie lesen gelehrt hatte. Wie sie ihr Leben verändert hatte. Als ich all das hörte, wünschte ich genau wie Grandma, ich hätte Frankie viel länger gekannt und nicht nur die kurze Zeit, die uns vergönnt gewesen war.

Als der Gottesdienst zu Ende war, folgten wir dem langen Trauerzug zu einem alten Friedhof in der Nähe der Ruine von Fort Negley. Dort, unweit der Stelle, an der sich das *Contraband Camp* befunden hatte, wurde Frankie im Schatten eines Tulpenbaums neben Sam zu ihrer letzten Ruhe gebettet.

Wir setzten Grandma vor ihrem Haus ab, nachdem sie mit uns essen gegangen war. Trotz des traurigen Anlasses hatte ich mich gefreut, Alden Grandma Lorena vorstellen und den beiden Gelegenheit geben zu können, einander kennenzulernen.

Als ich Grandma zur Haustür begleitete, zwinkerte sie mir zu. »Ich hoffe, du bringst Alden bald wieder mit. Er scheint ein sehr netter junger Mann zu sein.«

Wir fuhren in Aldens Auto zum Centennial Park. Der nachgebaute Parthenon und mehrere kleine Seen waren alles, was von der großen Tennessee-Ausstellung übrig geblieben war, die zur Feier von Tennessees hundertstem Geburtstag 1897 stattgefunden hatte. Alden und ich begegneten nur wenigen Spaziergängern, was zweifellos den Wolken am Himmel geschuldet war, die immer dunkler wurden und mit Regen drohten. Wir hatten den Park praktisch für uns.

Wir setzten uns auf die Stufen der riesigen Nachbildung des griechischen Gebäudes und schwiegen. Vögel zwitscherten und Springbrunnen plätscherten in der Nähe, aber die Ruhe vor anderen Menschen erlaubte meinem Geist und meinem Körper, sich zu entspannen. Ich brauchte diese kurze Pause, um mich für das zu wappnen, was Alden mir zu sagen hatte.

»Ich weiß, dass es verrückt klingt, aber ich habe mich oft gefragt, wer zu meiner Beerdigung kommen wird.«

Ich drehte ihm erstaunt den Kopf zu. Das war nicht, womit ich gerechnet hatte. »Ich glaube nicht, dass ich mir über so etwas je Gedanken gemacht habe.«

Er schmunzelte und ließ seinen Blick durch den Park wandern. Rasenflächen, die mit Blättern in den verschiedensten Farben übersät waren, breiteten sich vor uns aus. Der Winter lag in der Luft und bald würden die Bäume völlig kahl sein.

»Vermutlich ist das ein sonderbarer Gedanke, besonders für jemanden in meinem Alter. Aber …« – er hielt inne und blickte zum Himmel hinauf – »… irgendwann stirbt jeder. Durch Frankie bin ich mir nicht mehr ganz sicher, was ich über das Leben und den Tod glauben soll.«

Ich dachte über seine Worte nach. »Vielleicht geht es letzten Endes genau darum. Das, was wir glauben und was wir denken, ist nicht statisch. Erlebnisse und Menschen hinterlassen ihre Spuren und verändern uns. Frankie und ihre Lebensgeschichte haben mir die Augen geöffnet. Es ist fast so, als wäre ich für ihre Welt vorher blind gewesen und könnte sie nun zum ersten Mal sehen.«

»Ihre Geschichte muss erzählt werden.«

Ich sah ihn an. »Ja, das stimmt. Du hast Mr Carlson mein Manuskript gebracht, nicht wahr?«

»Ja.« Er seufzte laut.

»Was ist? Was verschweigst du mir?«

Er nahm meine Hand. »Mr Carlson hat sich deinen Text angesehen. Er sagte, er sei zu lang. Außerdem verlangt er, dass einige der grausameren Details gestrichen werden.«

Ich konnte meinen Ohren kaum trauen und starrte ihn verständnislos an. »Er hat mir selbst aufgetragen, die Geschichten der ehemaligen Sklaven Wort für Wort festzuhalten! Genau das habe ich gemacht. Ich habe Frankies Geschichte mit ihren Worten und auf ihre Weise erzählt.«

»Ich weiß. Das habe ich ihm auch gesagt, aber er hat seine eigenen Vorstellungen davon, was in die Berichte aufgenommen werden sollte und was nicht.«

Ich war sprachlos.

»Du sollst nächste Woche eine überarbeitete Version abgeben.«

Etwas in mir rebellierte heftig und erinnerte mich an Frankies Unbeugsamkeit. »Und wenn ich das nicht mache?«

»Dann nimmt er Frankies Geschichte nicht in die Sammlung auf.«

Ich starrte Alden mit offenem Mund an. »Das kann nicht sein Ernst sein.« Aufgebracht sprang ich auf.

Er erhob sich ebenfalls und schaute mich traurig an. »Er hat es sehr ernst gemeint, Rena. Mir geht es genauso wie dir. Wir sollten die Geschichten Wort für Wort festhalten, wie die Interviewpartner sie erzählen, höchstens mit kleinen Eingriffen zugunsten der Verständlichkeit. Aber Mr Carlson sieht das anders. Er findet, die Berichte sollten in Bezug auf Länge und Inhalt eine gewisse Einheitlichkeit aufweisen.«

Ich ballte die Fäuste. »Damit würden wir die Wahrheit leugnen! Das Leben dieser Menschen war nicht sauber und ordentlich. Es war chaotisch und hässlich und ja, manchmal grausam. Wie kann er – wie können wir –Lebensgeschichten überarbeiten, die von all diesen Details geprägt waren?«

»Keine Ahnung.« Alden schien vor Mr Carlsons Forderung zu kapitulieren, aber dazu war ich nicht bereit.

»Ich werde morgen selbst mit ihm sprechen und versuchen, ihm klarzumachen, dass ich Frankies Geschichte weder anpassen kann noch will.«

Er schob die Hände in seine Manteltaschen. »Ich glaube nicht, dass du damit Erfolg haben wirst. Seine Anweisungen waren unmissverständlich. Entweder du überarbeitest die Geschichte oder er nimmt sie nicht in die Sammlung auf.«

Tränen der Wut schossen mir in die Augen, aber als er mich trösten wollte, wandte ich mich von ihm ab. »Sie verdient etwas

Besseres, Alden. Sie verdient es, dass alles so erzählt wird, wie sie es erlebt hat.«

»Ja, das weiß ich, aber wie? Mr Carlson akzeptiert den Text nur, wenn du ihn überarbeitest. Bleibt dir da eine andere Wahl?«

Ein leichter Regen setzte ein, aber es war mir egal, ob ich nass wurde. Es musste einen anderen Weg geben. Mein Verstand arbeitete auf Hochtouren.

»Siehst du eine andere Möglichkeit?«, wiederholte Alden seine Frage, dieses Mal mit leiserer Stimme, als wolle er mich ermutigen, eine Lösung zu finden.

Harriet Beecher Stowes Worte gingen mir durch den Kopf.

»Ich hoffe, dass jede Frau, die schreiben kann, sich gegen das Schweigen entscheidet.«

Plötzlich wusste ich es.

Eine Idee, die so anmaßend, so lächerlich und schier unmöglich war, dass ich fast gelacht hätte, setzte sich in meinem Kopf fest. Doch etwas an dieser Idee erschien mir vollkommen richtig.

Zum ersten Mal an diesem Tag legte sich ein Lächeln auf meine Lippen.

Ich stellte Marys Hudson im Schatten des zweistöckigen Gebäudes in der Printers Alley ab. Nur sechs Wochen waren vergangen, seit ich das letzte Mal die Redaktionsbüros des *Banner* besucht hatte, aber seitdem war so viel passiert. Nachdem mir Mr Armistead gekündigt hatte, hatte ich gedacht, ohne meine Arbeit bei der Zeitung könnte ich nicht leben. Es war sonderbar, aber mir wurde erst in diesem Moment bewusst, dass ich meine Arbeit dort überhaupt nicht vermisst hatte.

Das Klappern von Schreibmaschinen begrüßte mich. In der Luft lag der vertraute Geruch von Tinte, Zigarettenrauch und Kaffee, doch er reizte mich nicht so wie früher. Mehrere Reporter blickten auf. Ich lächelte und setzte meinen Weg unbeirrt fort.

Als ich an der Tür von Mr Armisteads Büro ankam, hafteten die Blicke der meisten Männer im Redaktionsbüro auf mir.

»Meine Herren«, sagte ich, bevor ich mich umdrehte und feststellte, dass Mr Armistead mit überraschter Miene an seinem Schreibtisch stand. »Hallo, Mr Armistead. Es freut mich, Sie zu sehen.«

»Leland.« Sein Blick wanderte zum Redaktionsbüro hinter mir. »Was glotzt ihr so? Macht eure Arbeit«, knurrte er. Das Tippen setzte wieder ein und er ließ sich auf seinen Schreibtischstuhl sinken. Über den Rand seiner Brillengläser hinweg sah er mich lange an. »Etwas ist anders.«

Ich verkniff mir ein Lächeln. »Wirklich?«

Er deutete zu dem Stuhl vor seinem Schreibtisch. Ich setzte mich und stellte meine Handtasche auf meinen Schoß.

»Wie läuft es beim *Federal Writers' Project?*«

»Ich habe für das *FWP* sieben ehemalige Sklaven interviewt. Ihre Geschichten werden in die Sammlung aufgenommen und nach Washington geschickt.«

Er nickte, immer noch in meinem Gesicht forschend. »Und jetzt sind Sie erneut arbeitslos und wollen mich bitten, Sie wieder einzustellen.«

Ich schmunzelte. »Nicht ganz, aber ich wäre Ihnen dankbar, wenn Sie mir zuhören würden. Ich habe eine Idee, über die ich gern mit Ihnen sprechen würde.«

»Eine Idee?«

Ich lehnte mich auf meinem Stuhl zurück. »Genau genommen ist es eine Geschichte von einer unglaublichen Frau, die ich kennengelernt habe.«

Scharfsinnig wie immer, sagte er: »Eine ehemalige Sklavin, nehme ich an.«

»Ja. Sie heißt … Sie hieß Frankie Washington. Was sie mir erzählt hat, hat mich verändert.«

Er verschränkte die Arme über seinem üppigen Bauch. »Wieso?«

Ich hatte mir meine Worte in den letzten Tagen zigmal vorgesagt, aber jetzt warf ich meine eingeübte Rede über Bord und sagte freiheraus, was mir auf dem Herzen lag: »Ich hatte vorher keine Ahnung, dass jemand so etwas erlebt haben könnte wie Frankie. In der Schule haben wir von der Zeit der Sklaverei gehört, aber nicht die echte, brutale und entsetzliche Wahrheit, wie das Leben dieser Menschen, die anderen gehörten, ausgesehen hat.«

Mr Armistead sah mich zweifelnd an. »Der Krieg liegt mehr als siebzig Jahre zurück. Niemand will heute noch etwas über die Sklaverei hören.«

»Darum geht es ja gerade, Mr Armistead! Niemand will darüber sprechen, aber das heißt doch nicht, dass es die Sklaverei nicht gegeben hätte! Menschen, die heute noch leben, haben sie am eigenen Leib erfahren. Sie wurden zur Arbeit gezwungen, ohne je eine Wahl zu haben. Sie hatten kein Mitspracherecht über ihr Leben, über ihr Schicksal. Sie waren *Besitz*.« Ich schwieg kurz, um dieses Wort wirken zu lassen. »Ihre Besitzer konnten sie nach Lust und Laune kaufen und verkaufen. Unsere Generation – meine Generation – kann nicht verstehen, wie so etwas möglich war, und weiß nicht, wie es diesen Menschen dabei ging. Diejenigen, die das erlebt haben, sind die Einzigen, die diese Geschichte erzählen können. Bald wird niemand mehr von ihnen da sein.« Die noch so frische Trauer um Frankie ließ meine Stimme heiser werden. »Deshalb dürfen wir diese Gelegenheit nicht verpassen!«

»Aber ist das nicht genau die Aufgabe des *FWP*? Die Geschichten dieser Leute zu sammeln, damit sie erhalten bleiben?«

»Ja, aber ich habe Grund zu der Annahme, dass nicht alle Geschichten so erzählt werden, wie sie es verdienen.« Aufgrund der außergewöhnlichen Situation mit Frankies Interview konnte ich Mr Carlson nicht vorwerfen, er würde im großen Rahmen die Geschichten dieser Menschen verfälschen, aber trotzdem konnte ich nicht zulassen, dass die Erzählung überarbeitet wurde, nur damit sie seinen Vorstellungen von der Lebensgeschichte einer ehemaligen Sklavin entsprach.

Mr Armistead kniff die Augen zusammen, aber ich kannte diesen Blick. Ich wusste, dass er über meine Worte nachdachte. »Was schlagen Sie vor?«

Ich atmete tief ein. Es war so weit. »Ich würde gerne einen Artikel über sie schreiben. Und auch über die anderen Sklaven. Ich will diese Menschen ihre Geschichten in ihren eigenen Worten erzählen lassen, ohne etwas unter den Teppich zu kehren. Frankies Geschichte wäre erst der Anfang. In Tennessee leben noch Hunderte andere ehemalige Sklaven. Aber es ginge nicht nur um die Sklaverei. Ich möchte auch frühere Soldaten interviewen, die im Bürgerkrieg gekämpft haben; Krankenschwestern, die die Verwundeten gepflegt haben; Schiffskapitäne und sogar Plantagenbesitzer. Die verschiedensten Stimmen aus der Vergangenheit, die ihre Erinnerungen auf ihre Weise teilen. Die Möglichkeiten sind grenzenlos.«

Damit schloss ich meine leidenschaftliche Rede. Ich befürchtete, dass er mich auslachen und wegschicken würde, doch das tat er nicht.

Er trommelte nachdenklich mit einem Bleistift auf seinen Schreibtisch. »Das ist eine interessante Idee, Leland. Das muss ich Ihnen lassen. Aber unsere Zeitung bringt diese Art von Menschenschicksalen nicht. In der aktuellen wirtschaftlichen Situation wollen die Leute lesen, wie sie Arbeit finden können und was unternommen wird, um denen, die jetzt in Not sind, zu helfen. Was in der Vergangenheit passiert ist, interessiert sie nicht.«

»Mir ist bewusst, dass die Zeiten für viele Menschen immer noch sehr hart sind«, sagte ich und dachte an meine eigene Familie. »Doch wenn sie sich vergegenwärtigen, dass Menschen früher auch gelitten und überlebt haben, ermutigt sie das vielleicht. Es könnte sogar ihr Leben verändern.«

Er schmunzelte. »Sie haben sehr viel Vertrauen in Ihre Schreibfähigkeiten, Leland. Selbst die Besten unserer Branche tun sich schwer, ihre Botschaft richtig an den Mann zu bringen.«

»Ich vertraue nicht auf meine Fähigkeiten, Sir, sondern auf die

Menschen, über deren Geschichten ich schreiben werde.« Ich dachte an Frankies Mut und lächelte. »Sie werden so viel Hoffnung vermitteln. Ich kann mir vorstellen, dass nicht alle Geschichten ein Happy End haben, aber trotzdem verdienen sie es, erzählt zu werden.«

Mr Armistead sah mich an, die Uhr an der Wand tickte in sein Schweigen hinein. Seine Miene verriet nicht, was er dachte. Schließlich lehnte er sich auf seinem Stuhl zurück, der unter seinem Gewicht quietschte. »Erzählen Sie mir von dieser Frankie.«

Ich konnte mir ein Grinsen nicht verkneifen. »Wie wäre es, wenn Sie ihre Geschichte gleich selbst lesen?« Ich öffnete meine Handtasche und zog den Text heraus, an dem ich seit dem Tag nach Frankies Beerdigung gearbeitet hatte. Ich reichte Mr Armistead die maschinenbeschriebenen Blätter.

Er warf einen Blick auf die Titelseite. »›Menschen erzählen ihre Geschichte‹ – Sie haben den Artikel bereits geschrieben?«

»Ja, Sir. Ich wusste, dass ich Ihnen etwas Handfestes vorlegen muss.«

Mich traf ein lobender Blick. Ich beobachtete Mr Armisteads Gesicht, während er las, um seine Reaktion einschätzen zu können, aber er verzog keine Miene. Nachdem er alles ein zweites Mal gelesen hatte, warf er die Blätter auf seinen Schreibtisch. Meine Hoffnungen erstarben.

»Es ist so, Leland«, begann er kopfschüttelnd. Er nahm die erste Seite, überflog sie noch einmal und legte sie dann wieder auf den Stapel.

Ich wappnete mich für seine Ablehnung und die Enttäuschung, die sie bei mir auslösen würde.

»Es ist so, dass ich nicht verstehe, warum ich nicht selbst auf diese Idee gekommen bin.«

Ich hielt den Atem an.

Er deutete auf die Blätter auf seinem Schreibtisch. »Das ist gutes Material. Ihre Frankie scheint eine faszinierende Frau gewesen zu sein.«

Ich zitterte vor Aufregung am ganzen Körper. »Wollen Sie damit sagen …?«

Er hob die Hand, bevor ich meine Frage beenden konnte. »Leider passt diese Thematik nicht in eine Tageszeitung wie den *Banner*. Wie ich schon sagte, wollen die Leute etwas über die Wirtschaft lesen und darüber, was die Politiker in Washington unternehmen wollen. Solche Themen.«

Ich schluckte schwer. Ich hatte gewusst, dass es unsicher war, aber trotzdem hatte ich gehofft, Mr Armistead würde das Potenzial dieser Idee sehen. Es schmerzte mich zutiefst, dass Frankies Geschichte womöglich wirklich nicht erzählt werden würde. Ich hatte das Gefühl, an ihr versagt zu haben.

Er überflog den Anfang des Artikels noch einmal und schob das Kinn nachdenklich vor. »Aber ich habe einen Freund in New York, der daran interessiert sein könnte.« Er schaute mich an und in seinen Augen funkelte es. »Er ist der Chefredakteur eines kleinen Blatts, das *Collier's* heißt. Schon einmal davon gehört?« Er lachte über seinen eigenen Witz.

Meine Kinnlade fiel herunter. »Das *Collier's*, Sir?«

»Bill und ich kennen uns seit unserem Studium. Ich habe ihm im Laufe der Jahre schon einige Reporter geschickt.« Er wartete, bis ich seinen Blick erwiderte, obwohl sich in meinem Kopf alles drehte. »Hören Sie, Leland. Dieser Artikel ist gut. Gut genug für eine landesweite Zeitschrift.«

Ich starrte Mr Armistead an und war nicht sicher, ob ich wie ein Baby losheulen oder wie eine Irre tanzen sollte. Es gab keine Garantie, dass sein Studienfreund den Artikel drucken würde, aber es bedeutete mir sehr viel, dass Mr Armistead Frankies Geschichte als wichtig erachtete. Dass ihm mein Schreibstil gefiel, war das Sahnehäubchen.

»Danke, Mr Armistead«, sagte ich mit aufgeregt zitternder Stimme.

»Gerne.« Wieder musterte er mich nachdenklich. »Sie haben sich verändert, Leland. Sie sind selbstsicherer geworden. Das gefällt mir. Jetzt verschwinden Sie und lassen Sie mich weiterarbeiten.«

Sein raues Kompliment begleitete mich durchs Redaktionsbüro und hinaus in den strahlenden Sonnenschein. Ich konnte es nicht erwarten, Alden und Grandma Lorena die Neuigkeit zu erzählen, aber zuerst sollte sie jemand anders hören.

Ich fuhr zum Friedhof. Frankies Grab stach aus den anderen heraus. Auf einem schlichten Holzkreuz stand ihr Name, aber ich wusste, dass ein Granitstein bestellt war. Die Bewohner von Hell's Half Acre hatten das Geld dafür gesammelt.

Der Anblick der aufgehäuften frischen Erde, die mit verwelkenden Blumen bedeckt war, trieb mir Tränen in die Augen. Wie hatte mir diese Frau in so kurzer Zeit so sehr ans Herz wachsen können? Sie würde für immer Teil meines Lebens sein. Ihre Geschichte war mit meiner verknüpft. Trotz der Schmach und des Leids in der Vergangenheit hatten wir gemeinsam den Hass überwunden. Ich hatte um Vergebung für die Schuld meiner Familie gebeten und sie hatte sie mir bereitwillig zugesprochen.

Hier unter dem Tulpenbaum kehrte Friede – echter, spürbarer Friede – in meiner Seele ein.

»Ich werde deine Geschichte erzählen, Frankie«, flüsterte ich. »Danke, dass du sie mir anvertraut hast.«

Kapitel 29

Der köstliche Geruch von gebratenem Truthahn erfüllte das Haus. Kinderstimmen hallten durch den Flur in mein Zimmer, in dem ich an meinem Schreibtisch saß, die Finger auf den Tasten meiner Underwood-Schreibmaschine. Wie sollte ich bei so verführerischen Ablenkungen meinen Artikel schreiben?

»›Precilla Gray wurde vor dem Beginn des Bürgerkriegs in Williamson County geboren.‹« Ich las den Einleitungssatz zum vierten Mal. »›Sie ist 107 Jahre alt und erklärt ihre Gesundheit damit, dass sie gut auf sich achtet und Wollunterröcke trägt.‹«

Marys leises Lachen erklang hinter mir. Ich drehte mich um und sah meine Schwester im Türrahmen stehen. »Wollunterröcke?«

Ich schmunzelte. »Das hat sie gesagt. Vielleicht sollten wir es auch damit versuchen.«

Sie grinste und mir wurde aufs Neue bewusst, wie schön es war, meine Schwester wieder im Haus zu haben, trotz lärmender Kinder und allem anderen. Sie sah immer noch manchmal traurig und ausgelaugt aus, aber ihre Sorgenfalten waren fast verschwunden, seit sie wieder bei uns eingezogen war. Nachdem sich Mrs Watkins im letzten Monat zur Ruhe gesetzt und Mama zur Leiterin der Näherei ernannt hatte, hatte Mary die Verantwortung im Haushalt übernommen. Ich musste zugeben, dass sie viel besser kochte als Mama und ich.

»Alden ist gerade gekommen. Er sitzt mit Grandma Lorena unten.«

Ich warf einen Blick durchs Fenster und war überrascht, dass ich sein am Straßenrand parkendes Auto gar nicht bemerkt hatte. »Ich habe ihn nicht klopfen gehört.« Ich stand auf, dehnte mich und massierte meine Schultern, die sich immer verspannten, wenn ich zu lange an der Schreibmaschine saß.

»Ich bin froh, dass du ihn zu Thanksgiving eingeladen hast, Lulu. Er scheint wirklich ein sehr netter Mann zu sein.« Bei dem wehmütigen Unterton in ihrer Stimme zog sich mein Herz zusammen. Homer hatte letzte Woche die Scheidung eingereicht, obwohl sein Vater gedroht hatte, ihm den Geldhahn zuzudrehen. Er hatte eine neue Freundin und verspürte nicht einmal den Wunsch, seine Kinder zu sehen.

Wir liefen die Treppe hinab, Mary ging in die Küche und ich ins Wohnzimmer, wo Alden neben Grandma auf dem Sofa saß. Sie lachte gerade über etwas, was er gesagt hatte, und sein Grinsen verriet, dass er sich diese Reaktion erhofft hatte. Als er mich kommen sah, stand er auf. Ich hatte heute mehr Wert auf mein Äußeres gelegt als sonst und der bewundernde Blick in seinen Augen belohnte mich für meine Mühe.

»Du siehst hübsch aus, Rena«, sagte Grandma. Sie wollte aufstehen und Alden bot ihr seine Hand an. »Margaret hat mir gesagt, dass sie keine Hilfe braucht, aber ich denke, ich gehe trotzdem zu ihr und nerve sie ein wenig.« Sie zwinkerte mir zu, bevor sie in der Küche verschwand, wo Holly lautstark mit James schimpfte, er solle aufhören, vom Kürbiskuchen zu naschen.

Alden und ich setzten uns aufs Sofa. »Deine Großmutter hat recht. Du siehst schön aus.«

Ich fühlte, wie mein Gesicht unter seinem aufmerksamen Blick errötete, aber ich freute mich über das Kompliment. »Du siehst auch sehr gut aus.«

Er trug den dunkelgrauen Anzug, den er für seine neue Stelle bei der *Works Progress Administration* gekauft hatte.

Er griff in die Tasche seines Jacketts und zog ein Päckchen heraus. »Eigentlich wollte ich damit bis Weihnachten warten, aber dann fand ich es passend, es dir heute zu schenken.«

Meine Neugier war geweckt. Ich nahm das Geschenk und schloss aus der Größe und Form, dass es ein Buch sein könnte.

Als ich das Geschenkpapier entfernt hatte, kam mir ein Keuchen über die Lippen.

Es war das Bild von Frankie, Alden hatte es gerahmt.

»Ich hatte ganz vergessen, dass du sie fotografiert hast.«

Sie saß auf einem Stuhl auf ihrer Veranda. Ihre entstellte Hand lag auf ihrem Schoß, während sie die andere Hand an ihren Mund gelegt hatte. Ich erinnerte mich, dass ich mich damals gefragt hatte, was sie wohl dachte.

»Sie wäre stolz auf dich, Rena.«

Mir schossen Tränen in die Augen, während ich ihr geliebtes Gesicht betrachtete. »Das hoffe ich. Ich bin froh, dass Mr Carlson seine Meinung geändert und ihre Geschichte doch in die Sammlung aufgenommen hat, ohne auf eine Überarbeitung zu bestehen.«

Alden lachte. »Mr Armisteads Leitartikel über dich und das *FWP* hat sicher seinen Teil dazu beigetragen. Ganz zu schweigen davon, dass *Collier's* beschlossen hat, deine Artikelserie über das Leben ehemaliger Sklaven zu veröffentlichen. Alle gehen davon aus, dass die Sklaverei seit dem Krieg vorbei wäre. Deshalb bezweifle ich, dass viele von den Terpentinlagern in Florida gehört haben. Dein Interview mit dem Mann, der von dort geflohen ist, wird vielen die Augen öffnen und hoffentlich Veränderungen herbeiführen.«

Ich lächelte und wischte mir die Tränen von den Wangen. »Ich kann immer noch nicht glauben, dass ich für *Collier's* schreibe. Ich werde Mr Armistead ewig dankbar sein, dass er seinem Freund meinen Artikel geschickt hat.«

Alden warf einen verstohlenen Blick zur Küche, aus der fröhliche Stimmen drangen. Dann nahm er meine Hand. »Einige *WPA*-Angestellte haben neulich über dich gesprochen. Sie sagen, deine Artikel werden die Menschen zum Nachdenken anregen, und finden, dass wir aus der Vergangenheit lernen müssen, um allen eine bessere Zukunft zu ermöglichen.«

Ich drückte seine Hand. »Mr Armistead hat mehrere Leserbriefe von Leuten bekommen, die das auch so sehen. Natürlich hat er auch einige hässliche Briefe bekommen – es gibt auch einige, die meinen, wir müssten zu den Tagen der Sklaverei zurückkehren. Diese Briefe hat er mich nicht lesen lassen, aber ich kann mir ungefähr vorstellen, was darin steht.«

Alden ließ meine Hand los, legte den Arm um meine Schultern und zog mich an seine Seite. Eine Woche nach Frankies Beerdigung waren wir zum ersten Mal offiziell miteinander ausgegangen. Ich musste immer noch lächeln, wenn ich daran dachte, wie beharrlich sie erklärt hatte, dass Alden perfekt für mich sei. Sie hatte natürlich recht gehabt.

»Es wird immer Menschen geben, die gegen Veränderungen sind, aber ich denke, sie sind in der Minderheit. Die meisten wollen mit anderen in Harmonie leben, unabhängig von allen Unterschieden.«

Ich hoffte, er lag damit richtig. Um die notwendigen Veränderungen herbeizuführen, würde mehr nötig sein als ein paar Artikel. Ich fühlte mich geehrt, ein kleiner Tropfen auf dem Weg zum friedlichen Miteinander von Menschen unterschiedlicher Herkunft und sozialer Hintergründe zu sein. Das fing in meiner eigenen Familie an. Mama war schockiert gewesen, als sie von Sadie Pope Hall und ihrem Verhalten gegenüber Frankie gehört hatte. Als ich ihr erzählt hatte, dass mein Artikel über Frankie in einer landesweiten Zeitschrift erscheinen würde, hatte ich eine wütende Reaktion erwartet. Doch sie hatte mich nur gebeten, den Artikel lesen zu dürfen, bevor ich ihn meinem neuen Redakteur schickte. Kurze Zeit später war sie zu mir auf die hintere Veranda gekommen.

»Das hatte ich nicht erwartet«, waren ihre ersten Worte gewesen.

Ich hatte die Blätter wieder an mich genommen und auf einen Vortrag gewartet, welche Schande ich über unsere Familie bringen würde, wenn dieser Artikel in Druck ginge, aber er blieb aus.

»Ich denke, ich verstehe jetzt, warum du Mrs Washington bewundert hast.« Tränen hatten in ihren Augen geglänzt, als sie mich ansah. »Ich bin stolz auf dich, Rena.«

Bevor ich etwas hatte erwidern können, war sie wieder im Haus verschwunden.

Ich hatte völlig verblüfft dagesessen. Zum ersten Mal in meinem Leben hatte meine Mutter gesagt, dass sie stolz auf mich sei.

Einen Tag, nachdem Mr Armisteads Artikel über mich und das *FWP* in der Zeitung erschienen war, hatte Peggy Denny Mama angerufen, um ihr mitzuteilen, dass der Artikel *das* Thema im Frauenclub sei.

»Wir können kaum glauben, dass aus unserer kleinen Lorena Ann so eine gute Reporterin geworden ist. Das ganze Land wird ihre Artikel lesen, wenn sie in *Collier's* erscheinen«, hatte sie geflötet. »Selbst die Frau des Gouverneurs hat gesagt, dass wir diesen armen, unglücklichen Menschen unten in den Acres helfen müssen. Bei unserem nächsten Treffen wollen wir über eine entsprechende Initiative beraten. Wir würden uns freuen, wenn du auch dabei wärst.«

Mama und ich hatten uns angegrinst, als sie den Hörer aufgelegt hatte. Kein tadelndes Wort fiel mehr darüber, dass ich nach Hell's Half Acre gefahren war, um die Bewohner dieses Viertels zu interviewen.

Holly und James begleiteten Alden und mich zum Tisch, auf dem der Festtagsbraten wartete. Mama, Mary und ich hatten das Essen den ganzen Vormittag lang vorbereitet. Dabei hatten wir gelacht und unser Zusammensein genossen, während Dad auf die Kinder aufgepasst und sie beschäftigt hatte. Es erstaunte mich immer noch, dass mein Vater jetzt nüchtern war. Seine Enkelkinder wirkten wahre Wunder und halfen ihm, aus dem dunklen Loch herauszukommen, in dem er sieben Jahre lang gelebt hatte. Vor ihm lag immer noch ein weiter Weg, aber zum ersten Mal seit langer Zeit sah ich Hoffnung in seinen Augen.

Wir setzten uns an den Tisch, Alden rechts von mir und Grandma Lorena links von mir. Mama bat Grandma, das Tischgebet zu sprechen. Als wir uns alle an den Händen fassten, wanderten meine Gedanken zu Frankie. Ich war Gott auf ewig dankbar, dass er mich zu ihrer Haustür geführt hatte. Von ihr hatte ich unglaublich viel über das Leben, über Schmerz und Traurigkeit und über Mut inmitten tiefsten Leids gelernt.

Während Grandma Gott dankte, dass er es trotz aller Schwierigkeiten, mit denen jeder von uns zu kämpfen hatte, so gut mit unserer Familie meinte, dankte ich ihm im Stillen für die Ereignisse, die mich zu diesem Punkt in meinem Leben gebracht hatten. Vor sieben Jahren hatten sich meine Hoffnungen und Zukunftsträume aufgrund der Folgen des Börsencrashs zerschlagen. Ich hatte kein Licht am Ende des Tunnels gesehen. Frankie und ihre Geschichte hatten das geändert. Ihre Stärke und die Entschlossenheit, den Schmerz und das Leid, das sie ertragen hatte, zu überwinden, hatten mich gelehrt, was es bedeutete, nicht aufzugeben.

»Ich danke dir für Frances Washington«, flüsterte ich.

Nach dem Tischgebet zerlegte Dad den Truthahn. Mama entschuldigte sich für die Klumpen in der Soße, Mary versuchte vergeblich, Buddy daran zu hindern, Erbsen auf den Boden zu werfen, und James und Holly stritten um den Brötchenkorb. Grandma saß nur da und beobachtete alles mit einem leichten Lächeln. Sie genoss die Zeit mit unserer unvollkommenen Familie sichtlich.

Ich warf Alden einen Blick zu, der ihn mit fröhlich funkelnden Augen erwiderte.

Das ist meine Familie, ob sie mir gefällt oder nicht, gab ich ihm mit einem Achselzucken zu verstehen.

Er zwinkerte mir zu, dann nahm er die Schüssel mit dem Kartoffelbrei und lobte, wie köstlich das Essen aussehe. Mama strahlte vor Freude übers ganze Gesicht.

Mein zufriedenes Seufzen ging im Stimmengewirr unter.

Unser Leben war zwar anders, als ich es mir vor sieben Jahren ausgemalt hatte, aber es war gut so, wie es war.

Anmerkungen der Autorin

Bei meinen Recherchen über die Sklaverei in Texas erfuhr ich zum ersten Mal von den sogenannten *slave narratives* – den Sklavenerzählungen. Die oft herzzerreißenden Berichte über das Leben in der Sklaverei, die Wort für Wort festgehalten worden waren, faszinierten mich und ich wollte mehr über ihre Entstehung wissen.

Wie in diesem Roman geschildert, gründete Präsident Franklin Delano Roosevelt 1935, mitten in der Weltwirtschaftskrise, das *Federal Writers' Project* als Teil der *Works Progress Administration*, einem *New-Deal*-Programm, das den Lebensunterhalt arbeitsloser Schriftsteller, Bibliothekare, Lehrer und anderer Akademiker sichern sollte. Das *FWP* führte zu Tausenden Publikationen, darunter die bekannte *American-Guide*-Serie und das Projekt *Life History and Folklore*. Es wird geschätzt, dass dafür in den Jahren vor dem Zweiten Weltkrieg rund zehntausend Menschen beschäftigt wurden.

Ab 1936 zogen Mitarbeiter des *FWP* in den Südstaaten los, um Menschen, die vor dem Bürgerkrieg Sklaven gewesen waren, zu interviewen. Über siebzig Jahre waren seit dem Ende des Bürgerkriegs vergangen und die ehemaligen Sklaven wurden immer älter. Ihre Geschichten wären bald für immer verloren gewesen, wäre nichts unternommen worden, um sie für künftige Generationen zu bewahren. Das Ergebnis waren über 2300 Berichte über die Sklaverei aus erster Hand sowie 500 Schwarz-Weiß-Fotos, die heute alle in der Kongressbibliothek aufbewahrt sind. Einige unvergessliche Tonaufzeichnungen sind ebenfalls erhalten, die einen in Staunen versetzen, dass die Personen, die darauf zu hören sind, die Zeit als Besitz anderer Menschen nicht nur erlitten, sondern auch überlebt haben.

Während dieser Recherchen entstand in meinem Kopf die Geschichte von Frankie und Rena. Ich habe mich gefragt, wie es wohl gewesen sein muss, einem ehemaligen Sklaven gegenüberzusitzen und ihm zuzuhören, während er seine Geschichte in seinen eigenen Worten erzählt. Dabei habe ich eine einfache Wahrheit zu schätzen gelernt: Jeder Mensch hat eine Geschichte zu erzählen. Die Geschichten, die in den *FWP*-Mitschriften enthalten sind, sind es wert, erzählt zu werden, trotz all der zum Teil äußerst grausamen Details.

Obwohl dies ein Roman ist, sind viele Einzelheiten, die ich über ehemalige Sklaven und *FWP*-Mitarbeiter erfahren habe, in die Entwicklung meiner Protagonistinnen eingeflossen. Ich hoffe, ihre von Freundschaft, Liebe und Vergebung geprägte Geschichte gibt diesen Menschen, die inzwischen nicht mehr am Leben sind, die Ehre, die sie verdienen.

Danksagung

Ohne die mutigen Menschen, die bereit waren, ihre Lebensgeschichten zu erzählen, gäbe es keine Berichte ehemaliger Sklaven. Zu lesen, wie sie mit eigenen Worten ihre Erlebnisse aus dieser Zeit beschrieben haben, hat mich verändert und dafür bin ich dankbar. Ich bin auch den vielen *FWP*-Mitarbeitern sehr verbunden, die anfangs nur eine Arbeitsstelle brauchten, in deren Rahmen dann jedoch ein unglaublich wichtiges, die Generationen überdauerndes Zeitzeugnis geschaffen wurde.

Danke an Brian, meinen Mann, für seine Unterstützung. Er ist mein bester Freund, mein Reisebegleiter bei meinen Recherchen und so vieles mehr. Es ist ein Segen, dich zum Mann zu haben.

Meine Söhne, meine wunderbare Familie und meine lieben Freunde: Danke für eure Liebe, Gebete und Euren Support in all den Jahren. Jeder von Euch nimmt einen besonderen Platz in meinem Herzen ein.

Jan Stob, Erin Smith und alle Mitarbeiter bei Tyndale, die an diesem Buch mitgewirkt haben: Mir fehlen die Worte, um meinen tiefen Dank für eure Arbeit und euer positives Feedback auf diese Geschichte auszudrücken.

Bob Hostetler, mein Agent: Danke für deinen Rat, dein Wissen und deinen verrückten Sinn für Humor.

Paula Scott Bicknell, meine Gebetspartnerin und Kritikerin: Deine Liebe und deine Gebete sind Teil jedes Buches, das ich schreibe. Danke, meine Liebe.

Ein großer Dank geht an die *Battle of Nashville Preservation Society*, das Besuchszentrum von Fort Negley und an alle, die sich dafür einsetzen, historische Schauplätze in und um Nashville zu erhalten.

Vor allem danke ich meinem himmlischen Vater, der mich bedingungslos liebt, und seinem Sohn, der mich erlöst hat. Soli Deo gloria.